von SCHMERZ zu FREI – Susanne Schmid

Der leichteren Lesbarkeit zuliebe, habe ich darauf verzichtet zu gendern. Dieses Buch soll Menschen ansprechen, unabhängig einer Nennung von Geschlechterformen.

Ein wichtiger Hinweis:

Die Übungen zu diesem Buch sowie die im Buch enthaltenen Empfehlungen und Inhalte dienen ausschließlich der Selbsterkenntnis. Sie ersetzen keine medizinische Diagnose, Therapie oder Behandlung. Alle Angaben in diesem Buch erfolgen ohne jegliche Gewährleistung oder Erfolgsgarantie seitens der Autorin, der Mitwirkenden dieses Buches oder des Verlages. Bei gesundheitlichen Störungen, Erkrankungen oder Schmerzen ist stets ein Mitglied der Heilberufe aufzusuchen. Du wirst meine Sicht kennenlernen, dass jeder Mensch in der Verantwortung für sich ist. So liegt jede deiner Handlungen in deinem Verantwortungsbereich. Als Autorin weise ich dich darauf hin, dass allein du entscheidest, inwieweit du Anregungen aus diesem Buch umsetzen möchtest. Eine Haftung der Autorin für Schäden jeglicher Art – insbesondere Personen-, Sach- und Vermögensschäden –, die aufgrund Missachtung dieses Hinweises entstehen, ist hiermit ausgeschlossen. Gleiches gilt für alle Interviewpartner, den Verlag und seine Beauftragten. In diesem Buch kommen verschiedene Menschen zu Wort. Mir ist es wichtig, die Meinungen und Erfahrungen anderer zu respektieren und diese unverändert wiederzugeben. Diese müssen daher nicht zwingend die Meinung der Autorin widerspiegeln. Soweit die Interviewpartner Hinweise oder Empfehlungen für bestimmte Produkte, Personen oder Einrichtungen geben, handelt es sich hierbei um beispielhafte Angaben bzw. Aufzählungen, die auf deren Erfahrungen gründen und selbstverständlich nicht abschließend oder werbend zu sehen sind.

Für Links auf Webseiten Dritter übernehmen wir keine Haftung, können wir auf deren Inhalt keinen Einfluss nehmen und machen uns diesen nicht zu eigen. Wir verweisen auf deren Stand zum im Quellennachweis angegebenen Datum.

von SCHMERZ zu FREI

Ein echter Mutmacher!

Schmerzen verstehen helfen

Schmerztherapie – Psychologie – Forschung

Susanne Schmid

Autor/Herausgeber/Impressum:
Susanne Schmid
Schönerting 43
94474 Vilshofen a. d. Donau
www.hashtag-schmerzfrei.de
post@hashtag-schmerzfrei.de

Umschlaggestaltung:
Bibo Nikol Konzeption & Design, München

Lektorat/Korrektorat:
Judith Powik, Texte & Visionen, München

Umschlagmotiv/Bilder:
Susanne Schmid

Druck/Bindung:
Amazon Media EU S.à r.l., 5 Rue Plaetis, L-2338, Luxembourg

ISBN: 9798388799180
Independently published
August 2023

Widmung:

Dieses Buch widme ich Dir.

Es ist im Self-Publishing erschienen,
mit begrenzten Mitteln – nicht perfekt,
jedoch mit viel Liebe *für Dich* geschrieben.

In ihm wollte ich mich so zeigen,
wie ich war/bin und mich dir, meiner
lieben Leserin/meinem lieben Leser
gegenüber vollkommen öffnen.

Das „Du“ schien mir einfach natürlich,
normal, unumgänglich. Ich hoffe
du kannst es annehmen und
dich wohl damit fühlen.

Inhalt

AUSSTIEG AUS EINEM URALTEN SYSTEM

MEINE NEUE ZUKUNFT

EINLEITUNG

Warum dieses Buch?

Weil ich weiß, was chronische Schmerzen bedeuten. Welche Belastung sie sind. Wie sehr sie das Leben beeinflussen und sogar dominieren können. Mit welchen Gefühlen man ein Behandlungszimmer mit der nächsten Hiobsbotschaft verlässt. Wie maßlos anstrengend es sein kann, mit andauernden Schmerzen ein „normales" Leben führen zu wollen. Ich kenne das Gefühl von Hoffnungs- und Ausweglosigkeit. Und wie es sich anfühlt, wenn andere nicht nachvollziehen können, wie es einem geht. Ich weiß, dass es Momente gibt, in denen einem die Zukunft noch mehr Angst macht als die Gegenwart. Über zwanzig Jahre lang habe ich es selbst erlebt.

Als Fünfjährige tanzte ich in selbst ausgedachten Choreographien durch den Garten meiner Eltern. In kindlicher Freude träumte ich davon, eines Tages Primaballerina zu sein. Doch es kam anders. Mein Leben veränderte sich mit einem schweren Autounfall im Alter von neun Jahren. Die Ausgelassenheit des Kindes gehörte von einem Tag auf den anderen der Vergangenheit an. Schmerz wurde zu meinem ständigen Begleiter. Erst war er unterschwellig da. Als junge Erwachsene brüllte er mich an. Mein Leidensdruck wurde so groß, dass ich von einem Arzt zum anderen lief. Ich hoffte inständig, Hilfe zu bekommen. Doch häufig fühlte ich mich nicht gehört oder ernst genommen. Was ich vor allem erfuhr, war, nicht wieder gesund werden zu können. Unzählige Untersuchungsergebnisse und MRTs belegten meine Erkrankungen. So suchte ich eigenständig nach effektiven Behandlungen. Ständig musste ich Anfragen für eine Kostenübernahme stellen oder auf einen Facharzttermin warten. Wertvolle Zeit verstrich, in der meine Schmerzzustände völlig außer Kontrolle gerieten. Mein Leben schien aus dem Ruder zu laufen. Ich kämpfte gegen Existenzängste und gegen meinen Körper, den ich am liebsten losgeworden wäre.

Dabei war ich im Grunde eine lebensfrohe, junge Frau mit unbändiger Reiselust. So oft ich konnte, brach ich daher aus, um in ein neues Land einzutauchen, zu sehen, riechen, schmecken, fühlen, anderen Menschen zu begegnen und zu lauschen. Für mich ist Reisen pure Freude. Auf einer dieser Reisen erlebte ich das für mich bis dahin Undenkbare: Mit den Füßen stand ich im kristallklaren Wasser des Südpazifiks – und zum ersten Mal war ich frei, schmerzFREI. Diese Gewissheit streifte mich wie der Blitz: ICH musste definitiv selbst etwas mit meinem Schmerzempfinden zu tun haben. Nur was? Das würde ich herausfinden. Es gelang mir viele Jahre und unzählige Rückschritte später. Fast drei Jahrzehnte suchte ich im Außen nach Lösungen für meine nicht enden wollenden Schmerzen. Gefunden habe ich sie in mir. Ich habe erfahren, wie sehr ich mir selbst helfen kann.

Heute fühle ich mich rundherum wohl in meinem Körper. Aller diagnostizierten Erkrankungen zum Trotz führe ich ein erfülltes Leben. Krankheit und Schmerz spielen keine Rolle mehr. Meine Seele darf wieder tanzen.

Wenn ich zurückdenke, so schämte ich mich in schmerzgeplagten Zeiten beinahe dafür, nicht mithalten zu können – schämte mich für all meine vermeintlichen Unzulänglichkeiten. Pausenlos verglich ich mich mit anderen oder Bildern, die mir in Medien unterkamen – mit leistungsfähigeren, scheinbar perfekten Menschen. Inzwischen habe ich einen anderen Blick entwickelt.

Ich möchte dich bestärken mit diesem Buch. Denn jeder von uns hat seine Herausforderungen im Leben. Meine Schmerzen brachten mich mehr als einmal an den Rand meiner Kräfte. Ich glaube, es würde Druck von uns nehmen, wenn wir uns mehr so zeigen, wie wir sind – authentisch und echt. Auch deshalb habe ich dieses Buch geschrieben. Eines, wie ich es mir selbst gewünscht hätte. Kein schönes Märchen, sondern ein Buch, das Mut macht. Es mag dich manchmal fordern. Doch ich hoffe, es wird dir so manchen Zusammenhang näherbringen, dir Möglichkeiten aufzeigen, die du für dich nutzen kannst: um aus Schwäche Stärke zu machen, dich selbst liebevoll anzunehmen und aus dem täglichen Kampf mehr und mehr in Leichtigkeit zu kommen.

Mit diesem Buch möchte ich auch meinen Beitrag als Teil dieser Gemeinschaft leisten. Für ein echtes Miteinander, ein Für- und nicht Gegeneinander und mehr Verständnis für die Herausforderungen und Probleme, denen wir alle täglich gegenüberstehen.

Allein in Deutschland leben derzeit weit über 20 Millionen Schmerzpatienten. Eine riesige Gruppe, deren Versorgung unzureichend gewährleistet ist. Nicht nur Patienten sind betroffen, auch engagierte Ärzte und Pflegende stehen in ihrer Arbeit täglich vor Herausforderungen. Und als Gesellschaft tragen wir alle den enormen volkswirtschaftlichen Schaden, der dadurch entsteht. Gemeinsam können wir die Welt, in der wir leben, gestalten.

Diese, meine Vision eines Füreinanders will ich leben und echte Unterstützung sein. Auf Instagram und Facebook unter hashtag_schmerzfrei findest du regelmäßig hilfreichen Content und verpasst keines meiner neuen Projekte. Auch wenn Schmerzen individuell sind, wir sind alle Menschen mit einem Körper, Gedanken und Empfindungen. In meiner Arbeit bekommst du Impulse für alle drei Ebenen.

Dieses Buch ist meine Einladung an dich, für dich selbst loszugehen. Dabei möchte ich es richtig verstanden wissen. Auch wenn hier Fachleute zu Wort kommen und die Meinungen und Erfahrungen verschiedener Menschen aufgezeigt werden – ersetzt es weder einen ärztlichen/therapeutischen Rat, eine Diagnose, noch eine Behandlung. Du wirst erfahren, welche Lücken hinsichtlich der Versorgung von Schmerzpatienten bestehen. Es ist Zeit, sie zu schließen. Jedoch wird es uns nicht weiterbringen in der Anklage stecken zu bleiben. Ich erzähle dir von meinem Weg, der in unbändige Kraft und Selbstbestimmung führte. Bitte lass dich in den Kapiteln, in denen mein Leid so offensichtlich ist, nicht aus der Ruhe bringen. Sondern, denk daran: am Schluss wird alles gut. Der Weg zum Ziel führt manchmal über ungeahnte Umwege.

Dir wünsche ich von Herzen, dass du in *deine* volle Kraft zurückfindest. Ich glaub an dich.

Deine Susanne

EINLEITUNG

Was mein Denken auf den Kopf stellte

Die ersten Jahre meiner „Schmerz-Karriere" lag mein Fokus beinahe ausschließlich auf meinem Körper. Ich betrachtete seine strukturellen Schäden als alleinigen Grund für meine chronischen Schmerzen. Als ich jedoch zu ahnen begann, dass ich selbst mit meinen Schmerzen zu tun haben musste, veränderte sich erstmals mein Denken. Ich begann mich mit den Zusammenhängen zu beschäftigen.

Vorab möchte ich dir ein paar Informationen an die Hand geben. Ausführliche bekommst du im Laufe dieses Buches. Gerade in Punkto chronische Schmerzen ist Aufklärung notwendig und Wissen ein wichtiger Schlüssel für Veränderung. Denn Veränderung fällt uns leichter, wenn wir begreifen, wohin sie uns führen kann. Wenn wir bewusst sehen können, wo es Chancen für uns gibt, so können wir diese auch nutzen.

Die Wahrnehmung von Schmerz findet erst im **Gehirn** statt. In Segmenten, mit denen auch Gefühle und Emotionen verknüpft sind. So ist nicht verwunderlich, dass:

Gefühle – ebenso **Aufmerksamkeit** und **innere Einstellungen** – Schmerzen grundsätzlich verstärken oder schwächen können.[1] Doch wie wird Schmerz chronisch?

Laut Deutscher Schmerzgesellschaft e. V. besteht unter Experten Einigkeit darüber: „Die **häufigste Ursache**, …, ist eine Kombination aus langanhaltenden körperlichen, psychischen und sozialen Belastungen (**bio-psycho-sozialer Dauerstress**).[2]"

Auch wenn Schmerzen über längere Zeit nicht oder unzureichend behandelt werden, fördert dies eine Chronifizierung.

Bei **Stress, Zeitdruck oder privaten Problemen und Sorgen** beispielsweise spricht man von psychosozialer Belastung. Führt diese zu anhaltender **Anspannung**, kann sie wiederum muskuläre Verspannungen verursachen und damit **Schmerzen aufrechterhalten.**

Neben der **körperlichen Ebene** spielt bei chronischen Schmerzen immer auch die **psychische** und **soziale** (Interaktion mit dem Umfeld und Lebensumstände) eine Rolle.

Erst mit der Zeit begriff ich voll und ganz, dass sich chronischer Schmerz nicht isoliert betrachten lässt. Ebenso, dass Faktoren, die unsere Gesundheit erhalten und im Umkehrschluss auch zu Erkrankungen beitragen können, weit über die körperliche Ebene hinausgehen – Denken, Fühlen, Handeln, unsere Lebensbedingungen und unser soziales Umfeld einschließen.

Ende der 1970er Jahre hielt ein neuer Begriff Einzug in der Medizin: das biopsychosoziale Modell. In diesem Modell von Gesundheit und Krankheit wird der Mensch in seiner Gesamtheit betrachtet. Danach sind biologische, psychische und soziale Faktoren – für sich und als verflochtenes Ganzes – bei der Entstehung und Aufrechterhaltung von Krankheiten zu berücksichtigen.[3] Es ist international anerkannt.

Die Epigenetik (ein Fachbereich der Biologie) wiederum beschäftigt sich mit der Frage, welchen Einfluss die Umwelt und Umwelteinflüsse auf das Genom (die DNA-Sequenz –

das Erbgut) von Lebewesen haben. Sie weiß zu berichten, dass wir nicht zwangsläufig Opfer unserer Gene sind.

Neurowissenschaften bzw. Hirnforschung zeigen, dass sich Verbindungen im Gehirn neu bilden und auch verlieren können. Und, dass sich das Gehirn bis ins höchste Alter verändern kann. Diese Fähigkeit des Gehirns, seine Organisation und Struktur fortwährend anzupassen, nennt man Neuroplastizität.

Forscher konnten im Labor nachweisen, dass Emotionen biochemische Reaktionen im Körper auslösen. Sie sprechen bei Stress von einem Ganzkörpererlebnis, bei dem der gesamte Organismus eines Menschen beteiligt ist[4].

Lange Zeit war man in der Medizin der Meinung, das Immunsystem würde vollkommen unabhängig arbeiten. Mittlerweile aber weiß man, dass Psyche, Gehirn und Immunsystem eng miteinander verknüpft sind – die Systeme des Körpers miteinander kommunizieren.[5]

Dies sind lediglich einige wenige Erkenntnisse von unzähligen. Doch sie machen deutlich, dass Körper, Geist und Seele keine Gegensätze sind – Körper und Psyche als Gesamtheit funktionieren. Und, dass wir unsere Gesundheit stärken können auf körperlicher, psychischer und sozialer Ebene – als Einzelne wie auch als Gemeinschaft.

Natürlich reicht ein Buch kaum aus, um alle Zusammenhänge zu erklären. *Mir war es wichtig, dass du einen Eindruck aus verschiedensten Bereichen der Medizin und Forschung für dich mitnehmen kannst.* Aus diesem Grund sind Interviews Teil dieses Buches. Ich bin glücklich und dankbar dafür, dass namhafte

Experten und Pioniere in ihren jeweiligen Forschungsgebieten dieses Buchprojekt unterstützt haben.

In den letzten Jahrzehnten konnten Medizin und Forschung Erkenntnisse gewinnen, die überaus ermutigend sind. Auch ich möchte dir mit meiner Geschichte Mut machen. *Wissen und Ermutigung sollen jedoch nicht dazu führen, dass du Krankheit oder Schmerzen für eigenes Versagen oder Verschulden hältst. Ebenso wenig dazu, dass du dich unter Druck setzt.* Jeder Mensch geht seinen Weg und seine eigenen Challenges in seiner Zeit an. Deine Zeit gehört dir und es ist ganz sicher nicht zielführend, sich selbst anzutreiben. Mit diesem Buch möchte ich dir einfach Möglichkeiten vorstellen.

Auch Ernährung und Bewegung sind Faktoren, mit denen wir Schmerz entgegenwirken, Stress abbauen und unsere Gesundheit erhalten können. Sie sind zugegebenermaßen in diesem Buch sehr kurz gekommen. *Doch dafür gibt es unzählige andere Experten und Bücher, die du zu Rate ziehen kannst.* Ich möchte sie nicht ausklammern, sondern vielmehr den Fokus auf unsere eigenen Ressourcen legen, die wir für uns nutzen können.

MEIN IRRWEG

Nur der Bruchteil einer Sekunde

… war es, der mein Leben im Alter von neun Jahren aus den Angeln hob.

Dieses Kapitel schrieb ich fünf Mal. Wie es scheint, stellte ich mir eine der größten Challenges an den Anfang meines Buches. Denn, jenen Moment vor rund dreißig Jahren und die darauffolgenden Wochen, hatte ich seither nicht mehr mit all seinen Details in mein Bewusstsein gelassen. Der 25. Januar 1992 war ein Wintertag wie aus dem Bilderbuch. Ich, die Neunjährige, saß neben meinem Papa auf dem Beifahrersitz, in einem Kastenwagen. Wir würden zusammen Blumen kaufen, waren abends eingeladen. Eben bestaunte ich noch das Glitzern der Sonne auf den schneebedeckten Feldern und plapperte fröhlich vor mich hin. Dann blickte ich in das vor Entsetzen verzerrte Gesicht meines Vaters. Als ich den Kopf drehte, sah ich das unkontrolliert auf uns zuschleudernde Auto. Das Letzte an was ich mich erinnere, ist dieser Moment völliger Verwirrung. Ab da war es, als hätte jemand das Licht ausgemacht – um mich herum wurde es schlagartig schwarz.

Viele Meter weit neben der Straße war der sich mehrmals überschlagende Wagen zum Liegen gekommen – zusammengefaltet wie ein Pappkarton. Außerhalb der Schwärze hörte ich irgendwann Stimmen. Sie durchdrangen die Dunkelheit nicht. Die Stimmen gehörten zu den

Feuerwehrmännern und -frauen, die mit Schneidbrennern darum bemüht waren, uns aus dem Blechbündel zu befreien. Eine Brandnarbe an meinem Knie erinnert mich noch heute daran. Bilder hatte ich ab dem Moment des Zusammenstoßes keine mehr. Meine Seele verschloss diese schmerzliche Erfahrung sicher in eine ihrer hintersten Ecken. Das Bewusstsein erlangte ich erst wieder auf einer Trage, mit der ich in die Notaufnahme geschoben wurde. Fragen des Notarztes drangen an mein Ohr. Ich stammelte zusammenhanglose Worte. Dann folgten stundenlange OPs. Erst in einem Zimmer auf der Intensivstation wachte ich mit grauenvollen Schmerzen wieder auf. Eine liebevoll lächelnde Schwester kam in den Raum, sagte etwas zu mir, spritzte ein Mittel in die Kanüle an meiner Hand und ich schlief wieder ein.

Den Großteil der ersten Woche verbrachte ich im gnädigen Dämmerlicht der Schmerzmittel. Einige wenige Sequenzen sind in meinem Gedächtnis präsent: Dass meine Mutter kreidebleich und weinend, wie ein Häufchen Elend, an meinem Bett saß. Sie versuchte für mich zu lächeln. Doch ich konnte sehen, wie schlecht es ihr ging. Ich erinnere mich an laut piepsende Geräte und hektisch umherlaufende Menschen. An meine verzweifelten Schreie. Ich glaubte, mein Vater hätte nicht überlebt, weil er nicht bei mir war und ich ihn nicht sehen durfte. In Wirklichkeit zeigte man mir meinen Papa nicht, weil er mit dem Gesicht auf das Lenkrad geschlagen war (ohne Airbag). Er hatte alle Zähne und seine Gesichtszüge verloren. Panik erfasste mich, weil ich meine Beine nicht spürte. Ich konnte sie nicht bewegen und schlug um mich. Dann sah ich vier Metallstreben aus meinem linken Oberschenkel ragen, rechts den Gips. Als Kind verstand ich all das erstmal nicht. Durch diesen Unfall war mein linker

Oberschenkel mehrfach gebrochen und das rechte Sprunggelenk zertrümmert worden. Ich hatte innere Blutungen, Schnittverletzungen an den Beinen und im Gesicht sowie Rippenfrakturen. Nach einer Woche sah ich meinen Vater zum ersten Mal. Ich war erschrocken über sein zur Unkenntlichkeit verschwollenes Gesicht, mit all den Schläuchen. Seine Kiefer waren verdrahtet, so dass er kaum sprechen konnte. Doch es beruhigte mich seine Stimme zu hören. Mein Papa lebte, er war noch da.

Man verlegte uns zusammen auf die Normalstation. Verwandte und Freunde besuchten uns. Ich blickte in deren geschockte Gesichter, wenn sie uns zum ersten Mal sahen und fühlte ihre Bedrückung. Menschen, die ich noch nie hatte weinen sehen, brachen vor uns in Tränen aus. Je näher sie mir standen, desto betroffener machte es mich. All die Traurigkeit konnte ich kaum ertragen. So weinte ich nicht. Für alle zusammen lächelte ich den Schmerz weg und war fröhlich, versuchte, ihnen ihren Schmerz abzunehmen.

Fünf Wochen später kam endlich die ersehnte Entlassung aus dem Krankenhaus. Wir wohnten im ersten Stock. Jemand trug mich nach oben. Wegen dem Fixateur links und dem Gips, der bis zum rechten Knie reichte, konnte ich nicht laufen. Wie sehr ich mich darauf gefreut hatte, das sterile Krankenzimmer zu verlassen und nach Hause zu kommen. Das Kind dachte „dann wär alles wieder gut, normal, wie zuvor.“ So war es nicht. Mit meinen neun Jahren war ich zum Kleinkind mutiert. *Kannst du dir vorstellen, welch ein Spektakel allein ein Bad mit je einem verschraubten und einem eingegipsten Bein auslöste?* Mich allein umdrehen, mit einem Gips auf der einen und einem Stahlgestell auf der anderen Seite, unmöglich. Jeder, der schon mal auf Krücken lief weiß: man kann nicht mal einen vollen Teller tragen. Ich brauchte die Hilfe meiner Mutter bei fast allem. Meine Freunde gingen zur Schule, spielten, waren ausgelassen wie es Kinder eben sind. Ich saß in der Wohnung fest, lag die meiste Zeit. Raus kam ich lediglich, wenn wir zum Arzt oder zur Physiotherapie mussten. Was für eine andere Welt.

Meine Eltern waren nach Kräften für mich da. Sie hatten jedoch verständlicherweise mit sich zu tun. Ich kann es ihnen wahrlich nicht verdenken. Meine Mutter hatte zwei Polizisten die Tür geöffnet, die ihr mitteilten ihre Familie sei verunglückt. Sie stand daraufhin in der Intensivstation der Klinik, in der man ihr sagte, man würde alles tun damit Beide überleben. Dann war sie tagelang an den Betten ihrer nicht ansprechbaren Familienmitglieder gesessen. Mein Vater kämpfte sich nach seinen schweren Verletzungen zurück ins Leben. Die Existenz meiner Familie stand mit einem Schlag auf dem Spiel. Er war Hauptversorger der Familie gewesen. Aufgrund seiner Hüftverletzung würde er seinen Beruf nicht mehr ausüben können. Entscheidungen und Leistungen der gegnerischen Versicherung ließen auf sich warten. Obwohl meine Eltern vor mir nicht über ihre Sorgen sprachen, hingen greifbar Hilflosigkeit und Not in der Luft. Jeder für sich war beschäftigt mit den Herausforderungen, die sich ihm stellten. Oft erlebte ich Situationen, in denen mein Vater Bekannte traf und diese ihn erst erkannten, wenn er sie ansprach und sich erklärte. Selbst als alle Schnitte verheilt waren, sah sein Gesicht völlig anders aus als vorher. Er hatte seinen Geruchssinn verloren und konnte zu Anfang nicht mal mehr schmecken. Erst heute – im Rückblick – begreife ich, wie das für meine Eltern gewesen sein muss. Was an diesem Tag im Januar passiert war, konnte keiner von uns fassen. Später erfuhr ich, dass der andere Wagen bei Glatteis ins Schleudern gekommen war. Der alkoholisierte Fahrer hatte vollkommen die Kontrolle verloren. Mein Vater konnte nichts tun. Die Ohnmacht dieses Ereignisses wurde Teil von uns allen. Uns blieb nur weiter zu machen, so gut es eben ging. Wir hatten uns und wir hatten unser Leben nicht verloren. Daran klammerten wir uns.

- Im Bruchteil einer Sekunde war meine sichere Welt in tausend Stücke zerbrochen und mein Urvertrauen schwer erschüttert.
- Meine Erfahrungen beeinflussten mein weiteres Leben, meine Gedanken, meine Gefühle und mein Verhalten.

MEIN IRRWEG

Was ich als Kind im Zusammenhang mit Schmerz lernte wirkte nach

Der Fixateur wurde unter der nächsten Narkose entfernt. Bei dem Spickdraht, der mein Sprunggelenk durchzog, war man weniger zimperlich. Ich erinnere mich noch gut an diesen Tag. Er war aufregend. Was würde mich genau erwarten? Auf der Fahrt in die Klinik erklärte mir Papa, dass wir „unseren Arzt“ wiedertreffen. Mehrmals hatte ich mitangehört wie meine Eltern erzählten: über die stundenlangen OPs und welch ein Glück wir hatten in dieser Klinik, bei genau diesem Arzt gelandet zu sein. „Dem verdanken wir unser Leben.“ So sah ich diesen Mann aus meinen kindlichen Augen als (m)einen Lebensretter.

Meine Eltern versuchten solche Aktionen mit etwas Schönem zu verknüpfen. „Heute kommt dein Gips endlich ab und der Draht raus. Das heißt bald brauchst du keine Krücken mehr, ist das nicht toll? Das feiern wir und geh'n Pizza essen." Ich wusste nicht, ob ich mich freuen sollte. Vor allem schlug mir das Herz bis zum Hals. Ob die in mein Bein schneiden, wenn sie den Gips abmachen? Wie genau kommt der Draht aus meinem Sprunggelenk, fragte ich mich mit meinen neun Jahren. Der freundliche Pfleger, der den Gips entfernen sollte, nahm mir die Angst. Er erklärte mir was er machen würde. An seinem eigenen Arm trat er den Beweis dafür an, dass die Flex auf der Haut stoppte. Er scherzte sogar mit mir, brachte mich zum Lachen. Behutsam schnitt er den Gips auf. Erste Hürde genommen. War gar nicht so schlimm. Nur als das Innenfutter des Gipses, beim Abziehen, an dem Ende des aus meinem Fuß ragenden Drahtes rupfte, tat es weh. Mein Bein war komisch blass und dünn. Verunsichert beäugte ich es, bis die Tür aufging. Von der Liege aus strahlte ich „unseren Lebensretter" an. Er lächelte zurück. „So, da sehen wir uns wieder. Dein Sprunggelenk ist gut verheilt. Du musst jetzt die Zähne zusammenbeißen. Erstmal wird es kalt." Mit etwas Eisspray und viel Kraft, riss er den über Wochen eingewachsenen Draht aus meinem Gelenk. Der stechende Schmerz, der mich durchfuhr, trieb mir Tränen in die Augen. Ich war nicht mal dazu gekommen zu fragen, was als nächstes passieren würde. Meine Mutter wiegte mich in ihren Armen. „Das hast du gut gemacht. Ist schon vorbei." Es tat noch immer höllisch weh. Der Arzt erklärte meinem Vater das Röntgenbild.

Ich wundere mich, wie präsent meine Erinnerungen an diese Szenen sind. Ich kann mich detailgenau erinnern, genau wie an die zugehörigen Gefühle: wie schnell alles ging, wie erschüttert ich war, wie freundlich und kalt zugleich dieser Arzt war, wie fremd sich mein Bein anfühlte, in welch einem Gefühlschaos ich den restlichen Tag verbrachte.

Ich kann mir vorstellen, dass ein Chirurg emotionale Distanz aufbaut, um sich selbst zu schützen, bei den Herausforderungen seines Berufes. Dass im Klinikalltag die Zeit knapp bemessen ist. Und, dass in vielerlei Hinsicht Vorgaben zu erfüllen sind. Falls dieses Buch ein Mediziner liest, dann meine tiefgehende Bitte – nein, sogar eine Aufforderung: Wenn Sie ein Kind vor sich haben, dann machen Sie sich das bewusst. Es reicht nicht aus, in zwei Sätzen zu erklären oder eine Anweisung zu geben, wie „Zähne zusammenbeißen." Bitte nehmen Sie sich Zeit zu erklären, seien Sie ehrlich und vor allem – wenn Sie ein Kind vor sich haben ist Empathie gefragt.

Mein Knöchel ließ sich nicht im Geringsten bewegen. Ähnlich wie mein linkes Knie, das ich ohne Fixateur nicht mal in den rechten Winkel anziehen konnte. Nun begann die Physiotherapie. Nach dem ersten Termin kuschelte ich mich völlig fertig an meine Mutter. Sie tröstete mich, wie es alle liebevollen Mamas tun: „Ich weiß, das ist nicht schön. Das muss sein, damit du wieder laufen kannst. Anders geht's nicht." Physiotherapie unterschied sich zu dieser Zeit enorm von heutigen Ansätzen. Ich mochte meine Therapeutin. Die war lustig und sang sogar mit mir. Das, was sie tat, hasste ich. Sie legte ein Winkelmaß an mein steifes Gelenk. „Heute schaffen wir wieder einen Millimeter mehr. Du musst jetzt die Zähne zusammenbeißen." Dann drückte sie gegen eines meiner steifen Gelenke, bis mir die Tränen kamen. „Atmen!" Vor lauter Zähne zusammenbeißen hatte ich die Luft angehalten. Dann ging es weiter, zwanzig Minuten lang, zweimal die Woche. Über ein halbes Jahr, in dem ich auf Krücken lief. Es waren gut sechs Monate, die ich mit gemischten Gefühlen verbrachte. Freude, das Haus zu verlassen und die Qual einer Behandlung. Im Glück durch die Stadt zu laufen und mit den erschrockenen Gesichtern der Menschen, die wir trafen. Mit Freundinnen, die mir den verpassten Schulstoff nach Hause brachten, lachen und traurig sein, dass sie spielen gingen und ich festsaß. Doch ich musste erst versuchen den Schulstoff nachzuholen und das Laufen neu zu lernen.

Es gibt einen Grund, warum ich dir das so ausführlich schildere. Das, was ich als Kind im Umgang mit Schmerzen lernte, wirkte nach. Unbewusst hielt ich es als Erwachsene genauso. Und damit bin ich nicht allein. Fast alle haben wir als Kinder Sätze gehört, wie „Ein Indianer kennt keinen Schmerz". Manchmal versteckten sie sich in einem anderen Kleid. „Ein Junge weint nicht", „Stell dich nicht so an", „Hör auf zu jammern." In meinem Fall war es „Zähne zusammenbeißen." Das heißt nichts sagen, durchhalten, den Schmerz aushalten solange es geht. Über zwei Jahrzehnte biss ich die Zähne zusammen, nicht nur in Bezug auf Schmerzen. Im Job gab ich einhundert Prozent, trotz alledem. Kam mir jemand blöd, sagte ich nichts und ärgerte mich hinterher. *Weißt du was irre ist?* Ich hielt dabei sogar die Luft an. Bei höllisch schmerzhaften Behandlungen, wie zum Beispiel der Infiltration in Gelenke und Nervenbahnen, kam ich nicht auf die Idee vorher nach einer lokalen Betäubung zu verlangen. Als wäre es ein notwendiges Übel. Schmerztabletten nahm ich anfangs nur sporadisch, ohne zu wissen, dass sie dann ihre Wirkung nicht richtig entfalten. Als seien Schmerzen normal und ich müsse sie aushalten. Alles, weil ich Überzeugungen mit mir herumtrug, die aus Kindertagen stammten. Ich kam lange nicht darauf, auch nur eine einzige davon zu hinterfragen, sondern fühlte mich Ärzten ausgeliefert. Die würden es schließlich besser wissen. Auch das Podest auf dem „unser Lebensretter", stellvertretend für alle Ärzte stand, behielt ich bei.

Als Kind hatte ich erfahren, wenn ich die Zähne zusammenbeiße, werde ich hinterher getröstet. Dann kümmert man sich besonders liebevoll um mich. In meinem Erwachsenenleben war ich oft frustriert, weil sich meine unbewusste Erwartung nicht erfüllte. Beispielsweise wenn ich über einen Kunden schimpfte, der mich angebrüllt hatte. (Zähne zusammenbeißen, still sein.) Und ich hinterher von meinem Gegenüber nur hörte: „Dem hätte ich aber was erzählt." Oder aber meine Erwartung erfüllte sich doch und ich bekam Zuwendung für mein Leiden. „Du Arme, dass du immer solche Schmerzen hast. Komm, jetzt tun wir dir was Gutes."

Für den Fall, dass du gerade empört denkst, „sowas mach ich nicht!": Ich bäumte mich richtig auf, als ich zum ersten Mal sinngemäß hörte: „Ein Teil von dir leidet, um Liebe zu bekommen." Ich doch nicht! Das machte mich wütend, wie eine böse Unterstellung. Schließlich tat ich alles, um meine Schmerzen loszuwerden. Dabei ging es lediglich darum, mir dieses inneren Anteils bewusst zu werden, um ihn aufzulösen. Es gab noch ein weiteres kindliches Learning im Umgang mit Schmerzen. Fast mein ganzes Leben lang lud ich mir die Verantwortung auf, anderen ihren Schmerz abzunehmen. Ich lächelte, egal wie fatal meine eigene Lage war, um mein Umfeld nicht zu belasten. Das war kein ehrliches Lachen aus meinem Herzen, sondern der „Schonwaschgang" für meine Mitmenschen. Aber dazu später mehr.

Der erste Tag zurück in der Schule war etwas durch und durch Besonderes für mich. Ich sehnte mich unwahrscheinlich nach jedem kleinen Stückchen Normalität. Danach, dass das Drama ein Ende hätte und wieder mehr Spaß und Leichtigkeit da wären. Wenigstens kleine Stücke davon. Ich lief noch an Krücken. Meine Mitschüler und auch Lehrer machten es mir leicht. Immer jemand da, der mir die Schultasche trug oder etwas für mich holte, für das ich keine Hand frei hatte. Man war nicht streng mit mir, weil mir der Schulstoff von Monaten fehlte, den ich selbst zwar zu lernen versucht hatte, was aber alleine nicht so geklappt hatte. Ich strengte mich richtig an wieder mitzukommen. Auf keinen Fall wollte ich die vierte Klasse wiederholen und dann von meinen Freunden getrennt sein. Das schaffte ich und sogar richtig gut. Jede Woche wurde besser. Irgendwann kamen die Krücken weg. Ich konnte wieder laufen und bei den anderen sein. Ein normales Kind sein. Lachen, mitspielen, leben. Natürlich hätte ich manchmal noch Hilfe gebraucht. Zum Beispiel, wenn ich den Gegenstand von einem hohen Regal angeln wollte und ihn nicht erreichte, weil ich mich nicht auf Zehenspitzen stellen konnte. Doch diese Art von Aufmerksamkeit wollte ich nicht. Ich wurde einfallsreich, solche Situationen ohne fremde Hilfe zu lösen. Innerhalb von Monaten wurde ich wieder zu dem Kind, das man wegen seines Lachens mochte. Auch wenn sich der Schatten der dramatischen Ereignisse nicht leugnen ließ. Dieses Kind wollte so viel Normalität und Freude, wie nur irgend möglich. Der noch immer gedrückten Stimmung zu Hause entfliehen. Das ist kein an meine Eltern adressierter Vorwurf! Ich ziehe den Hut davor, wie sie ohne fremde Hilfe mit der Situation umgingen. Das muss ihnen erstmal jemand nachmachen.

Vermutlich hat dieser Unfall mein Kämpferherz hervorgebracht. „Wir sind Kämpfer. Wir schaffen das. Wir müssen zusammenhalten“, war zum Motto meiner Familie geworden. „Das Leben geht weiter“. Einziger Unterschied: in meiner Familie kehrte eine neue Zeitrechnung ein. Und zwar eine „vor“ und eine „nach dem Unfall“. Alles, was nach dem Unfall stattfand, unterlag, so fühlte sich das für mich als Kind an, ganz natürlichen Einschränkungen. Das Offensichtliche war die Beeinträchtigung in unserer Beweglichkeit, unsere eingeschränkte Freiheit. Die machte sich in vielen Lebensbereichen bemerkbar. Wir fuhren bis vor die Tür, um nicht weit laufen zu müssen. Bei Ausflügen wurden Gehstrecken minimal gehalten und stattdessen schnell Sitzgelegenheiten angesteuert. Wandern und Skifahren gehörten nicht mehr, wie früher, zu unseren Freizeitaktivitäten. Im Sportunterricht war ich gehandicapt, bei Unternehmungen mit Freunden und deren Familien oft außen vor, weil ich nicht mitmachen konnte. Bewegung war in meinem Leben nur mehr begrenzt möglich und bedeutet ab einem gewissen Punkt Schmerz. Das prägte meine Kindheit, setzte mir Grenzen, beeinflusste mich seit dem Tag dieses Unfalls, ab dem alles anders war. Und doch hatte dieser Einschnitt auch sein Gutes: wir alle wuchsen damit ein Stück und genossen viel bewusster, was es zu genießen gab.

- Als Kind lernte ich eine Menge destruktiver Glaubenssätze – tiefe Überzeugungen – und Muster. Auch solche, die dazu beitrugen, meinen Schmerz später aufrechtzuerhalten.
- Bei einigen blitzte ab und zu auf: „Das würd ich gern auch so sehen können oder in der Situation so reagieren

wie der/die das macht“. Andere waren so selbstverständlich für mich, dass ich gar nicht darauf kam, sie mir genauer anzusehen. Sie entsprachen meinem ganz persönlichen Bild von mir, der Welt und ihren Menschen und ich verhielt mich dementsprechend. Auch Grenzen nahm ich als gegeben an.

- Es war wichtig, sich dessen bewusst zu werden. Denn, ohne Bewusstsein keine Veränderung.

MEIN IRRWEG

Meine Fahrt im Hoffnungs-Karussell von einem Arzt zum anderen

Im Bericht zur Nachuntersuchung meiner Unfallfolgen, ein Jahr später, stand: Die Patientin klagt über anhaltende Sprunggelenkschmerzen. Festgestellt wurden eine linksseitige Beinverkürzung, die Fixateur-Narben am Oberschenkel seien auffällig wulstig aber reizlos, die Frakturen wären leicht verdreht zusammengewachsen. Eine weitere Entwicklung bliebe zu beobachten und eine endgültige Prognose könne erst nach Abschluss des Wachstums gestellt werden. Beeinträchtigungen würden auf Dauer sicherlich bestehen bleiben. Die Ausbildung der Sprunggelenksarthrose sei zu erwarten.

Noch ein Jahr nach dem Unfall entzündeten sich Stellen in meinem Gesicht und Splitter der zerborstenen Autoscheiben kamen zum Vorschein. Dann war der Spuk scheinbar vorüber. Scheinbar, denn er wirkte noch nach. In der Schule gehörte ich plötzlich nicht mehr mit Leichtigkeit zu den Guten. Vieles, das vorher Spaß gemacht hatte, war plötzlich anstrengend. Mit den Narben auf meinem Körper unterschied ich mich sichtbar von den Anderen. Noch dazu hatte ich über die Zeit, in der ich nicht mehr wie früher laufen konnte, ein paar Kilos zugelegt. Ich fühlte mich nicht mehr so richtig wohl in meiner Haut.

Was für ein Glück ich hatte, gleich zwei Handvoll guter Freundinnen um mich zu haben, die an meiner Seite waren. Mit Übertritt an die Realschule waren viele neue Kinder dazugekommen, die weniger gnädig mit mir waren: „Iiiiiiii, was für hässliche Narben hast du denn da. Da würd ich aber nicht zum Schwimmen geh'n." Oder im Schulbus: „Schaut mal die Pummelige mit den schiefen Beinen." Ich war alles andere als stark übergewichtig. Auch meine Beine waren nicht krumm und schief. Nur war ich verletzlicher geworden und litt unter Bemerkungen, wie sie unter unbedachten Kindern eben vorkommen.

Bei meinen Eltern heulte ich mich über solche Erlebnisse aus und schob das Gefühl „anders, nicht schlank genug" zu sein beiseite. Als Teenager kamen sie wieder hoch. In der Zeit, in der sich der Körper sowieso verändert, war ich zusätzlich verunsichert. Ich begann zu hungern, kämpfte an gegen meinen Körper und das Gefühl nicht richtig zu sein. Ich möchte nicht sagen, dass ich keine schöne Kindheit hatte wegen diesem Unfall. In meiner Familie gab es auch keinen Groll über „die Ungerechtigkeit des Schicksals". Der Unfall war jedoch ein einschneidendes Ereignis mit Folgen. Aber ich bedauerte mich nicht dafür. Das Leben war nur etwas schwieriger geworden. Wir hörten auf, das zum Thema zu machen. Irgendwann wusste sowieso jeder, dass wir bei Tagesausflügen und Urlauben nicht stundenlang laufen und uns anderweitig arrangieren würden. Vielleicht lachte ich gerade deswegen immerzu, um dem unterschwelligen Schrecken etwas entgegenzusetzen.

Ich beendete die Schule und begann eine Ausbildung. Da, wo meine Freunde unbeschwert durchs Leben gingen, begleitete mich ein latenter Dauerschmerz, den ich gelernt hatte auszublenden. Bis er stärker wurde. Plötzlich erzeugte jede Belastung stechende Schmerzen in meinem linken Sprunggelenk. Bereits das erste Röntgenbild zeigte dort einen Knorpelschaden. Mit der Diagnose Arthrose und einer Überweisung ins MRT, verließ ich die Praxis. Ich konnte meinem siebzehnjährigen Kopf regelrecht dabei zusehen, wie er anfing Informationen abzurufen: Verschleiß am Knorpel, trat das nicht nur bei Spitzensportlern so früh ein? Arthrose war doch etwas, das Omas und Opas bekamen, aber doch nicht so ein Jungspund wie ich. Das konnte doch bei mir so schlimm nicht sein. Meinem linken Gelenk war doch bei dem Unfall gar nix passiert. Es würde bestimmt eine Lösung geben.

Das MRT jedoch zeigte das Ausmaß des Schadens. Beim nächsten Termin erklärte mir mein Orthopäde sachlich, dass ich vermutlich bei dem Unfall einen Schlag auf dieses Gelenk bekommen hatte, die das Gelenk stabilisierenden Bänder gerissen sein mussten und sich daraus eine ausgeprägte Arthrose entwickelt hatte. Ich könne zunächst versuchen, das Gelenk mit Bandagen zu entlasten. Es gäbe einige natürliche Präparate und Schmerzmittel. Mit Physio- bzw. manueller Therapie könne man versuchen die Schmerzen zu lindern. Später könnte ich orthopädische Schuhe bekommen, die mein Gelenk stützten. Das konnte ich nicht so hinnehmen. Ich wollte wieder gesund werden. „Wie bekomm ich das wieder weg?“ Antwort: „Gar nicht. Wir müssen die akute Entzündung aus Ihrem Gelenk bekommen.“ Wie gelähmt verließ ich die Praxis. Ich dachte nach. Seit ich mich erinnern konnte hatte ich zahllose (alte) Menschen sich beklagen hören über ihre Knie oder Hüftschmerzen. Die bekamen dann eben ein neues Gelenk. Vielleicht wusste dieser Arzt nicht genug. Um mein Leben lang Schmerzmittel zu nehmen, war ich viel zu jung. Ich würde weiter nach einer Lösung suchen.

Also fing ich an im Hoffnungskarussell von einem Orthopäden zum anderen zu fahren. Jeden von Ihnen fragte ich nach einem Ausweg. Ich bekam Sätze zu hören, wie „Es wird nicht besser, nur schlimmer“, „Sie müssen sich damit abfinden. Machen Sie eben jetzt das Beste daraus“, „Klar haben Sie damit Schmerzen beim Laufen. Es ist wichtig, dass Sie es trotzdem tun. Nur überfordern Sie sich nicht. Lernen Sie sich damit zu arrangieren“. Nach jedem Termin war mir, als wäre ich mit dem Kopf gegen eine Wand gelaufen. Ein ums andere Mal fuhr ich hoffnungsvoll los und kehrte noch enttäuschter zurück.

Neben Schmerzmitteln testete ich eine ganze Reihe von natürlichen Präparaten. Nichts veränderte sich. Sechs Monate waren vergangen, in denen mein Knöchel zu einem dauerhaft dicken Schmerzball geworden war. Zusätzlich bereitete mir nun auch noch mein rechtes Sprunggelenk Probleme. Das MRT zeigte dasselbe Bild, wie das des linken. Womit hatte ich das nur verdient. Mein ständiger Begleiter, der Schmerz, war unerträglich geworden. Er quälte mich, er veränderte seine Intensität ständig, er verunsicherte mich, er frustrierte mich und er machte mir Angst. Keinen einzigen Schritt konnte ich ohne ihn tun. Dabei wollte ich ihn doch nur schnell wieder loswerden. Der sollte weg. Doch er ging nicht.

Meine Freunde waren als junge Erwachsene nicht zu bremsen. Ich dagegen war ausgebremst, schielte sehnsüchtig auf die Leichtigkeit und Freiheit in deren Leben. Ich wollte nicht ständig außen vor sein, nicht nur ihren Erlebnissen lauschen, sondern daran teilhaben, mich ausprobieren, neue Leute kennenlernen, mich verlieben, ein ganz normaler Teenager sein. So versuchte ich trotzig meinem Leben abzuverlangen was ich haben wollte: dasselbe wie alle anderen auch. Ich ging am Wochenende wandern, schwimmen, tanzen. Sonntags lag ich oft heulend mit grauenhaften Schmerzen auf der Couch. Mit Schmerztabletten schaltete ich sie aus. So lange, bis auch das nicht mehr funktionierte. Bis mein Körper mich anbrüllte. Die Schmerzmittel schlugen kaum mehr an. Ich schlief nicht mehr richtig. Jeder einzelne Schritt war eine Überwindung. Also tat ich das Logische: Schmerzen vermeiden, mich schonen. Nur isolierte ich mich dadurch. Kaum mehr ausgehen, nichts erleben, nix zu lachen. Einsam und stocktraurig zu Hause sitzen. Nie vergesse ich wie niedergeschlagen ich in dieser Zeit war. Gefühlt wurde es mit jedem Monat schlimmer. Ich humpelte, hatte andauernd Blockaden in der Wirbelsäule, verkrampfte Muskeln im ganzen Körper. Mein Alltag war ein Desaster. Morgens aufwachen mit Schmerzen, mit steifen Gelenken erste Schritte machen, den Schmerz wegschieben, anziehen, Frühstück, Tabletten, zur Arbeit fahren, durchhalten, zum Physiotherapeuten. Abends total erledigt nach Hause kommen, mit Schmerzen zu Bett gehen, mich nicht darauf fokussieren, um endlich einschlafen zu können. Ständig Nacken und Rückenschmerzen, den Arbeitsplatz verlassen und zum Arzt hetzen, wieder zurück und die verlorenen Stunden nachholen.

Mit der Zeit leerten sich meine Energiereserven mehr und mehr. Ich fing an mich zurückzuziehen, verbrachte viel Zeit zu Hause, war frustriert. Und raffte mich doch wieder auf raus zu gehen, um hinterher noch mehr Schmerzen zu haben. Sie beeinflussten meine Stimmung, meine Aktivitäten, meinen Job, meine Kontakte, meine Tage, meine Nächte – mein ganzes Leben. Als wäre es nicht genug, gesellten sich zu ihnen chronische Blasenentzündungen, die ich nicht mehr loswurde. Ich steckte in einer völlig aussichtslos erscheinenden Situation.

Währenddessen suchte ich weiterhin nach Hilfe, bekam sie, hoffte, bangte, war euphorisch bei der kleinsten Verbesserung meines Zustandes und jedes Mal noch ein bisschen mehr zerschlagen, wenn ich nach kleinen Erfolgen wieder zurückfiel. Aus meiner Verzweiflung heraus konsultierte ich jeden Facharzt, Physiotherapeuten, Heilpraktiker, usw. der durch seine Reputation glänzte. Ich ließ schmerzhafte Infiltrationen in meine Gelenke über mich ergehen, fuhr dreihundert Kilometer weit (einfach) für eine Behandlung bei einer besonderen Koryphäe und besuchte psychologische Seminare. Die Mittel, die ich jährlich für medizinische Selbstzahlerleistungen aufbrachte, beliefen sich auf Tausende. Im Nachhinein habe ich keine Ahnung wie ich das Geld mit meinem Job als Steuerfachangestellte überhaupt aufbringen konnte. Mein Leidensdruck war unermesslich. „Ich tue alles, wirklich alles, nur bitte Schmerz lass nach.“ Dabei mache ich die unterschiedlichsten Erfahrungen, besonders bei Fachärzten.

Die Einen sagten mir, dass die Arthrosen viel zu weit fortgeschritten seien für mein Alter, dass ich zu jung sei für Versteifungen, dass Knorpeltransplantationen in diesem Umfang bislang nicht möglich seien, dass es keinen künstlichen Gelenkersatz für mich gäbe, dass mir nur stärkere Medikamente zur Wahl stünden und dass der Verschleiß fortschreiten würde. Die Anderen meinten, dass ich um eine Gelenkversteifung nicht herumkomme. Von wieder anderen fühlte ich mich nicht ernst genommen. Natürlich schlugen mir meine Schmerzen auf die Stimmung. Mehrmals saß ich mit Tränen in den Augen vor einem Orthopäden, Klinikarzt oder Urologen und nicht nur einmal hörte ich O-Ton Sätze wie: „Sie sind wohl psychisch nicht ganz hoch auf", „Dass Sie solche Schmerzen haben ist nicht normal, das bilden Sie sich ein. Sie sind wohl besonders empfindlich". Damals hatte ich so einer Aussage nichts entgegensetzen. Der Dauerschmerz hatte mich mürbe und kraftlos gemacht.

An meinen schlimmsten Tagen tat mir jedes Härchen auf meiner Haut weh. Ich begann an mir zu zweifeln. War ich wirklich zu zimperlich? Aber meine Gelenke waren dick und heiß, das bildete ich mir doch nicht ein. Warum ich Schmerzen am ganzen Körper spürte, wusste ich auch nicht. Aber deswegen fragte ich doch. Wieso konnte mir das keiner meiner Ärzte sagen. Und vor allem, wieso half mir keiner da raus. Zu jener Zeit wusste ich zu meinem Leidwesen wenig über Schmerzen und die Prozesse, die sie in Gang setzen können. Vermutlich ebenso wenig wie jene Ärzte.

Aufgrund meiner vielen negativen Erfahrungen war ich bereits angespannt, wenn ich einen Behandlungsraum betrat. Ich hörte auf, vehement auf meine andauernden Schmerzen hinzuweisen, solange ich sie einigermaßen ertragen konnte.

Glücklicherweise traf ich damals auch auf solche Behandler, die zugewandt und einfühlsam waren und nach Kräften bemüht, mir zu helfen. Sie erklärten mir ausführlich, welche Möglichkeiten ich hätte, was aus ihrer Sicht die nächsten Schritte seien und respektierten meine Entscheidungen. Ihnen bin ich bis heute dankbar. Ohne deren Expertise, Behandlung und menschliche Qualitäten wäre ich vor die Hunde gegangen. Doch auch sie hatten das Wunder, auf das ich hoffte, nicht parat. Was ich immer und immer wieder hörte war: „Sie müssen sich damit abfinden!" Das konnte und wollte ich nicht. Mein Leben war eine Qual. Ich hatte noch enorm viel Zeit vor mir. So wollte ich sie nicht verbringen. Also machte ich weiter. Beinahe mit jedem Arztbesuch wurde ich resignierter. Und dennoch, aufgeben war keine Option.

Also probierte ich alle möglichen Alternativen aus: Heilpraktiker, Mikronährstofftherapie, Akupunktur, Osteopathie, Magnetfeldtherapie, und, und, und. Hier machte ich wieder die Erfahrung, wie heilsam es war, wenn sich jemand Zeit nahm, konstruktive Fragen stellte, zuhörte, Körper, Geist und Seele als Gesamtbild betrachtete, sich mit all seiner Aufmerksamkeit einer Lösung der Probleme zuwandte. Zu diesem Zeitpunkt verschafften mir die Behandlungen immer wieder kurzfristige Verbesserungen. In einer beinahe endlosen Abfolge erfuhr ich aber, dass Hoffnung und Enttäuschung nahe beieinanderliegen. Ich machte weiter, bis ich beinahe nicht mehr konnte. Wäre ich ehrlich zu mir und zu allen anderen gewesen, hätte ich sagen müssen „Ich bin fertig – ich bin kurz davor auszusteigen". Das tat ich nicht.

Erinnerst du dich an das Motto meiner Familie aus Kindertagen? „Wir sind Kämpfer, wir schaffen das." Es wirkte. Ich kämpfte weiter.

Und „wir müssen zusammenhalten". Auch dieser Schwur hatte seine Kraft nicht verloren. Meine Eltern unterstützten mich. Sie versuchten mich zu trösten, begleiteten mich zu Infiltrationsterminen, nach denen ich selbst nicht mehr fahren konnte und standen mir bei in meiner Not. Aber auch sie konnten nicht mehr tun, als ohnmächtig zuzusehen. Also biss ich die Zähne weiterhin zusammen. Ich hatte keine bessere Strategie. Hoffnung half mir über diese Jahre hinweg und hielt mich über Wasser. Gut, dass ich sie nicht aufgab. Letztlich jedoch lag in ihr kein Ausweg, keine Handlungsfähigkeit. Ich machte einfach nur immer weiter und hoffte auf bessere Tage.

Vor allem mein linkes Sprunggelenk machte mir zu schaffen. Im unteren Teil des Gelenkes war so gut wie kein Knorpel mehr da. Die aufeinander scheuernden Gelenkflächen führten zu einer dauerhaften Entzündung. Mein Knöchel sah aus wie der eines Elefanten. Und er tat weh, rund um die Uhr. Die konservativen Behandlungsmöglichkeiten hatte ich ausgeschöpft. Nach Beratungsgesprächen in einer Münchner Klinik hatte ich einen Termin für die Versteifung des linken unteren Sprunggelenkes. Bei dieser Operation würden der restliche Knorpel entfernt und die beiden Gelenkhälften verschraubt, so dass sie zusammenwachsen. Damit könnten sie nicht mehr aufeinander reiben und die Entzündung würde abklingen. Ich müsste an Beweglichkeit einbüßen. Klar, mein unteres Sprunggelenk gäbe es damit nicht mehr.

Die OP verlief gut. Nach einigen Tagen durfte ich nach Hause. Ab dem Moment jedoch, als die Schmerzmittel nachließen, stach und brannte es in meinem Fuß, als würde ein Messer darin stecken. Mein Hausarzt war ratlos, verschrieb mir andere Tabletten. Bei der Nachuntersuchung in der

Klinik sah mich der diensthabende Oberarzt mit hochgezogenen Augenbrauen an. „Da kann nichts weh tun." Nicht schon wieder! Ich hatte keine Kraft aufzubegehren. Dank der Hartnäckigkeit meines Vaters nahm sich der Arzt, der die OP durchgeführt hatte, Zeit für mich. Und siehe da, ich fantasierte nicht. *Erinnerst du dich an den Bericht zur Nachuntersuchung meines Unfalls? Dort stand, dass meine Fixateurnarben auffällig wulstig seien. Damals waren die Eintrittsstellen der Metallverschraubungen in meinem Oberschenkel von Eiter verkrustet. Das hatte diese Narben so unübersehbar werden lassen. Mein Körper stößt nämlich chirurgischen Stahl ab. Das kommt nicht sehr oft vor, manchmal aber doch.* Der zweite Arzt nahm mich ernst und ging alle Möglichkeiten durch. Ich war froh, eine Erklärung für den Schmerz zu haben. Damit war klar, dass er nach Entfernung der Schrauben verschwinden müsse. Bis dahin würden sechs Monate vergehen. Das würde ich noch aushalten.

Arbeiten konnte ich so nicht. Erst als sie da war, merkte ich es so richtig: Diese Pause hatte ich dringend gebraucht. Über Jahre war ich beinahe täglich vom Büro zu einer Untersuchung oder Behandlung und wieder zurück gehetzt. Das hatte an meinen Kräften gezehrt. Ich war ausgelaugt von den Schmerzen und meinem Kampf gegen sie.

Im Übrigen gab es jemanden, der mich pflegte: meine Katze. Dieses Tier verließ kaum mehr das Haus. Schon morgens wartete sie vor meiner Schlafzimmertür und maunzte mich an. Als wolle sie sagen: „Zeit, dass wir weitermachen mit unserem Wohlfühlprogramm." Kaum lag ich auf der Couch, lag sie auf mir, warm, weich, schnurrend. Außerdem beschäftigte sie mich den Tag über. „Ich hab Hunger. Lass mich in den Gang, ich muss aufs Klo. Ich will wieder rein." Wenn sie mich aufforderte sie zu füttern wurde es richtig spannend. Mit einer Stofftasche um den Hals, transportierte ich die Futterdose zu ihrer Schüssel. Auf einem Bein balancierend, hüpfte ich mit der Dose in der Hand, ging (einbeinig!) in die Knie und kredenzte dem Fellknäuel sein Mahl. Es war verblüffend. Die sonst so aufgeweckte Freigängerin schränkte ihre Freiheit mit mir auf die Wohnung ein. Meine Pflegerin, Alleinunterhalterin, Krankengymnastin, wich mir nicht von der Seite. Sie machte es mir erträglicher ein halbes Jahr auf der Couch meiner Eltern auszuharren, wo ich auf den Tag der nächsten OP wartete, mit der ich die Schmerzen endlich los wäre. Nur kam es wieder einmal anders als gedacht.

Die Schrauben wurden entfernt, ich lernte ohne die Bewegung meines unteren Sprunggelenks zu laufen, was mir gelang. Doch ging der Schmerz nicht weg. Er hatte etwas nachgelassen, spitzte sich aber spätestens bei längerer Belastung wieder zu. Mein Gelenk war geschwollen wie zuvor. Rein optisch und gefühlt – alles beim Alten. Das durfte nicht wahr sein. In den vergangenen acht Jahren hatte ich alles Mögliche über mich ergehen lassen, hatte alles getan, was mir angeraten wurde und dennoch war der Schmerz geblieben.

- Verschiedene Teile in mir rangen miteinander: die Kämpferin, die Lebenshungrige, die Starke und die Schwache. Die Kämpferin hielt durch, die Lebenshungrige wollte mehr, die Starke konnte sich nicht abfinden und die Schwache klammerte sich an Hoffnung. Jeder Teil war gut und richtig – nur: es war kein Boss vorhanden. Ich ließ den Teilen in all dieser Zeit freien Lauf und vergaß vollkommen, dass ich diejenige bin, die den Weg vorgibt. So machten sie was sie wollten und ich war ihr Spielball.

Was du bei Arztterminen besser machen kannst als ich:

Schmerzen sind eine individuelle Empfindung. Niemand kann in dich hineinschauen, deine Schmerzen be- oder abwerten. Hör nicht auf, über deine Schmerzen zu sprechen.

Mache dir vor deinem nächsten Termin klar, in welchen Punkten du von deinem Arzt Hilfe oder Antworten brauchst. Du bist ein „Ratsuchender" und kein „Bittsteller". Sich auf Augenhöhe begegnen zu können ist wichtig für eine vertrauensvolle Beziehung und hat letztendlich auch Anteil am Behandlungserfolg.

Frage deinen Arzt, welche Ausbildung/Kenntnisse in Bezug auf Schmerzmedizin er hat. Wenn er dir nicht helfen kann, ist das in Ordnung. Du kannst ihn oder auch andere nach einer Empfehlung fragen.

MEIN IRRWEG

Diagnosen – nichts als die Wahrheit?

Jeder Spezialist hatte mich in Hinblick auf sein Fachgebiet unter die Lupe genommen und dabei gute Gründe für meinen Zustand gefunden. Ich blickte zurück auf Jahre voller Geduld, Hoffnung, Enttäuschung und auf die ellenlange Mängelliste meines Körpers. Innerhalb gut eines Jahrzehnts hatte ich mir ein Leben aufgebaut, in dem Diagnosen eine riesengroße Rolle spielten. Diese waren Schlag auf Schlag gefolgt. Meine Liste sah aus wie ein Lebenslauf:

1999	Befunde orthopädische Praxis: Infolge eines Unfalles liegt eine posttraumatische Arthrose des rechten oberen und unteren Sprunggelenkes vor. Deutliche arthrotische Veränderungen im linken oberen und unteren Sprunggelenk
	…
06/2003	MRT linkes Sprunggelenk: deutliche arthrotische Veränderungen im Subtalargelenk, Geröllzystenbildung, Knochenmarködeme
02/2004	MRT rechtes Sprunggelenk: Nachweis einer ausgeprägten Arthrose mit Geröllzystenbildung und Knochenmarködem und Gelenkergüssen
06/2005	MRT linkes OSG: aktivierte Arthrose im Subtalargelenk. Gelenkerguss mit synovialer Reizung
07/2005	MRT linkes Knie: Chondropathie am lateralen Tibiakopf – Knorpelschaden
09/2005	Klinikum Orthopädie: Arthrodese unteres Sprunggelenk links
03/2006	Klinikum Orthopädie: Entfernung der Schrauben und Arthroskopie des oberen Sprunggelenks
10/2006	Klinikum Orthopädie: Patientin stellt sich ca. 12 Monate nach Arthrodese des USG zur Kontrolle vor. Sie berichtet eine Gehstrecke von ca. 1 km bewältigen zu können, danach hätte sie Schmerzen
	…
01/2011	MRT LWS: Skoliose, Steilstellung LWS, Spondylarthrose Lendenwirbelsäule beidseits, rudimentäre Bandscheibe L5
05/2011	MVZ Klinikum: Harnröhre hypospad angelegt, Restharnbildung, rezidivierende Harnwegsinfekte

Zusammengefasst lauten meine Diagnosen innerhalb gut

eines Jahrzehnts:

- Scheuermannsche Krankheit – eine Wachstumsstörung der Wirbelsäule
- Wirbelsäulenverformung
- Spondylarthritis Lendenwirbelsäule – „entzündete" Arthrose
- Arthrose beider Iliosakralgelenke
- Bandscheibe L5 kaum mehr vorhanden
- Nervenwurzelreizerscheinungen
- Funktionsbehinderung beider Sprunggelenke sowie des Knies links aufgrund von Arthrosen und Knorpelschäden
- linkes unteres Sprunggelenk versteift
- chronische Harnwegsinfekte
- chronischer Schmerz

Was hättest du der jungen Frau von damals gesagt?
„Hey, komm. Das wird schon wieder!"
Eher nicht, oder?

Mit Mitte Zwanzig war mein Kopf gefüllt mit Gedanken, die ich zu meiner einzigen Wahrheit gemacht hatte: „Knorpel weg, kann bislang kein Arzt der Welt ersetzen. Wirbelkörper falsch gewachsen, Pech. Wirbelsäule schief, lässt sich nicht geradebiegen. Entzündungen aufgrund der fehlenden Knorpelschichten, unvermeidlich, wenn Knochen auf Knochen scheuert. Nerven, die gereizt werden und sich entzünden durch all die Vorschäden, ausweglos. Sprunggelenke und Knie kaputt, zu jung für mögliche Prothesen. Alles versteifen keine Option. Chronische Blasenentzündungen, weil die Harnröhre zu kurz und an der falschen Stelle ist, kann man nix machen. Andauernde Schmerzen aufgrund all dieser

Erkrankungen, logisch." Jeden einzelnen Rat, den ich bekam, hatte ich mir zu Herzen genommen und ihn umgesetzt. Nur der Durchbruch ließ auf sich warten. Alles hatte ich versucht, jedes Buch über Arthrose gelesen, Muskeltraining unter medizinischer Kontrolle, Dehnübungen, Beckenbodentraining, Reha, jede Behandlung. Nichts hatte mir dauerhaft geholfen. Meine Zukunft machte mir beinahe noch mehr Angst als die Gegenwart. Wenn ich nicht mehr arbeiten könnte, würde ich rund 1.000 Euro Erwerbsunfähigkeitsrente bekommen. Das reichte nicht zum Leben. Und schon gar nicht um all jene wirksamen Behandlungen finanziell zu stemmen, die meine Krankenkasse nicht übernahm. Eine Berufsunfähigkeitsversicherung bekam ich aufgrund meiner Vorerkrankungen nicht. Bei fast 20 Versicherern hatte ich angefragt, die gab es für mich nicht. Die Unfallfolgen wurden damals, gegen Zahlung eines lächerlichen Betrages, abgefunden. Ich war völlig auf mich allein gestellt, durfte auf keinen Fall meinen Job verlieren. Also biss ich dort grenzenlos die Zähne zusammen, nur um ja nicht ohne dazusteh'n.

Eigentlich waren den ganzen Tag Sorgen in meinem Kopf und meine Gedanken kreisten um meine Verzweiflung. Alles drehte sich nur noch um meine schreckliche, aussichtslose Zukunft: „Nichts wird besser, nur immer schlimmer. Mein Körper ist eine Fehlkonstruktion. Welcher Mann wird mich mit dieser Geschichte noch haben wollen? Welcher Mann würde sich das antun?" Natürlich sehnte ich mich nach einer Partnerschaft, nach Geborgenheit, einem Menschen an meiner Seite, der mir die Sicherheit gab, die mir so sehr fehlte. Doch versuchte ich eine einzugehen, schien ich den Beweis dafür zu bekommen, dass meine Gedanken stimmten. Vorsichtshalber hielt ich mein Herz mit beiden Händen fest zu, um mich nicht so verletzt zu fühlen, wenn es wieder so weit wäre. Wenn er erkennen würde, mit was er es zu tun hatte. Wenn er sich umdrehte und aus meinem Leben verschwand. Wie gern wäre ich mit Freude eine neue Beziehung eingegangen, hätte mich auf die rosarote Wolke gesetzt und mich von ihr davontragen lassen.

Meine Realität aber sah anders aus. Nicht nur, dass man mit mir nicht stundenlang durch die Stadt flanieren konnte. Entweder hatte ich eine Blasenentzündung oder ich bekam eine. Wenn ich allein daran dachte, mit einem Mann zu schlafen, geriet ich unter Anspannung aus lauter Angst vor einer erneuten Blasenentzündung. Und das, obwohl ich doch augenscheinlich verliebt war. So versagte ich mir jede zuversichtliche Perspektive in all meinen Lebensbereichen.

Und weißt du, was das Abgefahrene daran war? Ich war mir dessen nicht bewusst. Nicht mal der Gedanken, die sich so fest in meinem Kopf verankert hatten. Blitzten sie auf, so schob ich sie schnell beiseite. Mit ihnen hielt ich es wie mit Schmerzen, ich wollte sie schnell loshaben. Nicht mal meine Gefühle konnte ich klar ausmachen. Anstelle Traurigkeit benennen zu können, sagte ich „mir liegt so ein komischer Stein auf dem Herzen". Statt zu erkennen, dass ich mich selbst ständig unter Druck setzte, dachte ich „Mann, das ist mir zu stressig". Ich war (noch) völlig unbewusst.

„Wer sich Sorgen macht, gibt seinen Sorgen Macht."
– Andreas Tenzer –

- Unbewusste Gedanken nagelten mich fest. Je mehr Krankheits- und Schmerz-Gedanken ich dachte, umso mehr ich mich in diesem Gedanken-Karussell aufhielt, umso mehr Leid produzierte ich damit. Ich gab Krankheit und Schmerz so viel Raum in meinem Leben, dass sie es vollständig ausfüllten.

- Durch meine Konzentration auf die vielen Diagnosen hatte ich vollkommen verlernt auf meinen Körper zu hören. Ich spürte einfach nicht mehr, was er braucht.

MEIN IRRWEG

Mein ewiger Kampf – und ein erster Lichtblick

Unbewusst machte ich so weiter, wie ich es gelernt hatte. „Das Leben muss weitergehen. Es hat auch schöne Seiten." Ja, es gab nicht nur schlechte Tage. Auf die guten konzentrierte ich mich, versuchte an ihnen festzuhalten, krampfhaft und entschlossen. An schlechten Tagen war ich gereizt, unleidlich und zog mich zurück. Dann sackte meine Stimmung richtig ab. „Es war so ungerecht. Das Schicksal hatte mir böse mitgespielt. Das Leben liebte alle anderen, mich nicht." Ich war genervt von allem und jedem. „Reiß dich zusammen!", versuchte ich mich dann zu motivieren. Und irgendwie schaffte ich es auch so einigermaßen. Nur wurde ich extrem hart gegenüber mir selbst, um überhaupt noch weitermachen zu können.

Es war ein Urlaub auf den Seychellen, mit dem ich zum ersten Mal einen Schlussstrich zog. Die einzige Zeit im Jahr, in der es mir besser ging, waren meine Auszeiten in der Wärme. Dort gingen meine Schmerzen zurück, all meine Probleme waren weit weg. Und, ich hatte das Gefühl meine Seele holte Luft, um den Wahnsinn der darauffolgenden Monate wieder durchzustehen. Eine schöne Erfahrung und gleichzeitig der Gedanke im Hinterkopf: „Das konnte doch nicht Sinn dieses Lebens sein!" Sogar diese Reise hatte ich mir erkämpft: nach harten Diskussionen drei Wochen Urlaub am Stück bekommen, trotz unzähliger Fristen. Vorher noch Überstunden machen, um die wichtigsten Aufträge abzuschließen. Mir eine kleine Ewigkeit jeden Euro abknapsen, um mir die bislang teuerste und auch schönste Reise zu finanzieren. Es gab so viel mehr zu erleben, als das, was meinen Alltag ausmachte.

Mit den Füßen im Sand sah ich auf die Abendstimmung, einen Horizont, der in Rotorange glühte. Ich war dieses Lebens, das ich führte, überdrüssig: ständig Angst zu haben, von einem Arzt zum anderen zu laufen, auf Heilung, Liebe, was auch immer zu hoffen und doch wieder enttäuscht zu werden. Alles zu tun und nichts ändern zu können. Ich wollte mich nicht mehr klein und ungenügend fühlen. Und noch viel weniger wollte ich bemitleidet werden. Wenn ich ehrlich bin, dann schämte ich mich beinahe dafür, nicht mithalten zu können. Ich fühlte mich unfähig das zu haben, was für andere normal war. Die Menschen um mich herum sah ich als wundervolles Ganzes, auch wenn die krank waren. Mich selbst reduzierte ich beinahe völlig auf meine Unzulänglichkeiten.

Aus der lustigen, lebensfrohen jungen Frau war eine geworden, die still geworden war, noch immer lächelte und versuchte, ihr Leben ganz normal aussehen zu lassen. Um dem allseits präsenten Mitleid aus dem Weg zu gehen. Familie, Freunden und Kollegen – allen tat ich leid. Sie sahen, wie ich mich quälte. Man meinte es gut mit mir, zeigte Interesse und wollte mich trösten, als Zeichen liebevoller Zuwendung. Nur fühlte es sich nicht gut an. Noch viel schlimmer war es auf

Menschen zu treffen, die ungefragt ihre Meinung kundtaten (in der Regel ausgerechnet jene, die mich gar nicht gut kannten): „Du musst halt nach vorn schauen, das wird schon wieder“, „Bist du noch immer nicht gesund“ oder „Dass du aber auch immer irgendwas hast“. Das brachte mich so richtig auf die Palme. Woher nahmen die sich das Recht dazu? Was wussten die schon!

Meine Schmerzen hatten mich zu einer Version von mir werden lassen, die ich nicht mochte. Und so entschied ich mich an einem der schönsten Orte der Welt: „Jetzt ist Schluss! Wenn ich meine Schmerzen schon nicht loswerde, dann will ich wenigstens einen Weg finden anders mit ihnen umzugehen.“ Und natürlich gab es noch einen letzten Funken Hoffnung auf Heilung in mir. Mit ihm flog ich zurück nachhause.

Von mir zu dir: Solltest du dieses „Ich kann nicht mithalten, funktioniere einfach nicht richtig“ auch kennen, oder Gefühle von Scham oder Minderwertigkeit, so möchte ich dir etwas sagen: (Vielleicht liest du dir die folgenden Zeilen selbst ein paar Mal vor und guckst was passiert.) An dir ist alles, aber einfach ALLES richtig. Du bist einzigartig – Du bist unvergleichlich. Deinen Wert kann dir nichts und niemand geben – oder nehmen. Was dich ausmacht ist der riesengroße Schatz, den du in dir trägst.

- Mein heißersehnter Urlaub auf den Seychellen reduzierte nicht nur meine Schmerzen. Er war Anlass zu meiner Entscheidung, den Umgang mit ihnen zu verändern und war mein erster, wichtiger Schritt auf meinem Weg in die Freiheit.

Schmerz und den Schmerzmediziner verstehen

Dr. Axel Menzebach ist Schmerzdoc, wie er sich selbst bezeichnet und niedergelassen mit seiner Praxis in Regen, Niederbayern. Der Grund warum ich genau ihn für dieses Buch gewinnen wollte: ich nehme ihn wahr als einen Arzt, der seinen Patienten auf Augenhöhe begegnet, wertschätzend. Mit einem breiten Spektrum an Ausbildungen kann er vielfältige Unterstützung leisten. Darunter spezielle Schmerztherapie, Psychotherapie, Palliativ- und Intensivmedizin. Wir haben uns auf Instagram „getroffen". Dort hat mich ein außergewöhnliches Mitglied des Praxisteams zuallererst angesprochen – Dackel Theo, der als Therapiehund um das Wohl der Patienten bemüht ist. Sorry Doc, aber wer kann diesen Hundeaugen widerstehen. ;)

Schön, dass Sie mit an Bord sind. Wie war denn Ihr Weg zur Schmerzmedizin? Und, Sie haben eine lange Reihe von Zusatzqualifikationen erworben, warum?

„Erst mal Danke Susanne, für die Einladung zu diesem tollen Projekt. Ich fand Sie sympathisch und Ihre Insta-Posts interessant, weil die so real sind – so nahe an dem, was ich in meiner Praxis erlebe. Wie ich zu dem kam, was ich mache? Los ging's mit fünfzehn Monaten als 'Zivi' beim Rettungsdienst. Ehrlich gesagt hat es mir einfach gefallen: die technische Seite der Medizin. 'Leben retten.' Das fand ich einfach cool. Deswegen bin ich Anästhesist geworden. Irgendwann ist dann 'meine Genetik' durchgekommen. Meine Familie besteht aus Leuten, die mit der Seele oder als Mediziner am Körper arbeiten. Ich habe angefangen mich für die seelische Seite zu interessieren. Als Anästhesist hat man automatisch immer mit Schmerzmedizin zu tun. Der Weg in diesen

Fachbereich war fließend. Es kam der Punkt, an dem ich 'keinen Bock mehr' hatte auf Krankenhäuser, Verwaltung – gewinnoptimierte Medizin. Deshalb habe ich meine eigene Praxis gegründet. Vorher habe ich jahrelang ambulant als Schmerzmediziner gearbeitet. Titel klingen schön, bringen aber nichts. Auf die Erfahrung kommt es an und die kann ich wunderbar in meiner Praxis nutzen. Und, neugierig sein und bleiben. ;) Mich mit dem einbringen, was ich richtig gut kann: Ich hab viel Verständnis und versuche, ohne Vorurteile auf unsere Patienten zuzugehen. Mich interessiert zusammengefasst einfach der ganze Mensch. Wir behandeln hier Biografien, kaum ausschließlich Körper. Viele meiner Patienten haben einen langen Weg mit jahrelangen chronischen Schmerzen, sind einfach durch's Raster des Systems gefallen. Da musst du zuhören können, nachfragen, auf den Patienten eingehen."

Ich kann mir vorstellen, dass ein Mitglied Ihres Teams Sie dabei mächtig unterstützt: Dackel Theo. Welche Aufgabe hat der in Ihrer Praxis?

„Theo ist ein Faktor für Atmosphäre. So ein Dackel ist nicht groß, aber er hat ein riesiges Herz und Charakter. Der macht einfach auch mal Quatsch oder fordert Patienten auf, mit ihm zu spielen. Viele sind einfach nur genervt oder traurig – schlecht drauf. Das alte Konzept Therapiehund funktioniert prima. Der muss erst mal nur da sein und er ist ein wichtiger therapeutischer Faktor. Vielen gibt er Nähe, Wärme oder bringt sie einfach zum Lachen. Der Hund merkt ganz genau, wer das nötig hat. Er verkürzt Patienten z. B. bei der Akupunktur die Wartezeit, legt sich einfach dazu. Und, die entdecken neue Ressourcen durch ihn. Auf der Beziehungsebene, passiert nonverbal durch ihn ganz viel. Und, die Beziehung zwischen Arzt und Patient ist wichtig. Da ist Theo oft ein Türöffner.

Meine These ist: Wenn du nur die Wirbelsäule behandelst, wirst du den Rücken nicht besser kriegen. Das funktioniert einfach nicht wie beim Auto: Ersatzteil rein, dann läuft die Kiste wieder. Bei Schmerztherapie reicht das nicht. Deshalb ist es mir so wichtig die körperliche und die seelische Seite abzudecken, um wirkliche Behandlungserfolge zu erzielen."

Rückblickend auf meine Geschichte kann ich das nur bestätigen. Meine Seele hatte massiven Anteil an meiner Schmerzgeschichte. Wie groß ist die Rolle, die psychische und soziale Faktoren Ihrer Einschätzung nach spielen?

„Pauschal lässt sich das ganz schwer sagen. Jede Geschichte ist individuell. Ganz grob, würde ich schätzen: mit fünfzig Prozent sind im Schnitt andere Faktoren als körperliche beteiligt.

Man spricht vom biopsychosozialen Modell: bio – Körper, psycho – Seele, sozial – Interaktion mit dem Umfeld und Lebensumstände. So sehe ich mir jeden neuen Patienten an, versuche eine Aufteilung zu machen, wie die Gewichtung bei ihm liegt. Jemand, der fünf Jahre arbeitslos ist, hat eine gute Chance Schmerzproblematiken zu entwickeln oder auszubauen. Bei Patienten, die eine somatoforme Schmerzstörung haben (solche, für die keine körperliche Ursache gefunden wird), sind achtzig bis neunzig Prozent nicht körperlich."

So ungewöhnlich das erst mal klingen mag, ich sehe diese Feststellung positiv. Dadurch eröffnen sich

Chancen, die in der Vergangenheit nicht da waren. Und, die in der Medizin noch mehr genutzt werden können.

„Der Mensch besteht nicht aus dem Körper allein. Am Ende des Tages ist es natürlich deutlich lukrativer einen Patienten in eine OP zu schicken. Nehmen wir beispielsweise Rückenprobleme – eine der Top Ten Diagnosen. Ich habe ein halbes Wartezimmer voller Menschen, die Schrauben und Metall ins Kreuz gedreht bekommen haben. Viele davon hatten 'kann-Indikationen'. Schrauben und Spondylodesen zum Beispiel sind meist nur bei harten Indikationen (Tumoren, Frakturen, usw.) zielführend. Vor zehn, fünfzehn Jahren waren solche Operationen extrem gut dotiert. Der monetäre Anreiz, die zu machen, war groß. Ergebnis: der Schmerz heißt heute anders, der hat sich verlagert. Ich denke, dass in dem System generell die Anreize falsch sind und auch die Vergütung. Würde ich rein auf kassenärztlicher Basis arbeiten, dann müsste ich meine Patienten nach wenigen Minuten mit einem Rezept und einer Krankmeldung wieder rausschicken. Für fünfzig Euro pro Quartal, kann ich nicht multimodal behandeln."

Spannenderweise gibt es eine Studie aus den USA die zeigt, dass sich mehr Zeit für den Patienten rechnen würde. David Sobel, Mitarbeiter einer der größten US-amerikanischen Krankenversicherungen (Kaiser Permanente), hat das errechnet. Eine Medizin unter Einbeziehung körperlicher, psychischer, sozialer und spiritueller Aspekte (Mind-Body Medizin) würde am Ende richtig viel Geld sparen.[1]

„Da bin ich mir total sicher. Es wird massig Geld investiert in Sachen, die nicht funktionieren. Etwa wenn ein

Krebspatient bis zum Ende die teuerste Chemotherapie bekommt, statt ihn früher in die Palliativmedizin zu überführen. Wenn von Anfang an die Seele ordentlich mitbehandelt würde, 'Yellow Flags' (Warnsignale) ernster genommen würden, könnte man gesundheitliche Probleme und finanziellen Aufwand verringern. Ärztehopping und, und, und. Das kostet alles enorm viel."

Es wäre schön, wenn die Mittel zur Verfügung gestellt würden, dem aktiv entgegenzuwirken. Dabei ist Schmerz an sich erst mal eine gute Sache. Dessen bin ich mir erst spät bewusst geworden. Als den Fachmann in Punkto Schmerz möchte ich Sie bitten den körperlichen Ablauf zu erklären. Die Hand auf der heißen Herdplatte ist der Auslöser, doch welchen Weg macht der Schmerzreiz durch den Körper?

„O. K., bei der Hand auf der heißen Herdplatte werden Temperatur- und Schmerzrezeptoren angesprochen. Der Schmerzreiz wird zum Rückenmark geleitet und dort umgeschaltet. Dann geht's weiter ins Gehirn, wo die Wahrnehmung stattfindet. Im Gegenzug wird eine Reaktion ausgelöst. Ich zieh die Hand von der Herdplatte weg. So ist der Ablauf bei akutem Schmerz. Interessant dabei ist, was passiert, wenn ich oft genug die Hand auf die Herdplatte halte:

Dann werden immer dieselben Areale im Gehirn aktiviert, die entwicklungsgeschichtlich relativ alt sind. Mit diesen Segmenten sind auch Emotionen verknüpft. Chronischer Schmerz wird also immer in den Gehirnarealen verarbeitet, die mit Gefühlen und Emotionen zusammenhängen. Dadurch wird verständlich, dass ein sich dauernd wiederholender Schmerzreiz negative Gefühle aktiviert und festigt –

im Gehirn. Da findet eine Verknüpfung von chronischen Schmerzen, Stimmungsabfall – bis hin zur Depression statt. Schmerz ist ein altes Phänomen in der menschlichen Entwicklung. Er ist tatsächlich wichtig, weil er eine Schutzfunktion hat.

Bei chronischen Schmerzen hat er diese Schutz- oder Warnfunktion verloren und ist eine eigenständige Krankheit geworden.

Ich sehe Patienten, die mir beschreiben, dass ihr Schmerz (auf einer Schmerzskala von 0 – 10) immer bei einer 9 liegt. Die sitzen jedoch relativ entspannt da und streicheln Theo. Da geht es dann um die Unterscheidung zwischen Schmerz und Leid – zwischen körperlicher und Gefühlsebene. Akuter Schmerz hat eine überlebensnotwendige Funktion, bei chronischem Schmerz jedoch tritt die emotionale Ebene mehr in den Vordergrund.“

Wichtig, so denke ich, ist festzuhalten: Die Schmerzwahrnehmung findet erst im Gehirn statt. Und, ich würde sogar etwas reißerisch sagen, dass unser Gehirn nicht gut unterscheiden kann zwischen körperlichem und seelischem Schmerz. Im Laufe eines Lebens werden vielfache Verknüpfungen im Kopf abgespeichert. Bei Schmerzen kommt es immer auch zu einem Vergleich mit alten Erfahrungen und Bewertungen – richtig?

„Definitiv. Deshalb hat jemand, der in seiner Kindheit traumatisiert wurde, eine große Chance Schmerzpatient zu werden. Unsere Fibromyalgie-Patienten beispielsweise bringen ganz häufig Traumata mit, die nicht bearbeitet wurden. Eine lieblose Erziehung, sexualisierte Gewalt, alles Mögliche. Kinder einer Kriegsgeneration, die häufig keine liebevollen und zugewandten Eltern hatten, haben ein höheres Risiko an chronischen Schmerzen zu leiden. Da sind wir wieder bei der Verknüpfung zwischen Schmerz und Leid. Und ja, mit ihrer These kann ich mitgehen: das Gehirn kann nicht so gut unterscheiden. Da ist Plastizität mit im Spiel. Ein akuter Reiz löst einen Reflex aus. Bei chronischem Schmerz besteht ein Gewöhnungseffekt und die Empfindung passt sich dem Dauerreiz an.

Ich sehe viele Patienten, bei denen sich das emotionale Fass über Jahre und Jahrzehnte füllt. Irgendwann ist es zum Überlaufen voll. Und dann fängt der Körper an Symptome zu bilden.

Oft erzählen mir Patienten, dass sie nicht nur ein Schmerzthema haben, sondern auch familiäre Probleme. Einen Partner, der trinkt zum Beispiel. Wenn ich dann nachfrage, war meist schon der Vater Alkoholiker und sie haben sich einen Menschen gesucht, mit dem sie im Prinzip die alten Muster wiederholen. Da ist viel erlernte Hilflosigkeit im Spiel. Man kann auch sehr gut lernen, dass man durch Schmerzen nicht zur Verfügung steht: für Haushaltstätigkeiten, Sexualität, den Arbeitsmarkt. Auch das ist ein Lernprozess. Und es gibt Patienten, bei denen es nicht besser werden darf. Immer nur noch schlechter, egal was ich mit ihnen mache. Die waren schon bei vielen Koryphäen und keiner konnte ihnen helfen. Dann kommen sie mit einer Mischung aus unterschwelliger Resignation und Aggression zu mir. Weil sie zum Teil ganz viele aversive Erfahrungen gemacht haben mit dem Gesundheitssystem. Und es darf einfach nicht besser werden.

Schmerz hat ganz oft auch eine soziale Funktion. Einige Schmerzpatienten definieren sich nur noch über ihn. Solche, die Angst haben, dass sie ohne ihn ihre Berechtigung verlieren. Das ist auch für einen Arzt richtig schwierig. Ich will ihnen nach Kräften helfen, nur brauch ich auch einen Menschen, der das annehmen kann, um Verbesserung zu erreichen. Ich kann keine Wunder wirken. Dafür, sag ich ganz gerne, müssen wir eine Wallfahrt machen und Kerzen anzünden. Wenn jemand zwanzig Jahre Rückenschmerzen hat, ist es eine Illusion zu glauben, schmerzfrei werden zu können."

Und was sagen Sie dann zu mir?

„Ja, aber Sie haben mir auch erzählt, wie viel Disziplin dahinter steckte, das zu schaffen. Und, die bringen viele nicht mit. Aber die Meisten können super lernen mit ihren Schmerzen umzugehen. Wenn Körper, Seele – alles zusammen – um die Hälfte besser wird, dann sind wir gut."

Lassen Sie uns doch an dieser Stelle festhalten: Es gibt so gut wie immer Möglichkeiten für Verbesserung und die Bereitschaft selbst aktiv zu werden ist bedeutsam. Die tiefe Resignation muss nicht sein. Genauso wichtig ist es hinzuschau'n, womit Schmerzen verknüpft sind.

Als Kind hörte ich immer und immer wieder, ich solle die Zähne zusammenbeißen. Mir wurde vermittelt, dass ich Schmerzen aushalten müsse. Sicher bin ich nicht die Einzige, der es so erging. Oft versteckt sich dies hinter Floskeln, wie 'Ein Indianer kennt keinen Schmerz. Ein Junge weint nicht. Reiß dich zusammen, ist nicht schlimm.' Inzwischen weiß ich, es ist nicht sinnvoll und sogar gefährlich Schmerzen dauerhaft auszuhalten.

Richtigerweise müsste der Spruch heißen 'Ein schlauer Indianer hält Schmerz nicht lange aus.' Was passiert im Körper und welche Gefahren birgt das Ertragen von Schmerzen?

„In erster Linie wird die Lebensqualität enorm herabgesetzt. Jeder Leser weiß sicherlich, wie sehr sich chronische Schmerzen auf sämtliche Lebensbereiche auswirken. Auf körperlicher Ebene kann Schmerz wie eine negative Software abgespeichert werden, die sich verselbständigt. Dann braucht es gar keinen Input mehr von außen, sondern er kreist im Kopf und im Körper.

Schmerzen lassen sich genauso lernen wie Fahrradfahren – auf allen Ebenen.

Die setzten sich im Gehirn fest, wie auch im zentralen Nervensystem. Durch das dauerhafte Aushalten von Schmerz verselbständigt er sich. Es kommt zu einem Gewöhnungseffekt."

Mir tat an manchen Tagen jedes Härchen auf der Haut weh. Es gab einen Punkt, an dem mein Schmerzempfinden völlig aus dem Ruder lief. Ich lief von einem Arzt zum anderen, ohne dass sich eine Ursache fand.

„Genau. Das gibt's auch manchmal durch Medikamente, wie hochdosierte Opioide z. B., dass eine Hypersensibilität entsteht. Der Weg von einem Arzt zum anderen liegt vor allem daran, dass jeder Facharzt den Patienten aus seiner Warte beurteilt. Der Neurologe guckt, ob die Nervenbahnen in Ordnung sind. Der Orthopäde stellt Verschleiß fest. Und dann geht's weiter ohne Unterlass. Weil ein segmentales Denken stattfindet, das nicht funktioniert beim ganzen Menschen.

Schon gar nicht bei chronischen Schmerzpatienten. Und niemals bei einer Schmerzerkrankung."

Das System Mensch kann Schmerzen also so gut lernen, dass die Schmerzen noch da sind, wenn es gar keine körperliche Ursache mehr dafür gibt?

„Absolut. Das sieht man beispielsweise bei Amputationsschmerzen."

Also, ganz klar formuliert: Schmerzen müssen behandelt werden. Welche Möglichkeiten kennt die Schmerzmedizin, um dem Körper zu helfen, Schmerzen wieder zu verlernen?

„Ich bin ein großer Fan von multimodalen Ansätzen. Das heißt davon, verschiedene Ansatzpunkte zu vereinen. Nehmen wir wieder das Beispiel Rückenschmerzen. Wenn man richtig behandeln will, braucht es zum einen die körperliche Seite: Physiotherapie, Akupunktur, Neuraltherapie, Blutegel, usw. Aber auch die seelische Seite: wo sind die Stressoren? Wo kommt die Belastung her? Welche Last muss ich mit meinem Kreuz tragen? Den Mix aus einer angepassten Medikation, psychotherapeutischer Unterstützung und Kontinuität. Beständigkeit ist aus meiner Sicht ein Erfolgsfaktor. So kann es funktionieren.

Früher war ich ein Fan stationärer und teilstationärer Angebote. Ich habe gesehen, dass es den Patienten dort tatsächlich besser ging. Zu Hause aber waren die alten Probleme wieder da und mit ihnen der Schmerz. Viele Patienten erlebten einen Rückfall. Deswegen bevorzuge ich inzwischen ambulante Therapieangebote. Weil die Schwelle zum Alltag niedriger ist, Veränderungen eher integriert werden können.

Ein wichtiger Punkt ist sicherlich auch der Eigenanteil des Patienten. Jemand, der nur passiv ist, wird in diesem Leben kaum eine Verbesserung erfahren. Disziplin ist ein wirksames und wichtiges Medikament."

Was ist noch wichtig? Was würde Ihnen z. B. auch die Zusammenarbeit erleichtern?

„Eigenverantwortliches Verhalten auf jeden Fall. Weniger Anspruchshaltung, à la 'Ich leg mich hin und du Onkel Doktor mach mal.' Dass Menschen rauskommen aus erlernter Passivität. Die Verantwortung übernehmen und das auch umsetzen, was ich mit ihnen bespreche. Nicht nur ab und zu, sondern konsequent. Ich erlebe sogar Geschichten mit Liebesentzug. Wo Patienten gefrustet sind, weil sich ein Erfolg nicht sofort einstellt und ich dann 'abgestraft' werde. Ich wünsche mir ebenfalls als Mensch gesehen zu werden und ebenso respektvoll behandelt zu werden, wie ich es mit meinen Mitmenschen tue."

Das kann denke ich jeder nachvollziehen. Ich finde es sehr wertvoll, dass Sie so offene Worte finden. Sicherlich ist das Patienten häufig nicht bewusst. Wenn wir einander verstehen, können wir es uns leichter machen zusammen Erfolge zu feiern. Um dorthin zu kommen: Wie fängt bei Ihnen der Behandlungsweg eines Patienten an? Heißt chronischer Schmerz automatisch Tabletten?

„Wenn ein Patient den Wunsch hat keine klassische Medikation zu nehmen, respektiere ich das. Ich kläre ihn auf über Risiken bzw. Folgen. In der Regel bringen meine Patienten eine Vormedikation mit. Diese versuche ich im ersten Schritt zu ordnen. Das heißt, doppelt und dreifach Medikationen runterzuschrauben. Die Dosierung zu optimieren oder andere Medikationsmöglichkeiten mit reinzubringen und das gut zu erklären. Dann ist Fingerspitzengefühl gefragt: Wo kommt der Patient her? Wie kommen wir am besten weiter?"

Lassen Sie uns über medizinische Cannabinoide sprechen. Für welche Art von Schmerzen sind die geeignet?

„Cannabis ist für die Schmerzmedizin Fluch und Segen zugleich. Ich habe 2017 die ersten Patienten damit behandelt, als die Teillegalisierung kam. Bei dem Thema spreche ich ohne jegliche Eigenerfahrung. Das ist ein wenig so als würde jemand über Sex reden, der noch nie welchen hatte. Dementsprechend hab ich viel Erfahrung, aber nicht aus erster Hand. Für mich ist es weder das Genialste der Welt, noch verteufelte Droge, die dich an den Straßenstrich bringt.

Viele Patienten haben eine falsche Vorstellung davon. Die denken das sei ökologisch, gesund und damit brauch ich keine anderen Medikamente mehr. Das heißt, am Anfang zerstöre ich Träume. Allein, wenn die GKV nicht bezahlt und der Patient merkt, dass diese Medikamente richtig teuer sind. Jedoch sind sie bei vielen Erkrankungen eine Option. Erst muss geklärt werden, ob Extrakte, Tropfen oder Blüten sinnvoll sind. Ist eher eine Retardwirkung gefragt oder eine Blüte, aufgrund einer einschießenden Schmerzproblematik. Oder ein Mix aus allem. Ich habe sicherlich vierhundert Cannabis-Patienten und jede vorstellbare Variation. Die Patienten, bei denen es gut läuft, sagen nach einer gewissen Zeit: Sie können sich besser vom Schmerz distanzieren. Berichten von einer teilweisen Schmerzlinderung und einer verbesserten Schlafqualität. Viele sind dadurch arbeitsfähig und bekommen ihren Alltag besser hin. Nichtsdestotrotz benötigen die meisten trotzdem zusätzliche Schmerzmittel. Und, niemals lösen sich durch Cannabinoide Lebensprobleme.

Zusammenfassend lässt sich sagen: an sich sind Cannabinoide eine super Möglichkeit, für die es sicherlich noch viel mehr potentielle Einsatzgebiete bei Diagnosen gibt. Es ist auch ein Gerücht zu glauben, dass Patienten die danach fragen, einfach nur kiffen wollen. Ein Wundermittel ist Cannabis jedoch nicht. Und, es gibt ein Problem: Diese Mittel sind teuer. Ärzten macht es extrem viel Arbeit die Anträge dafür zu stellen. Außerdem ein undankbarer Job, weil aus meiner Erfahrung ein Großteil der Initialanträge abgelehnt wird."

Und dann wird es mühselig, im Widerspruchsverfahren bei der Krankenkasse. Beinahe jeder langjährige Schmerzpatient kennt das. Ich möchte hier gerne noch tiefer gehen: Wie sieht es auf Ihrer Seite aus? Vor welchen Herausforderungen steht ein Schmerzmediziner in seiner alltäglichen Arbeit?

„Ganz ehrlich, ich liebe die Arbeit mit meinen Patienten. Was meinen Job jedoch zum Kotzen macht – Entschuldigung, wenn ich das so direkt sage – ist, dass Deutschland ein Land von Formularen und Bürokratie ist. Für fast jeden Patienten fülle ich irgendwann einen Antrag auf Erwerbsminderungsrente oder Rehabilitationsmaßnahmen aus. Ich erhalte Anfragen von den Kassen, wegen Krankschreibungen und, und, und. Allein diese Anfragen liegen wöchentlich sicher bei fünfunddreißig Stück. Da gehst du völlig unter. Und das Konfliktpotential ist riesig. Ich verstehe, dass der Einzelne denkt 'Mein Antrag ist eilig.' Nur werde ich mit Bürokratie erschlagen. Elektronische Rezepte z. B. funktionieren noch immer nicht. Ich fülle händisch Formulare aus, die ich zugeschickt bekomme, leite sie dann weiter. Dahin, wo sie eingescannt und weggeschmissen werden. Das ist irre.

Ich erwisch mich immer wieder dabei zu denken 'Ich mag nicht mehr.' Das ist es, was mich zutiefst frustriert. Diese vorgeschobene Bürokratie, wirkt oftmals als wäre sie da, um Leistungen zu verhindern."

Ich war selbst immer wieder sauer auf meine Ärzte, da kann ich mich nicht ausnehmen. Inzwischen aber sehe ich, wie ein System beide Seiten – Patienten und engagierte Ärzte – aufreibt. Und wie sinnlos es ist, wenn diejenigen die sich gegenübersitzen, sich gegenseitig das Leben schwermachen. Wenn sie nicht sehen, dass das Problem woanders – nämlich am System – liegt.

„Richtig. Das ist ein blame-game. Ein Spiel mit dem schwarzen Peter, der von einem zum anderen geschoben wird. Im Bereich Schmerzmedizin haben wir bereits die Situation einer Basisversorgung, in der das Schlimmste abgewendet wird. Alles andere läuft über relativ hohe Eigenleistungen.

Wenn ich mir was wünschen könnte, dann Veränderung, mehr Zeit für den Patienten und weniger Bürokratie."

In Ihrer langjährigen Praxis sind Ihnen sicher viele Menschen mit unterschiedlichen Schmerzgeschichten begegnet. Wie sieht es aus mit Erfolgsgeschichten?

„So viele, dass ich sie nicht zählen kann. Patienten, die wundervolle Fortschritte gemacht haben. Echte Erfolgsgeschichten noch und nöcher. Die gibt es. Ich kann jeden Patienten nur ermutigen nicht aufzugeben. Gerade deswegen liebe ich meinen Beruf.“

Vielen Dank für dieses aufschlussreiche Interview. Ich bin dankbar, denn ich durfte und darf einen Menschen erleben, der sich mit Herzblut für andere einsetzt. Solche Ärzte brauchen wir als Patienten. Wir alle können uns gemeinsam für Veränderung einsetzen. Jeder kann einen Teil dazu beitragen.

AUFBRUCH

Neue Perspektiven, um besser mit Schmerzen umzugehen

Meinem Entschluss folgte ein Schlüsselmoment. Ich ertappte mich bei dem Gedanken „Ohne meine vermaledeiten Sprunggelenke wäre ich besser dran.“ Hm? Das stimmte doch so nicht. Wie wäre es, sie nicht zu haben? Ohne sie könnte ich nicht aufrecht stehen, nicht laufen, nicht vorankommen. Ich würde im Rollstuhl sitzen. Sie hatten mich zu den wundervollsten Orten getragen. An die wäre ich sonst nicht gekommen. Ohne sie wären mir so viel schöne Erlebnisse und Erfahrungen entgangen. Selbstbestimmt sein, zu Salsa-Beats tanzen, auf einem Gipfel steh'n und die Weite genießen. Nur mit ihnen war das möglich gewesen. „Ohne meine Sprunggelenke wär ich besser dran?“ Nein, auf sie zu verzichten wäre ein herber Verlust! Unbewusst hatte ich eine Hand auf mein geschwollenes Gelenk gelegt und angefangen darüber zu streicheln. „Ich bin dankbar für dich! Gut, dass ich dich habe.“ So lange ich sie abgelehnt, verurteilt und gehasst hatte … plötzlich konnte ich es nicht mehr.

Im Laufe dieses Buches wirst du merken, dass Dankbarkeit eine besondere Rolle in meinem Leben spielt. Und so schwer es mir jetzt teilweise auch fiel, ich fand dennoch eine Menge Gründe dankbar zu sein. Damit brachte ich mich augenblicklich in einen anderen Zustand. Dankbarkeit gab mir Kraft, denn ich wurde plötzlich zur Ursache für meinen Richtungswechsel und war kein Spielball mehr.

Mit zunehmender Übung fiel mir das Dankbarsein immer leichter. Nicht unbeteiligt daran war sicherlich meine Großmutter, mit der ich aufgewachsen war. Als Kind wartete meine Oma jeden Tag mit dem Mittagessen auf mich. Wir Beide pflegten ein Ritual. Ich setzte mich an den Küchentisch. Bevor ich zu essen begann, hörte sie tagtäglich dieselbe Bitte. „Oooooomi, erzählst du mir von früher?" Und jeden einzelnen Tag ließ sich meine Großmutter für mich eine kindgerecht verpackte, aber ehrliche Geschichte aus ihrem Leben einfallen. Sie erzählte mir von ihrem blinden Pferd, das zuverlässig bei der Feldarbeit war und nicht ein einziges Mal jemandem auf den Fuß trat. Von zwei Weltkriegen, die sie erlebt hatte. Der Zeit, in der mein Großvater in Kriegsgefangenschaft und sie allein mit einem Kind war. Wie sie sich gefühlt hatte als Jugendliche zum ersten Mal zum Tanzen aufgefordert zu werden. Durch welch schwere Zeiten sie gegangen war und dass es trotzdem immer schöne Dinge gegeben hatte. Wie sie ihren Mann kennenlernte. Welche Streiche ihre Söhne spielten. Dass sie oft kaum was zu essen gehabt hatte und viele Entbehrungen erlebte. Dabei vergaß sie nie zu unterstreichen wie dankbar sie seither war. Für das, was in ihrem Garten wuchs, dass jeden Tag Essen auf dem Tisch stand, für den Lauf ihres Lebens. „Und natürlich für dich Gsichterl, du hast uns noch gefehlt."

Meine Großmutter war eine beeindruckende Frau. Ihr Leben mit so vielen Höhen und Tiefen hat sie in Dankbarkeit beschritten, obwohl da zeitweise nicht viel war zum Dankbarsein und sie ihren Fokus auch anders hätte setzen können. Das hat sie mir mitgegeben: Bewusstsein dafür, den Wert kleiner Dinge zu schätzen und mir immer wieder eine dankbare Perspektive suchen zu können – eben einfach die

Grundhaltung von Dankbarkeit. Die war nur in den letzten Jahren mehr und mehr in den Hintergrund geraten. Meine Oma war schon lange nicht mehr am Leben. Doch das, was sie mir vermittelt hatte, trug ich als Teil von ihr weiter und jetzt gerade half es mir enorm.

Mit diesem neuen Blickwinkel veränderte ich die Haltung gegenüber meinen Gelenken. Das Feindbild, das ich aufgebaut hatte, fing an zu verblassen. Ich begann meine Gelenke wieder als Teil von mir anzunehmen. Nicht nur als den Teil, den ich am liebsten losgeworden wäre. Und wieder blitzte es durch meinen Kopf: „Wenn sie nur heilen könnten!“ Aber das war unmöglich. Unzählige Ärzte hatten es mir bestätigt. War es das wirklich? Gab es nicht auch Geschichten von Menschen, die das Unmögliche geschafft hatten?

Für den Fall, dass du jetzt gerade dabei bist einfach weiter zu lesen, möchte ich dich kurz bitten inne zu halten. Wie viel Zeit hast du schon damit verbracht, dich mit deiner Krankheit zu beschäftigen, dich schlau zu machen? Wie oft lag dein Fokus – deine Aufmerksamkeit – auf Krankheit und wie oft auf Gesundheit? Welche Gefühle hast du, wenn du dich mit deiner Erkrankung beschäftigst, und welche beim Verschieben deines Fokus auf Positives – z. B. Erfolgsgeschichten? In diesem Buch begegnen dir viele vermeintliche Kleinigkeiten, bei denen du für dich reflektieren kannst.

Ich begann nach Erfolgsgeschichten zu suchen. Und je mehr ich recherchierte, desto mehr solcher Storys fand ich. Es gab sie zu Hauf. Sie zeigten Menschen, die auf die ein oder andere Weise Heilung erfahren hatten, obwohl ihre Chancen minimal waren[1]. Einer davon, ein Cellist mit Hirntumor, der im Rollstuhl saß. Er hatte vier Gehirnoperationen hinter sich und galt als austherapiert. Dieser Mann begann innere Bilder zu visualisieren. Und der Tumor verschwand innerhalb von Wochen. Er wurde gesund, verließ den Rollstuhl und kehrte zurück auf die Bühne. Aus schulmedizinischer Sicht unerklärlich. Weitere Fälle dokumentierter Spontanheilungen wurden aus verschiedenen Blickwinkeln beleuchtet. Darunter Erfolge mit Hypnosetherapie, der Placeboeffekt und das Wirken von Heilern. Einiges konnten Forscher sogar schon nachvollziehen, anderes nicht. Aber die Geschichten dieser Menschen waren echt. Die befanden sich in weit auswegloseren Lagen als ich. Und doch hatten sie es geschafft gesund zu werden. Wenn die das konnten, dann gäbe es für mich vielleicht ebenfalls eine Chance. Auch wenn ich das nicht begreifen konnte. Auch wenn eine Stimme in mir sagte, „das war vielleicht nur Zufall" oder „sei nicht naiv." Auch wenn mich die Angst vor neuen Enttäuschungen packte. Die Chance war da. Anstatt mich in meiner Freizeit mit meinen Schmerzen oder schnödem Unterhaltungsprogramm zu beschäftigen, widmete ich meine Aufmerksamkeit nun den Chancen auf Heilung. Eine echte, authentische Geschichte nahm mich mit. Ich tat das, was alle Menschen tun. Ich adaptierte mich, nahm Andere als Vorbilder, als Rollenmodell (Identifikationsfigur). So halfen mir diese Menschen mit ihren Erfolgsgeschichten mich zu öffnen. Dafür, dass viel mehr Heilungspotential in meinem Körper steckt als ich bislang dachte. Sie machten mir Mut. *Ich wünsche mir und vor allem dir von Herzen, meine Geschichte möge dir auf dieselbe Weise dienen.*

Der Zufall spielte mir ein Buch in die Hand. Es trug den Titel „Die Simply Love® Strategie – Ihr Weg zur großen Liebe"[2]. Einfach Liebe. Das klang herrlich einfach. Nachvollziehbar wurde von der Autorin beschrieben, wie man vorgezeichnete

Rollen durchbrechen könne. Bei der Partnerwahl würden uns unbewusste Prägungen immer wieder in die gleichen Fallen tappen lassen. Wir alle hätten in Kindertagen eine Art persönliches Drehbuch für unser weiteres Leben geschrieben. In diesem stünden sämtliche Informationen, die wir seit dem Tag unserer Zeugung dort festgehalten haben – positive wie negative. Jene Informationen sind die Basis all dessen, was ein Mensch über andere, sich selbst und seine Fähigkeiten glaubt, wie er sich verhält und welche Einstellung er zu seiner Umwelt hat – die Basis seiner Identität. Das alles zusammen entscheidet darüber wie er durchs Leben geht und wie andere Menschen auf ihn reagieren. So besetzen wir die in unserem individuellen Film zu vergebenden Rollen später unbewusst mit neuen, aber genau zu unseren jeweiligen Drehbüchern passenden Darstellern. Dadurch wiederholen sich Szenen aus der Vergangenheit mit den zugehörigen unverarbeiteten Empfindungen. Wir alle sind also als Erwachsene Regisseur unseres eigenen Lebensfilms, in dem wir alle Szenen unseres Drehbuchs wiederfinden können. Dieses Drehbuch jedoch lässt sich ändern – und sich damit auch statt dem Beziehungskonkurs die große Liebe finden. Was ich da las klang logisch. Wie viel meiner Vergangenheit wirkte wohl bis heute nach und wo überall? Wie weit traf das auf mich zu? Was alles könnte ich ändern? Diese Fragen ließen mich nicht mehr los. Das sprach einen meiner sehnlichsten Wünsche an. Mir selbst helfen können, handlungsfähig werden, nicht mehr feststecken in einer beschissenen Situation.

Dieses Buch berührte mich tief. So buchte ich mit Mitte zwanzig zum ersten Mal einen Termin bei einem Coach. Es blieb bei weitem nicht bei dieser einen Sitzung. Ich begab mich auf eine herausfordernde und wundervolle Reise zusammen mit meinem „inneren Kind". *Falls dir der Begriff nichts sagt, er steht für Muster in unserem Fühlen, Denken und Handeln – die Prägungen aus unserer Kindheit. Sie sind uns meist nicht bewusst und dennoch beeinflussen sie, was wir erleben und wie wir uns verhalten – unsere persönliche Realität.* Nun bekam ich einen ersten Eindruck davon, durch welche verzerrende Brille der Vergangenheit ich mich, die Welt und ihre Menschen wahrnahm. Wie sehr ich selbst dazu beitrug, was ich erlebte. Und was ich tun konnte um weiterzukommen.

Ich hatte die Richtung geändert. Nicht von einem Tag auf den anderen. Es war ein Prozess, in dem ich mich über Jahre auf einen anderen Weg begab. Ich hatte Lust auf Veränderung, hatte erlebt, wie sich in kürzester Zeit etwas bewegte, wenn ich begann etwas in mir zu bewegen. Selbst wenn ich nicht alles mit meinem Verstand begreifen konnte. Es war mein Gefühl, das mir sagte, „da ist was dran". Das Beste, was ich in meinem Leben gemacht habe, ist meinem Gefühl, meiner Intuition zu folgen. Sie hat mich dahin gebracht, wo ich heute bin.

Ich fing an alles aufzusaugen, was mir zum Thema Persönlichkeitsentwicklung und Heilung in die Finger fiel, fraß jedes Buch, schaute alle möglichen Filme, stöberte im Internet. So bekam ich eine Unmenge neuer Impulse: Dass der Placebo-Effekt positiv wirkte, genauso wie der Nocebo-Effekt im negativen Sinn. Alles sei messbare Energie und mit allem verbunden. Dass Menschen mir das spiegelten, was in mir liegt. Dass ich Anteil an meiner Realität habe. Welche Selbstheilungskräfte der Körper hat. Dass jeder Mensch seine Verletzungen und Mängel aus Kindertagen wiederholt. Und noch vieles mehr. Was ich mit meinem Verstand begriff, konnte ich für mich annehmen. Bei allem anderen tat ich mich schwer. Ich war schnell dabei es als „eso“, spirituell oder Ähnliches abzutun. Dennoch drängte sich mir immer mehr der Gedanke auf, dass meine Innenwelt eine entscheidende Rolle spielte. Und dass ich jede Menge dafür tun konnte, wie sie aussieht. Und in mir war der unbändige Wunsch nach Wachstum, und meine Intuition, der ich einfach folgen musste.

Fasziniert staunte ich, wie sich in meinem Leben etwas veränderte, wenn ich mich mit einem alten Glaubenssatz oder Muster auseinandergesetzt hatte. Menschen, die sich anders verhielten. Probleme, die sich lösten. Zufällige Begegnungen, die mich weiterbrachten. Darunter beispielsweise immer mehr Menschen, die mir von ihren positiven Erfahrungen mit der Homöopathie erzählten. Die war ungefähr das Einzige, was ich bislang nicht versucht hatte. Ich konnte mir nicht vorstellen, dass ein paar Zuckerkügelchen mit einer hochverdünnten Substanz etwas bewirken würden. Aber gut, einen Versuch war es wert. Mit wenig Erwartungen und großen Zweifeln fuhr ich zu meinem ersten Termin. Ich hatte gerade wieder eine akute Blasenentzündung und saß gequält im Auto. Der Homöopath gab mir nach einem langen Gespräch drei Kügelchen. Ich konnte es selbst kaum fassen, doch bereits auf dem Rückweg merkte ich, dass der permanente Drang eine Toilette aufzusuchen verschwunden war. Etwas, das mein Verstand nicht fassen konnte, hatte mir geholfen.

Wir machten weiter mit der Behandlung. Innerhalb von drei Monaten ließen die Schmerzen in meinen Sprunggelenken nach. Ich wurde nicht schlagartig gesund. Doch auch die Blasenentzündungen tauchten nicht mehr ununterbrochen auf. Ebenso die Blockaden in meinem Rücken. Mir fiel ein

Stein vom Herzen, dass sich nach so langer Zeit endlich etwas veränderte und diesmal zum Besseren. Meine Situation entspannte sich wesentlich. Die vorher beinahe wöchentlich wiederkehrenden Beschwerden und der damit verbundene Schmerz hatten mich wahnsinnig unter Druck gesetzt. Der ließ jetzt nach. Dadurch hatte ich endlich wieder Energie, um meine leeren Reserven aufzufüllen. Die Verbesserung hielt an. Mit der Zeit spürte ich neuen Wind unter meinen Flügeln.

Ich hatte wieder Lust mit Freunden etwas zu unternehmen. Außerdem konnte ich zur Abwechslung von neuen, positiven Ereignissen erzählen. Mein Leben bekam endlich Highlights, von denen ich zehren konnte. Auch wenn ich nicht geheilt und noch immer Dauergast bei Physiotherapeuten und Homöopathen war, mein Leben war so viel lebenswerter geworden. Und glaub es oder nicht – im Vergleich zu vorher – sprühte ich beinahe vor Energie. Mit diesem neuen Auftrieb nahm ich das Angebot meines Chefs an, für ihn eine neue Abteilung aufzubauen. *Vielleicht wunderst du dich, warum mir nach alledem der Sinn danach stand, mich beruflichen Herausforderungen zu stellen. In mir war noch immer derselbe Wunsch wie mit Siebzehn. Ich wollte das, was alle anderen auch hatten. Ein normales Leben, mit Herausforderungen und Erfolgen.*

So ging ich für meinen Arbeitgeber in eine andere Stadt und begann mit Insolvenzverwaltern zusammenzuarbeiten. Ich war zuständig für die Buchhaltungen, Löhne und Bilanzen der maroden Unternehmen. Dazu gehörte es, Rückfragen von Mitarbeitern und Gläubigern zu beantworten. Es machte mir Spaß in die Firmen zu fahren, neue Abläufe auszuarbeiten und dazuzulernen. Weniger schön dabei war es ausschließlich Menschen zu begegnen, die sich in einer schwierigen Lage befanden. Ich konnte sie verstehen. Aber egal wer mit mir in Kontakt trat, alle versuchten Druck aufzubauen, und ich war dem permanent ausgesetzt. Verzweifelte Arbeitnehmer, die um ihren Job fürchteten und um ihre offenen Löhne bangten. Gläubiger, die ihren Frust über den vorhersehbaren Ausfall ihrer Forderung an mir abließen. Oder aber Firmeninhaber, die sich mehr als unkooperativ zeigten und mich zum Widersacher erklärten. Jeder von ihnen wollte sofort Geld, Informationen, Lösungen, die ich ihnen nicht geben konnte. Und ich war gezwungen, mir all das anzuhören. Aber wohin mit all dem Ballast, der bei mir abgeladen wurde? *Du fragst dich, was mein damaliger Job mit meiner Schmerzgeschichte zu tun hat? Er war mir so unbequem, dass er mich dazu brachte eine weitere Ausbildung zu starten.* Bereits nach den ersten Monaten war mir eines klar: Ich würde auf der Strecke bleiben, wenn ich nicht einen Weg fände anders damit umzugehen. Dieselbe Situation, anderer Schmerz.

Der nächste Zufall begegnete mir in Form eines Gespräches. Mit einer Freundin saß ich in einem Café. Wir beide tauschten uns aus über das, was uns bewegte. Wenn ich ehrlich bin, habe ich mich oft beklagt über Menschen, die sich nicht so verhielten, wie ich mir das von ihnen wünschte. Ihr ging es genauso. Sie erzählte von einer Unterrichtsstunde aus ihrer Fortbildung, in der eine NLP-Trainerin unterrichtet hatte. Dabei war es um Mediation und Deeskalation gegangen. Ich horchte auf. Das war genau das, was ich gerade brauchte. Von Neurolinguistischem Programmieren hatte ich vorher noch nie gehört. Ich begann mich einzulesen. Was ich erfasste war, dass NLP ein Modell ist, in dem es um effektive, zielgerichtete Kommunikation und Veränderungsprozesse geht. Einige Wochen später begann ich die Ausbildung. In den folgenden zwei Jahren beschäftigte ich mich so viel mit mir selbst wie noch nie. Ich lernte bei weitem mehr, als den Menschen in meinem Job anders zu begegnen.

Nicht mal vier Jahre, ein im Ansatz neues Mindset, eine andere Ausrichtung, einen phantastischen Coach und eine Ausbildung später … ich hatte nur gewonnen. Meine Hoffnung war einer Welt voller neuer Möglichkeiten gewichen. Mit der Ausbildung und meinem Coach war ich mir immer mehr meiner Grenzen und alten Muster, meiner Schwächen und Stärken bewusst geworden. Ich stand nicht mehr hilflos da, sondern hatte gelernt, wie ich aktiv Einfluss nehmen kann. Was für ein großartiges Gefühl es jedes Mal war, wenn ich eine meiner alten Grenzen verschob. Herausforderungen waren zu etwas Positivem geworden, zu Chancen. Ich war über mich selbst ein Stück weit hinausgewachsen. Von Schmerz in Lebensfreude. Die Frage war nicht mehr „Oh Gott, was kommt auf mich zu?“ sondern „Was würde mir noch mehr Spaß machen?“

- Endlich begann mein Leben – und damit auch meine Schmerzwahrnehmung – sich zu verändern. Ich fing an, mich mit Chancen zu befassen und mich für sie zu öffnen. Im Nachhinein glaube ich nicht mehr an Zufälle: ich öffne Türen in mir und sie zeigen sich im Außen. Ich wurde selbst aktiv und war nun in der Lage, meine Grenzen im Denken und Handeln Schritt für Schritt zu verschieben. Meine Situation veränderte sich von aussichtslos zu chancenreich, denn ich war nicht mehr bereit, einfach nur hinzunehmen, was ich vorher als gegeben ansah.
- Dankbarkeit wurde für mich zum „all-time-game-changer“. Jedes Mal, wenn ich mir dies ins Gedächtnis

rief, half sie mir, meine Haltung zu verändern und meine Stimmung zu beeinflussen. In ihr war es ein Leichtes, das zu tun.

- An dieser Stelle möchte ich mich für so vieles bedanken, was mir damals klar wurde – und eine große Hilfe auf meinem Weg hinaus war: ich danke meinen Ärzten, die es mir teilweise so unbequem machten, meiner Großmutter für das, was sie mich lehrte, meinem Coach für seine Unterstützung (inklusive kleiner und großer Arschtritte), vielen anderen Menschen für ihre Mut machenden Erfolgsgeschichten, meinem Schmerz, der mich antrieb und meiner Intuition, die mir die richtige Richtung wies.

AUFBRUCH

Was ein Funke Mut verändern kann

Meine Urlaube waren nicht nur die Zeit des Jahres, in denen ich aufatmete. Seit ich denken konnte, liebte ich es zu reisen. In mir lag immerzu die Sehnsucht, in fremde Kulturen einzutauchen und neue Länder zu entdecken. Auf Reisen wuchsen mir regelrecht Flügel. Der Zauber einer neuen Welt erfasst mich ein ums andere Mal. An ein paar – für mich – besonderen Orten war ich schon gewesen. Vorfreude packte mich beim bloßen Gedanken an ein neues Ziel in der Ferne. Und ich hatte immer wieder die Erfahrung gemacht, dass sich mit Wärme und Meerwasser meine Schmerzen reduzierten. Oh ja, ich hatte riesengroße Lust darauf eine Fernreise zu machen. Dreieinhalb Wochen, so lange wie noch nie und so weit weg wie möglich.

Voller Euphorie startete ich eine Umfrage bei meinen Freunden. Von jedem Einzelnen erhielt ich eine Absage „keine Zeit“, „keine Lust“, „hat mein Partner was dagegen“, „kein Geld“. O. K. Wenn ich das so sehr wollte, dann würde ich es zum ersten Mal ganz alleine angehen müssen. Was wäre ein Ziel, das sich als Frau alleine, einigermaßen sicher bereisen ließe? Im Nachhinein kann ich nicht sagen warum, aber die Insel Bali war es, die mich in ihren Bann zog. Komme was wolle, ich muss da hin. Beinahe in der nächsten Sekunde holten mich Bedenken ein. Was, wenn ich krank würde? Wenn mir ganz allein etwas zustieße? Wenn ich dastünde und nicht mehr weiterwüsste? Hätte ich vorher nicht schon begonnen an mir zu arbeiten, meine Angst hätte mich dazu gebracht zu Hause zu bleiben. Doch in mir steckte auch Mut und ich würde der Angst nicht mehr erlauben mich auszubremsen. Gott, Brahma, Vishnu oder wem auch immer sei Dank! Mein Herzenswunsch übertrumpfte die Angst und um den Rest konnte ich mich kümmern. Der dicke Reiseführer war gespickt von gelben Klebezetteln. Ich kannte ihn beinahe auswendig. Darin fanden sich endlos viele hilfreiche Informationen. Angefangen davon, wo man Geldautomaten fand bis hin zur Adresse der Deutschen Botschaft. Eine gute Auslandskrankenversicherung gab mir die Sicherheit, dass ich im Fall der Fälle zurückgeholt würde. Ich absolvierte eine ganze Reihe von Arztterminen zur Vorbereitung. Darunter einen bei meinem damaligen Orthopäden. Als ich ihm von meinen Reiseplänen erzählte, entglitten dem Mann die Gesichtszüge. Ich erntete einen Vortrag, dass er es für unverantwortlich hielte, allein nach Indonesien zu reisen. „Ganz ehrlich, noch dazu als Frau. Da müssen Sie sich wirklich nicht beschweren, wenn Sie unter die Räder kommen. Wenn das meine Tochter vorhätte …“

Spannend. Wir müssen an dieser Stelle nicht überlegen, ob dies seinem Fachgebiet entsprach. Er hatte ungefragt seine persönliche Meinung kundgetan. Menschen begegnen Menschen. Als nächstes blickte ich in das entgeisterte Gesicht meiner Mutter. Ich hatte mich lange zurückgehalten, weil ich ihre Reaktion fürchtete. „Allein? Das kann doch nicht dein Ernst sein!“. Mir war klar gewesen, dass es ihr Angst machen würde. Aha, das war bei Beiden so gewesen. Es war deren Angst. Und in ihnen begegnete ich meiner eigenen. Fuck off Angst, dir werd ich's zeigen! Ich war so dermaßen gut vorbereitet, mir konnte nicht viel passieren.

Meine Reiseroute war ausgetüftelt. Zur Beruhigung meiner Eltern vereinbarten wir, dass ich mich jeden Tag melden und ihnen meine aktuelle Adresse durchgeben würde. Mit dem geliehenen Reiserucksack eines Freundes stand ich strahlend am Bahnhof. By the way: der Männerrucksack war viel zu groß für mich mit meinen großzügig aufgerundeten Einssechzig. Das gab ein herrlich witziges Bild ab. In diesem Rucksack befanden sich neben meinen Klamotten, zwei Kreditkarten und die Adressen sämtlicher Anlaufstellen, Pfefferspray, Tabletten gegen jede denkbare Krankheit, Schmerzmittel und sämtliche Bescheinigungen, dass ich die Medikamente mit mir führen durfte. Lach ruhig, da komme ich eben her. Jetzt ging es los. Ja, ich hatte Angst. Aber die Vorfreude auf dieses Abenteuer überwog sie bei weitem.

Um in Ruhe ankommen zu können, hatte ich eine Unterkunft für die ersten drei Nächte gebucht. Ein Taxi brachte mich in das Hotel am Strand von Seminyak. Mulmig wurde mir, als auf dem Hotelvorplatz der Unterboden des

Fahrzeuges mit Spiegeln kontrolliert wurde. Fürchtete man hier wirklich Bombenattentate? In der Lobby blieb mir der Mund offenstehen. Die hohe Halle war zum Garten hin offen. Um Säulen rankten sich Pflanzen. Marmorboden, wunderschöne Schnitzereien überall, die exotische Tänzerinnen zeigten. Ein paar Stufen tiefer plätscherte ein Wasserbecken. Die Rezeptionistinnen waren in prächtige Sarongs gehüllt. Jede von Ihnen trug eine Blüte im Haar. Und sie lächelten ein umwerfendes Lächeln. Nach dem Check-in saß ich mit einem frischen Saft in der Hand im Garten. Ich konnte es noch gar nicht so richtig fassen. Auf was für ein Abenteuer hatte ich mich wohl eingelassen? Alles war hier anders. Fremde Geräusche, die Feuchtigkeit in der Luft, sogar das Gras unter meinen Fußsohlen fühlte sich stacheliger an. Die Exotik dieser Insel schlug mich vom ersten Tag an in ihren Bann. Das Rot der untergehenden Sonne verblasste langsam über dem Meer. Zurück blieben die Schatten der Palmen im Wind vor dem bläulichen Himmel, und ich.

In meiner ersten Nacht schlief ich wie ein Stein. Der lange Flug, die hohen Temperaturen und die Zeitumstellung verlangten ihren Tribut. Doch was soll's, ich hatte Urlaub. Nach dem Frühstück machte ich mich auf, einen Geldautomaten zu finden. Von der letzten Stufe des Hoteleingangs aus beobachtete ich das wilde Durcheinander auf der Straße. Ich wagte beinahe nicht meinen Fuß darauf zu setzen. Hunderte von Rollern schlängelten sich durch den chaotisch wirkenden Verkehr.

Das Treiben auf indonesischen Straßen hat mir noch oft ein Lächeln auf die Lippen gezaubert. Auf den Zweirädern wurde dort transportiert, für was wir in Deutschland mindestens einen Kleinbus oder sogar einen Lkw brauchten:

bis zu 6 Personen, meterlange Bambusstangen, hoch aufgestapelte und mit Expandern gesicherte Eierschachteln – voller Eier! Das Verblüffendste, was ich dort je gesehen habe, waren zwei Männer auf einem Roller. Der hintere hatte seine Arme weit aufgespannt, als würde er etwas Unsichtbares festhalten. Als sie näher kamen, erkannte ich es. Sie transportierten eine Glasscheibe. Irgendwann marschierte ich dann einfach los. Es war gewöhnungsbedürftig, ohne Gehsteig auf einer überfüllten Straße zu laufen. Dazu kam die Angewohnheit, kurz vor dem Vorbeifahren, bei dem man nicht etwa versuchte auszuweichen, zu hupen. Mein Stresspegel schoss in die Höhe. Ruhig bleiben, atmen, weiterlaufen. Als ich später im Hotel fragte, warum denn gehupt würde, bekam ich eine Antwort. So wird der Langsamere gewarnt. O. K., also ein Zeichen des guten Willens. Mit meinen ersten paar Hunderttausend Indonesischen Rupiah war ich ins Hotel zurückgekehrt.

Drei Tage später ging es für mich weiter nach Ubud. Im Herzen der Insel, dem kulturellen Zentrum, hatte ich mir ein Hotel aus meinem Reiseführer ausgesucht. Hoffentlich wäre dort ein Zimmer frei. Wenn nicht, kannte ich bereits mehrere Alternativen. *Du siehst, ich war wirklich mega vorbereitet.* Es gab ein Zimmer für mich. Jetzt war ich nicht mehr am Meer. Aber das Hotel hatte einen Pool, einen sattgrünen Garten mit Frangipanibäumen, und das komplett aus dunklem Holz bestehende Gebäude war nicht luxuriös aber heimelig. Bereits um siebzehn Uhr war ich in einem nahegelegenen Restaurant. Ich wusste, dass es schon um sieben stockdunkel sein würde. In der Dunkelheit zurück zu laufen erschien mir unsicher. So wollte ich bis dahin unbedingt auf meiner Hotelterrasse sein. Wenn ich mich daran erinnere muss ich über mich selbst schmunzeln. Genauso bei der Flasche Pfefferspray, die jede Nacht meines ersten Aufenthalts auf der Insel unter meinem Kopfkissen lag. Viele Reisen nach Bali folgten dieser Ersten. Bei der nächsten war ich noch weit nach Einbruch der Dunkelheit zu Fuß zwischen den Reisfeldern oder auf dem Roller unterwegs. Pfefferspray hatte ich nie wieder im Gepäck. Bereits dieser erste Urlaub bewegte etwas in mir. Aber zurück. Ich war noch in der Kennenlernphase. Meine Angst hatte ich noch nicht abgelegt. Abends saß ich viele Stunden auf der Terrasse vor meinem Zimmer und las bis ich müde wurde. Mit dem Quäken der Geckos schlief ich ein. Am nächsten Morgen weckte mich die Sonne.

Im offenen Frühstückspavillon saßen an einem Nebentisch allmorgendlich Fahrer, die ihre Dienste anboten. Zur Wahl standen Auto oder Roller, je mitsamt Chauffeur zu buchen. Einen Wagen für einen Tag zu mieten war mir auf die Dauer zu teuer. Ich hatte so viele Punkte auf meiner Erkundungsliste, das wäre nicht mit nur ein, zwei Tagen getan. So würde ich wohl oder übel hinter einem Einheimischen auf den Roller steigen müssen. Meine Eltern hatten es mir als Teenie verboten einen Rollerführerschein zu machen. „Lebens-gefährlich!“ Jetzt müsste ich mich einem Wildfremden anvertrauen, der mich meilenweit durch den katastrophalen Verkehr kutschieren würde. Ketut, so hieß der Mann, bekam von mir vorab eine Standpauke. „Ich habe als Kind einen schweren Unfall gehabt. Einmal in meinem Leben reicht. Wenn du zu schnell, riskant oder sonst irgendwie unangemessen fährst, dann steig ich ab und laufe zu Fuß zurück.“ Der arme Kerl! Meine Ansprache führte dazu, dass er immer, wenn er mich als anspruchsvolle Fracht hinter sich sitzen hatte, der langsamste Verkehrsteilnehmer ganz Balis war. Er sich bei mir entschuldigte bei jedem Schlagloch, dem er nicht ausweichen konnte (es gab zum Teil mehr Löcher als Straße). Und er an meiner Seite stand, sobald ich abstieg und Anstalten machte, eine Straße zu überqueren. Wir haben uns angefreundet und später noch oft über diese ersten Tage unserer Begegnung gelacht. Er hatte Angst gehabt ich würde ihn nicht bezahlen, wenn ich unzufrieden gewesen wäre. Und war sich sicher alles richtig zu machen, wegen meines üppigen Trinkgelds.

Ubud liegt in der Mitte der Insel, von wo aus sich alles Mögliche im Umland gut erreichen ließ. Die Stadt fand ich nicht nur ihrer Lage wegen einfach herrlich. Cafés reihten sich an schöne Restaurants. Es gab einen Affenwald (natürlich auf meiner Liste). Um das Städtchen herum lagen üppige Reisterrassen. Zu jedem Haus gehörten Haustempel, zwischen den Gebäuden tauchte immer wieder ein prachtvoller großer Tempel auf. Es duftete sogar auf den Straßen nach Räucherstäbchen. Ja, die Abgase mal außen vor. Aber hier kam ich zur Ruhe. Ich begann mich wohl zu fühlen und Vertrauen zu fassen zu den Menschen, die mir unendlich aufgeschlossen begegneten. Aus so ziemlich jedem Gesicht strahlte mir ein Lächeln entgegen. Wahrscheinlich half mir mein Naturell. Auch ich begegne anderen meist mit einem Lächeln. In Deutschland wunderte ich mich immer wieder, warum eine Erwiderung im Alltag so schwer fiel. Hier war das anders. Ich war nicht die Ausnahme. Auf jeden Fall trug es dazu bei, dass die Einheimischen schnell einen Bezug zu mir aufbauten, auch wenn sie mich noch nicht kannten. Nach einem Tagesausflug mit Ketut saß ich in einem Restaurant. Typisch für Bali entsprach es zur Straße hin einem geschlossenen Haus. Auf der Rückseite, in Richtung Reisterrassen, gab es keine Wand. Von innen schaute ich in die indirekt beleuchteten Reisfelder. Entspannte Hintergrundmusik, eine laue Nacht, leckeres Essen. Dieser Ort lud zum Verweilen ein. Ich bestellte Nachtisch, noch einen frischen Smoothie, gönnte mir zur Feier des Tages ein Bier on top und las stundenlang in einem fesselnden Roman. Kurz gesagt, ich machte eine riesige Zeche. Als ich die Bedienung um die Rechnung bat und in meiner Tasche kramte wurde mir heiß. Meine Geldbörse war nicht da. Vergessen, gestohlen, verloren, keine Ahnung. Mit eingezogenem Kopf ging ich zur Inhaberin des Lokals. Peinlich berührt erklärte ich ihr, was los war. Ich müsste erst zurück ins Hotel und nach meinem Portemonnaie suchen. Wenn sie wolle, könne ich ihr etwas als Pfand dalassen. Bei diesen Worten fiel mir ein, dass ich lediglich ein Buch und eine billige Sonnenbrille dabei hatte. Shit, was würde jetzt wohl kommen. Aber diese Frau, die mich nicht kannte, sagte „Oh dear, no problem. Go home, have a look were your purse is and come back tomorrow. No sorrows."

Ich schuldete ihr den Tageslohn eines Zimmermädchens. Und diese Frau hatte keine Sorge, dass ich nicht wiederkommen würde. Es gab keinen Stress. Sie vertraute mir einfach, nahm an, ich sei ihres Vertrauens würdig. Ich überlegte, wie die Situation in Deutschland wohl ausgesehen hätte. Gedankenverloren lief ich zurück in mein Hotel. Inzwischen war mir eingefallen, dass ich nachmittags meinen Geldbeutel auf den Nachttisch gelegt hatte, bevor ich zum Pool gegangen war. Da lag er nun nicht mehr. Das war gewesen bevor die Zimmermädchen da waren. Mist. Ich ließ mich auf mein Bett fallen. Etwas drückte in meinem Rücken. Was war das? In die Bettdecke eingeschlagen lag meine

Geldbörse mit einem Zettel „I took it there for you. Please don't let it lay in front of the window." Ich habe nicht noch einmal meine Geldbörse verbummelt. Die einzige Erfahrung dieser Art, in der mir die Balinesen wohlwollend und zuvorkommend begegneten, war dies bei weitem nicht.

In den drei Wochen meiner Reise graste ich fast die ganze Insel ab. Ich war im Westen, in Seminyak gestartet. Eine gute Woche verbrachte ich in Ubud und dann im nahe gelegenen Penestanan. Von dort aus erkundete ich Tempel, Natur und kunstvolle Kulturgüter. Über die Strawberry Hills, vorbei an spektakulären Reisterrassen, reiste ich in den Norden, nach Lovina. Dort schwammen Delphine neben unserem Boot. In Amed, im ärmeren Osten, hatte ich einen Bungalow direkt am Meer. Einige Tage durfte ich auf der kleinen Nachbarinsel Lembongan erleben, dass sich „Entschleunigung" noch steigern lässt. Die letzte Nacht verbrachte ich wieder in der Nähe des Flughafens, in Sanur, am endlosen Strand. Ich hatte eine völlig neue Welt erlebt. Gesehen, was begabte Künstler vor Jahrhunderten oder auch erst vor kurzem geschaffen hatten. Es wurde mir gestattet einer Verbrennungszeremonie beizuwohnen und Tempelfeste als Gast mitzuerleben. In drei Wochen Urlaub hatte ich mehr erlebt, das mich in seinen Bann zog, als in den vergangenen drei Jahren zu Hause. Nicht eine schlechte Erfahrung war dabei. Egal wie arm die Menschen waren, sie schienen zufrieden zu sein. Es hatte nicht eine einzige Situation gegeben in der ich mich bedroht gefühlt hätte. Und :) gesundheitlich war es mir viel besser gegangen. Jeden Tag eine Massage. Das kostete gerade mal umgerechnet fünf Euro für eine Stunde. Dazu frisches Essen, Wärme und badewannenwarmes Wasser. Ich war entspannt wie schon ewig nicht mehr. So saß ich im

Flugzeug: Meine Angst und mein mangelndes Vertrauen gegenüber den Menschen hatte ich eingetauscht gegen Sicherheit. Und ich hatte mich drei Wochen rundherum wohl gefühlt. Wie würde das sein, wenn ich wieder zu Hause wäre?

- War Bali Fügung, Schicksal, Intuition? Diese Reise war wie der Blick in den Spiegel. Sie bescherte mir alles, nach dem ich mich sehnte: frei sein, neugierig sein auf fremde Welten und Menschen, einfach nur erleben, lauschen, schmecken, sehen, fühlen, riechen.
- Im Englischen gibt es das Wort „abundance": Fülle, Reichtum, Überfluss. Viel, viel mehr als genug. Ich war auf den Geschmack gekommen, erfuhr, wie sich Leben in purer Fülle anfühlte, anstatt auf Sparflamme. Meine Angst verflüchtigte sich, meine Schmerzen hatten sich entspannt und ich fühlte mich voller Zuversicht und Sicherheit. Ich wollte definitiv mehr von allem.

AUFBRUCH

Kein Geld und trotzdem um die Welt?

Ich landete im Oktober-kalten München. Nach drei Tagen war mein Schmerzlevel wieder auf demselben Stand wie vor meiner Reise. In mir jedoch war etwas passiert. Auch mein Umfeld bemerkte das. „Was war los auf dieser Reise? Irgendwie bist du anders. Ich weiß gar nicht, wann ich dich das letzte Mal so strahlen gesehen hab." Dieser Urlaub hatte einen Schalter in mir umgelegt. Er hatte mir gezeigt, wie mein Leben aussehen und wie ich mich fühlen konnte. Plötzlich genügte es mir nicht mehr, dass meine Schmerzen weniger waren als in den Jahren zuvor. Ich konnte sie nicht mehr tolerieren. Das, was ich für eine meiner größten Stärken gehalten hatte, war weg. Ich hatte plötzlich null Toleranz gegenüber meinem Schmerz. Heulend saß ich, das Gesicht in meine Hände gegraben, am Küchentisch. „Ich will so nicht mehr!“ Da war eine Alternative, die so viel besser war. Was ich wollte war zurückkehren für längere Zeit. „Ich muss länger gehen, um zu heilen.“ So absurd dieser Gedanke auch war, in ihm lag Gewissheit. Ich wollte die vergangenen Jahrzehnte hinter mir lassen. Fernab meines jetzigen Lebens zur Ruhe kommen. Und neu anfangen. Das waren nicht nur bloße Gedanken, sondern ein Entschluss. Demgegenüber stand die Realität. Kontostand: fast nichts. Sparbuch: gut eintausend Euro. Meine Krankheiten hatten mich all meine Ersparnisse gekostet. Im Job: mit meinem Gehalt, keine großen Sprünge möglich. Kündigungsfrist: drei Monate zum Quartalsende.

Mein Gefühl sagte ganz klar: ich brauch das jetzt. Hörte ich allerdings auf meinen Verstand, so war mein Unterfangen aussichtslos. Tausend Gedanken schwirrten mir durch den Kopf: Wie sollte das gehen? Nicht als Kind reicher Eltern geboren. Keinen Beruf, mit dem man an einem anderen Ort dieser Welt würde arbeiten können. Keine Versicherung, die sich auflösen ließe. Keine riesige Steuererstattung zu erwarten. Krampfhaft überlegte ich, wie ich die finanziellen Mittel aufbringen könnte. Beinahe zwanghaft kreisten meine Gedanken in jeder freien Minute um dieses Thema. Immer mit demselben Ausgang: mir fiel keine Lösung ein. Es war früh morgens, als ich mein unglückliches Gesicht im Spiegel sah. Mit geschlossenen Augen stand ich über den Waschtisch gebeugt. Ich hatte es satt. Diese Gedanken brachten mich nicht weiter. Sie taten nichts für mich. Also traf ich eine Entscheidung. Genau jetzt würde ich meine Selbstsabotage-Gedanken aufgeben. „Mir scheißegal wie das geht. Irgendwie wird's klappen. Ich brauch das jetzt. Nicht verhandelbar!". Ich war wild entschlossen. Als ich die Augen wieder öffnete, fühlte ich mich besser. Jetzt war Ruhe in meinem Kopf. Es fiel mir schwer das Gefühl zu greifen. Heute würde ich sagen, es war Vertrauen mit einer gewaltigen Menge Entschlossenheit. Ab diesem Moment konzentrierte ich mich auf mein Ziel und sobald ich einen der Sabotage-Gedanken in meinem Kopf entdeckte, ging ich postwendend zurück zu meinem Entschluss „Ich brauch das. Mir egal wie. Nicht verhandelbar!".

Erst konzentrierte ich mich darauf, was ich für drei Monate Bali zu regeln hätte. Doch immer öfter ertappte ich mich dabei, dass ich darüber nachdachte, länger und weiter zu reisen. Wenn ich genau überlegte, dann würde es mir noch mehr Freude machen, bis ans andere Ende der Welt zu fliegen. Nun recherchierte ich in jeder freien Minute mögliche Reiseziele. Mit jedem neuen Traumziel, das ich entdeckte, steigerte sich meine Begeisterung. Ich schrieb mir Listen, was ich vor meiner Abreise zu regeln hätte. Sah mir Unterkünfte an. Checkte notwendige Impfungen und Visabestimmungen. Kaufte mir einen eigenen Reiserucksack. Erkundigte mich nach Flügen und möglichen Routen. Ich plante meine Reise im Detail so, als hätte ich das Geld und die Zeit dafür. Erzählte meinen Freunden von all den tollen Orten, die mir vorschwebten. Meine Füße konnte ich im weißen Sand spüren, den Wind und die Sonne auf meiner Haut. Ich hüllte mich in Vorfreude, die mich durch den Alltag trug. Der ein oder andere dachte sicher: „Jetzt hat sie nicht mehr alle Tassen im Schrank". Es war mir egal. Für mich gab es keine

Alternative. *Wahrscheinlich schüttelst du gleich ungläubig den Kopf, wenn ich dir erzähle, was passierte.*

Mein damaliger Chef, für den ich arbeitete, schied unerwartet aus dem Unternehmen aus. Einer seiner Partner kam auf mich zu, um mir zu sagen, dass sich nun auch für mich alles ändern würde. Ich war völlig unbeeindruckt, hatte ich ja meinen Plan von Kündigung und Reise im Kopf. Er fragte mich, was ich nun vorhätte. Dabei spuckte ich einfach so aus: „Ich gehe 4 Monate auf Weltreise und such mir dann was Neues." Mein Gegenüber blickte mich völlig verdutzt an. Damit hatte er offenbar nicht gerechnet. Nachdem er sich gefangen hatte, machte er mir das Angebot, nach meiner Reise bei ihm anzufangen. Meine Antwort: „Da müssen wir erst noch über die Bezahlung sprechen. Für dieses Gehalt mach ich das nicht." Ich war undiplomatisch, was ich von mir selbst gar nicht kannte. Aber das reichte mir in Hinblick auf mein Ziel nicht. Mir war einfach piep-egal, was der sich dachte. Ich war bei mir und meinem Herzenswunsch.

Wenige Tage später stellte er mir seinen neuen Teilhaber, meinen zukünftigen Chef, vor. Der hatte selbst eine Weltreise geplant und diese nicht antreten können, weil damals sein Vater plötzlich verstorben war. Mit vollem Verständnis bot er mir Unterstützung an, wie ich sie mir nicht hätte erträumen können. Das Ende vom Lied war: Ich bekam einen neuen Vertrag, ein enorm viel höheres Gehalt – ab sofort, viereinhalb Monate Freistellung und das bei Fortzahlung eines Teils meines Lohnes. All das war total leicht vonstattengegangen, ohne harte Verhandlungen, ganz ohne Kampf und Druck. Es war mir sozusagen in den Schoß gefallen.

Ich war fassungslos. Diese Chancen wäre ich nicht imstande gewesen mit meinem Verstand zu planen oder herbeizuführen. Alles hatte sich so gefügt, wie ich es mir beharrlich ausgemalt hatte. Jetzt konnte ich buchen. Ich musste rechnen, aber meine Pläne würden sich umsetzen lassen. Außerdem wäre ich nun am Zug zu leisten. Mein neuer Arbeitgeber war mir so weit entgegengekommen, den wollte ich nicht enttäuschen. Bis zu meinem Abflug würden noch vier Monate vergehen, in denen ich die restlichen Aufgaben meines alten Chefs zu erfüllen hätte und mich in neue Programme und Tätigkeiten einfinden müsste. Unter Hochdruck arbeitete ich all meine Fälle ab. Dabei bemerkte ich, wie es mir von Woche zu Woche schlechter ging. Mein Rücken beklagte sich. Ich drückte es weg. „Du musst jetzt durchhalten, in ein paar Monaten ist es vorbei.“ Ich fing mir eine Stirnhöhlenentzündung ein. Trotz mehrfacher Antibiotikagaben flammte sie immer wieder auf. Kein Wunder, denn trotzdem war ich täglich bis spät abends im Büro. Ich wurde nervös. Eine Sinusitis ist eine der Krankheiten, mit der man nicht fliegen darf. „Hör auf darüber nachzudenken. Du kannst jetzt nicht zu Hause bleiben und dich auskurieren. Schließlich brauchst du das Geld, das du während deiner Auszeit bezahlt bekommst.“

Zwei Wochen vor meiner Abreise wurden mir mit einer ambulanten OP noch meine Nasenscheidewände geweitet. Damit würde die Entzündung ausheilen. Sie klang tatsächlich ab. Aber ich übertrieb es mit meinem Arbeitseifer so weit, dass sich in meinem Rücken nach unten ausstrahlende Schmerzen breitmachten. Auch nur fünf Minuten zu sitzen war unmöglich. Nicht mal mehr Infiltrationen, das äußerste Mittel, schlugen noch an. Völlig aus dem Häuschen saß ich einen Tag vor dem geplanten Abflugdatum vor meinem Homöopathen. Sollte mein Unterfangen wirklich im letzten Moment scheitern? So würde ich den langen Flug nicht durchstehen können. „Entweder das klappt oder es ist vorbei, bevor es angefangen hat." Er redete mir beruhigend zu, gab mir Globuli und am nächsten Tag …

- Mein Leiden sollte nun endlich ein Ende haben. Ich entschied mich, um die Welt zu reisen. Wie, wusste ich nicht. Entgegen aller Logik und allen Widrigkeiten zum Trotz hielt ich an meinem Traum fest. Er war unumstößlich, nicht verhandelbar. Und siehe da: das schier Unmögliche kam in mein Leben. Plötzlich waren alle Voraussetzungen da, um meinen Herzenswunsch Wirklichkeit werden zu lassen.
- Mein Körper musste in der Vorbereitungszeit einiges aushalten und zeigte mir wieder einmal, wo ich über meine Grenzen hinausging. Doch auch für ihn folgte eine wunderbare Zeit …

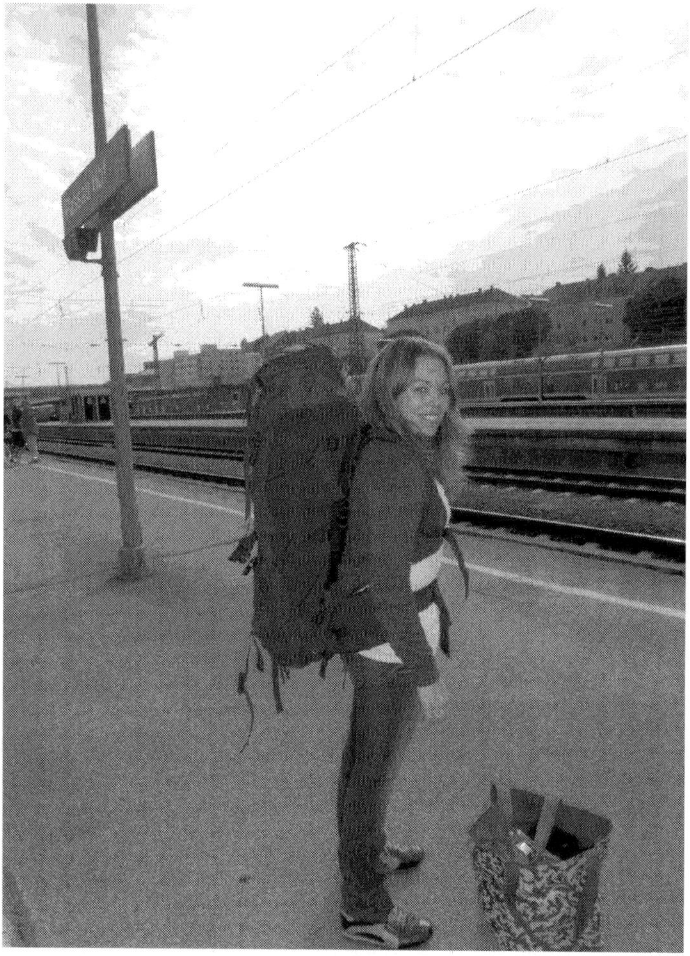

MEINE REISE ZU MIR SELBST

Wo ich mein Strahlen wiederfand

… und am nächsten Tag war der stechende Schmerz beinahe ganz verschwunden. Mit sechzehn Kilogramm Gepäck stand ich im August 2013 am Flughafen. Neun Monate waren vergangen seit meinem Urlaub auf Bali.

Bevor ich weitererzähle, möchte ich etwas vorwegnehmen. In den vier Monaten meiner Reise fühlte ich mich vollkommen frei. Mit ihr ließ ich nicht nur mein altes Ich hinter mir, sogar der Schmerz verschwand. Was ich erlebte, war einer der intensivsten und wundervollsten Abschnitte meines Lebens. Ich kann mir vorstellen, dass dir Gedanken in den Sinn kommen werden, wie „Auf Bali ist das leicht. Wie sollte das für jemand anderen funktionieren, der nicht alles hinwerfen und hinter sich lassen kann oder will. Mit einer Flugbuchung und einfach abhauen ist es auch nicht getan." Dann muss ich dir uneingeschränkt Recht geben. Es ist wesentlich leichter, weit weg vom Alltag „zu sich" zu kommen. Und die mit dieser Auszeit gewonnene Freiheit hielt tatsächlich nicht an. Mein Schmerz kam wieder. Diese Reise war nicht die Lösung. Den Ausstieg schaffte ich erst Jahre später, in meinem Alltag, in Deutschland. Das Meiste aber davon, was ich dazu brauchte, ist mir auf dieser Reise begegnet. Ich habe unglaublich viel gelernt. Umsetzen konnte ich im Alltag noch lange nicht alles. Falls du also in einen Konflikt kommen solltest, denke bitte hieran. Bali war für mich das Sinnbild meines erfüllten Lebens. Für mehr Wohlgefühl musst du meine Liebe zum Reisen nicht teilen. Du brauchst keinen zauberhaften Ort, an den du gehen müsstest. Alles, was du brauchst, liegt in dir. Später wirst du erfahren, wie und was ich genau meine. ;) Doch nun zu meiner Reise, denn auch sie war wichtig.

Ich war wieder zurück. Ich hatte es geschafft. Mit den gut achtzehn Stunden Flug hatte mein Rücken wieder zu meckern begonnen und dennoch schien ein Teil meiner schmerzerfüllten Vergangenheit von mir abgefallen zu sein. Vor mir lagen vier Monate ganz für mich alleine, ohne Verpflichtungen und Alltagssorgen. Die einzigen Termine, die ich einhalten müsste, waren die Flugdaten meiner Tickets.

Beim Verlassen des Flugzeugs schlug mir feuchtwarme Tropenluft entgegen. Müde, aber selig saß ich auf dem Rücksitz des Taxis, das mich zu meiner Unterkunft brachte. Ich sah hinaus auf die Straßen. Da waren sie wieder, die vielen kleinen Läden mit ihrer abendlichen Beleuchtung, die vertrauten Gesichter, das bunte Treiben, die unzähligen Roller, die wie einer lautlosen Melodie folgend miteinander tanzten. Mein Plan war wirklich wahr geworden. Ich fühlte mich als wäre ich nach Hause gekommen. Wayan, mein Vermieter, kam mit einem strahlenden Lächeln und ausgebreiteten Armen auf mich zu. Bei ihm hatte ich ein Zimmer für die nächsten vier Wochen gebucht. Sein Gesicht bekam einen sorgenvollen Ausdruck. Ein Fehler in den Buchungen hätte sich eingeschlichen. Mein Zimmer sei schon belegt. Ich erstarrte. Es tue ihm leid. Sofort schoss mir durch den Kopf, dass ich mir eine andere Unterkunft nicht so einfach würde leisten können. „Und jetzt?“, fragte ich ihn. „Das Einzige, was ich noch frei habe, ist die darüber liegende Etage, auf die Miete kann ich dir einen großzügigen Rabatt geben.“ Ich brauchte einen Moment um zu begreifen. Anstatt des winzigen Zimmers bekam ich ein ganzes Stockwerk für mich allein. Und das für einen machbaren Aufpreis, auf den wir uns einigten. Eine eigene Wohnung mit Küche, Bad und großem Wohnraum. Himmelbett, Couch und Blick durch die offene Wohnzimmerfront in die Baumwipfel der darunterliegenden Schlucht. Voller Freude fiel ich ihm um den Hals. Ich konnte nicht anders. Im Karussell meiner Gefühle saß ich allein in meinem Haus. Ich hätte platzen können vor Glück. Gleichzeitig war mein Kopf wie betäubt. Der unfassbare Stress der letzten Wochen holte mich jetzt ein. Ich hatte mir eindeutig zu viel zugemutet. Im Job einen perfekten Abschluss hinlegen. Überstunden machen, alle Reisevorbereitungen treffen und trotzdem noch Freunden und Familie Zeit schenken vor meinem Abflug. Bis zum letzten Tag arbeiten, weil es ein irre hohes Pensum zu erledigen gab. Jedem anderen war ich gerecht geworden, außer mir selbst. Das würde ich nun ändern. Kein Wunder, dass mein Körper den Stecker gezogen hatte. Warum kapierte ich das immer nur erst hinterher! Jetzt erst spürte ich den unfassbaren Druck der vergangenen Monate. Nie wieder würde mir das passieren. Ein hoher Vorsatz, von dem ich nicht ahnte, dass er mir später erstmal nicht gelingen würde. Schluss mit dem alten Schmodder. Meine Motivation für diese Reise war es gewesen, hierher zu kommen, um zu heilen. Zum ersten Mal dachte ich darüber nach, was das eigentlich bedeutete. Etwas ganz tief in mir schien überzeugt zu sein, gesund werden zu können. Schaltete sich mein Kopf ein, so war das unmöglich. Ich würde herausfinden, wer recht bekäme: Herz oder Verstand. Als Erstes stand es an, Druck und Stress loszulassen. Ich würde diese Zeit nutzen und nicht mehr der Vergangenheit nachhängen.

In den ersten Tagen erkundete ich die Umgebung zu Fuß. Ich hatte Lust mich zu bewegen. Etwas, wozu man mich in Deutschland, unter Schmerzen, hätte zwingen müssen. Aufgrund der Hitze musste ich sowieso den Schlendergang einlegen. „Du musst gar nichts. Kannst einfach einen Fuß vor den anderen setzen solange es dir gefällt. Reck deine Nase in die Welt, es gibt so viel zu bestaunen und zu entdecken. Du bist an einem der besten Orte dafür. Du hast Zeit

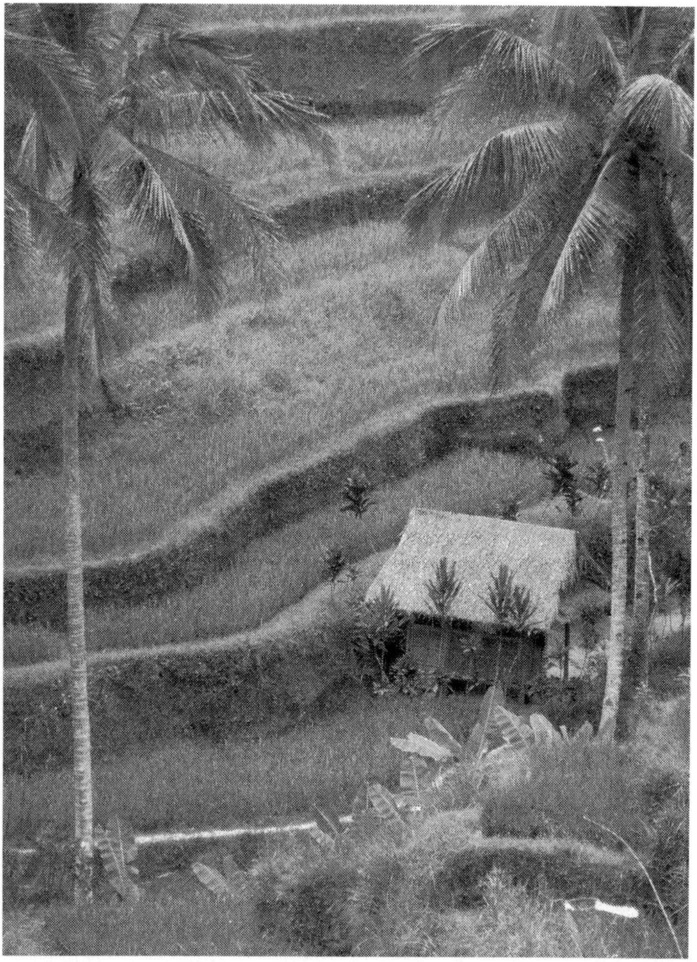

und Raum, dir klar zu werden, wie es hinterher weitergehen soll. Erst Mal bist du einfach nur hier.“ Diese Gedanken begleiteten jeden meiner Schritte. Meine Schmerzen nahm ich dabei gar nicht mehr so richtig wahr. Viel zu sehr war ich damit beschäftigt, alle Eindrücke in mich aufzusaugen. Die Insel ist wie ein überdimensionaler tropischer Garten. An den Hängen sattgrüne Reisterrassen, dazwischen Palmen und Blüten. Schmetterlinge und Libellen flattern herum. Beinahe jede Mauer schmücken kleine Ornamente. An allen Ecken und Enden finden sich kunstvoll gearbeitete Skulpturen und reich verzierte Häuser, die fast wie kleine Tempel anmuten. Der Duft von Räucherstäbchen und Gamelanmusik wehen über die Insel. Feuchtwarme Luft bringt jeden Stein dazu, in kürzester Zeit Moos anzusetzen und wieder zum Teil der üppigen Natur zu werden. Für mich der Inbegriff von Fülle pur.

Ich wohnte etwas abgelegen in Penestanan. Täglich lief ich auf schmalen Wegen zwischen den Reisfeldern nach Ubud, in die nächste Stadt. Ich traf auf Einheimische, die sich neun Monate später noch an mich erinnerten, was mir ehrlich ans Herz ging. Unabhängig davon strahlte aus den Gesichtern, denen ich begegnete, ein Lächeln zurück. Meines wollte gar nicht mehr weichen. Ich ließ mich in kleinen Cafés nieder und genoss einen frisch gepressten Saft, las oder sah dem geschäftigen Treiben zu und ließ meinen Gedanken freien Lauf. Es tat gut zur Ruhe zu kommen, die Seele baumeln zu lassen. Im Fluss des Lebens, ganz leicht, das zu tun, wonach mir gerade zumute war.

Zu Hause steckte ich in einer Art Zwangsjacke. Mein Job bestimmte den Großteil meines Lebens. Mindestens acht Stunden pro Wochentag verbrachte ich mit Arbeit. Sie machte mir mal mehr, mal weniger Spaß. Auch nach

Feierabend und an den Wochenenden war sie in meinen Gedanken. Die wenige Zeit, die übrig blieb, war kurz. Wie im Flug eilte ein Tag, eine Woche, ein Jahr nach dem anderen vorbei. „Will ich so weitermachen? Mit Achtzig dasitzen und mich fragen, wo sie hingekommen ist, die Zeit? Will ich meine Energie weiter in einen Job investieren, bei dem mir kaum mehr welche für mich bleibt? Will ich ein Leben führen, bei dem ich solchen Raubbau an mir betreibe, dass mein Körper leidet? Nein! Das machte keinen Sinn." Ich würde einiges ändern müssen. Mir wurde bewusst, wie sehr ich im Automatik-Modus gelaufen war. Ich stand auf, wenn der Wecker klingelte. Ich aß, wenn die Uhr auf Zwölf stand. Ich erledigte beinahe jede Strecke mit dem Auto, weil es schneller ging. Sogar am Wochenende blickte ich auf die Uhr, um nicht zu spät zu kommen oder alle anstehenden Erledigungen zu schaffen. Es war ein unbewusstes Leben, das ich mit einem Mantra im Dauerlauf verbrachte. „Keine Zeit." Es war höchste Zeit hinzuhören, was mir gut tat: Bewegung, Ruhe, eine Massage, essen, schlafen, Action oder Entspannung.

Die mitgebrachte Armbanduhr hatte ich am ersten Tag abgenommen und im Rucksack verstaut. Sie würde für die nächsten Monate dort bleiben. Ohne Blick auf die Zeit stand ich auf, wenn ich wach wurde, aß, wenn ich hungrig war und verbummelte die ersten Tage in der Stadt. Ich ließ mich einfach treiben, gönnte mir jeden Tag eine Massage und das leckerste Essen. Gegen Abend machte ich mich auf den Rückweg, über Ubuds spektakuläre Gehsteige. Diese bestanden damals aus aneinandergereihten Betonplatten. Mal war eine weggebrochen, mal stand rostiger Stahl in die Luft. Darunter floss das Abflusssystem. Und ich spazierte neugierig in die Welt blickend, wie Hans Guck in die Luft, darauf herum. Ich weiß nicht, wie oft ich in all den Monaten stolperte. Aber immer, wirklich immer, war jemand an meiner Seite. Eine Hand, die meinen Arm packte und mich auffing. Ein Mensch, der mich auf die Beine stellte, mir ein Lächeln schenkte und fragte „Are you o. K.?“

Auf Bali bekam ich das Gefühl getragen zu sein. Hier achtete jeder auf den anderen. Ich war nicht allein. Die Menschen begegnen einander wohlwollend und zugewandt. Das erfuhr ich an allen Ecken und Enden. Meine Wohnung lag, zusammen mit ein paar anderen Ferienhäusern, im Garten einer balinesischen Familie. Es gab einen Gemeinschaftsbereich in dem sich gegen Abend Gäste, Familie, Nachbarn und Freunde zusammengesellten. Dort wurde sich ausgetauscht, herumgealbert, neugierig den Erlebnissen des Tages gelauscht oder Tipps gegeben für zukünftige Vorhaben. Schnell fühlte ich mich als Teil dieser kleinen Gemeinschaft. Ganz leicht ließen sich Fragen klären und vor allem gab es immer jemanden, der jemanden kannte, der einem weiterhelfen konnte. *Lachst du gerade bei meinem Satz? Tu das gerne. Genau das haben wir laufend gemacht: gelacht. Und mit Leichtigkeit Dinge organisiert.* „Susanne braucht ein Fährticket nach Lembongan? O. K. Speedboat oder Public Slowboat? Du musst dafür nicht einen Tag früher ans Meer fahren. Ich kenn einen, der dir das Ticket besorgen kann. Weil du quasi zur Familie gehörst, natürlich zum Einheimischenpreis. Ilu plant ein Geschäft zu eröffnen. Wir können dir sagen, was wir als Ausländer besonders ansprechend finden. Wally sucht ein neues Buch. Du kannst meins haben, ich bin fertig damit. Petra wünscht sich Gesellschaft für heut Abend beim Essen. Ich hab Lust, wie wär's wenn wir zusammen essen?“

Hier begegneten sich Menschen offen, teilten und tauschten miteinander aus vollem Herzen, bereicherten und beschenkten sich. Und das weil sie es wollten, nicht, weil sie etwas dafür erwarteten. Ich war unwahrscheinlich dankbar dafür in ihrem Kreis zu sein. Bereits zu meinem ersten Urlaub auf Bali habe ich dir berichtet, welche Herzensöffner die Balinesen für mich waren. Der Ansporn mein Herz immer weiter auf zu machen wuchs von Tag zu Tag. Kam ich zum zweiten Mal in ein Geschäft, um mir wieder eine Flasche Wasser zu holen, so wurde ich wie eine alte Bekannte begrüßt: „Wie geht es dir heute? Was hast du Schönes vor? Weißt du wie du da hinkommst?“ Nirgendwo anders auf der Welt habe ich bislang solche Menschen erlebt. Wenn ich irgendwo stehen blieb, um mich zu orientieren, war sofort jemand da, der mir weiterhalf. Und dann, das ist eine ganz besondere Eigenheit der Balinesen, bedankten sie sich.

Zu Anfang vermutete ich einen Übersetzungsfehler. Dass derjenige das englische Wort für „bitte“ und „danke“ verwechselt hätte. Aber so war es nicht. Und je mehr ich darüber nachdachte, desto mehr eröffnete sich für mich daraus ein wunderschöner Blickwinkel. Einem anderen Menschen einen Dienst zu erweisen tat auch etwas für denjenigen, der helfen konnte. Das war ein schönes Gefühl. Es brachte die Dinge ins Gleichgewicht. „Danke, dass du mich dir helfen lässt.“ Für mich – ein Satz wie das Sinnbild der Energie dieser Insel und ihrer Menschen. In der balinesischen Kultur sind Rituale tief verwurzelt. Kaum ein Fleck, an dem nicht ein Opferkörbchen stand und Räucherstäbchen brannten. Schon morgens sah ich Frauen und Männer Frangipaniblüten pflücken. Zusammen mit Münzen, Keksen, Bonbons, Reis oder sogar Zigaretten legte man sie in geflochtene

Palmblattkörbchen. Dargebracht wurden sie an Haustempeln, Brücken, auf Gehwegen, Rollern, Verkaufstresen, Armaturenbrettern – einfach überall. Auf Bali hat sich eine besondere Form des Hinduismus entwickelt. Es gibt verschiedenste Arten von Opfergaben, mehr als ich dir erklären könnte. Eine davon ist Canang Sari, die täglich dargebracht wird. Mit ihr drücken die Balinesen ihre Dankbarkeit aus und ehren den Schöpfer des Lebens. Sie symbolisiert Lob und Gebet, um das Gleichgewicht und den Frieden auf der Erde zu erhalten, zwischen Gut und Böse, den Göttern und Dämonen, „Himmel und Hölle". Auf mich wirkten die Einheimischen, als lebten sie im Vertrauen, dass für sie gesorgt sei, in bewusster Dankbarkeit und eben in jenem Gleichgewicht. Eine Balance, die auf Bali greifbar ist. Verschiedene Ethnien leben friedlich miteinander. Ausländer sind herzlich willkommen, besonders wenn sie aufgeschlossen, freundlich und wertschätzend sind. Alles geht zusammen. Hindus, Hipster, Surfer und Sinnsuchende. Tradition, Religion und Innovation. Luxus Resorts und Wellblechhütten. Gamelanmusik, Yoga und Techno Beats. Kunst, Kultur und Partyviertel. Niemand muss sich für eines entscheiden. Alles darf sein, in gelassener Koexistenz. Mir scheint es, als würde die Energie dieser Insel und ihrer Gemeinschaft alles, was hierher passt, tragen. Was nicht passt findet keinen Platz und verschwindet wieder. *Ich möchte kein idealisiertes Bild einer besseren Welt zeichnen, sondern dir davon berichten, was ich erfahren durfte und welchen Eindruck mir meine Freunde vermittelten. Dazu gehörten auch für mich wenig verständliche Haltungen.*

Zu Anfang amüsiert, beobachtete ich ein junges Paar, das in das Haus neben mir eingezogen war. Die Beiden schienen so gar nicht hierher zu passen. Gerade waren sie schwer beladen von ihrer Shoppingtour zurückgekommen und sprachen davon nach Denpasar zu fahren. Dort gäbe es Markenschuhe zum Spottpreis, extrem billig, wie alles auf dieser Insel. Ich hörte, wie sie sich abfällig über das schüchterne Mädchen äußerten, das eben ihr Haus saubermachte. Meine Stimmung schlug um. Das Angebot ihrer Gastgeber, sie in die Hauptstadt zu fahren, nahmen sie an. Ebenso die Einladung zum Essen. Kein „Danke", nichts. Es machte mich wütend zu sehen, wie sie die Großzügigkeit meiner balinesischen Freunde ausnutzten. Bei ihrer herablassenden Art drehte sich mir der Magen um. Im Laufe der Tage bestätigte sich mein erster Eindruck. Die Beiden nahmen, ohne zu geben, stets auf den eigenen Vorteil bedacht. Ich wartete darauf, dass ihnen jemand eine Grenze setzen würde. Doch das passierte nicht. Die Balinesen blieben bei ihrem freundlichen Lächeln.

Ich sprach sie darauf an. Ihre einzige Äußerung war „nicht gut." Fasziniert sah ich meinen Freunden zu. Es war nicht meine Baustelle, so blieb ich in der Beobachterrolle. Ich hätte in die Luft gehen können. Sie aber blieben gelassen am Boden, im Frieden. Ihren wahren Platz gaben sie einfach nicht auf. Genauso wenig wie ihre Größe. Egal wie abfällig man sie behandelte, sie blieben in ihrer Würde. Das war einer dieser feinen kulturellen Unterschiede, der mich nachhaltig beeindruckte. Wie oft hatte ich in Deutschland das Verhalten eines anderen zum Anlass genommen, um mich aufzuregen. Phasenweise ließ ich beinahe keine Gelegenheit dazu aus. Es gab eine ganz andere Art damit umzugehen. Natürlich gibt es auch auf Bali Probleme. Die Menschen haben ihre Sorgen und Nöte. Oft sind sie weitaus existenzieller als in der westlichen Welt. Doch ihre Haltung ist eine andere.

Die Insel und ihre Bewohner sind mir nicht umsonst so sehr ans Herz gegangen. Sie haben mich aufgenommen, als wäre ich eine von ihnen. Und sie schlugen die besten Saiten in mir an – halfen mir, sie laut zum Klingen zu bringen.

Auf Bali gibt es ein Sprichwort, das ich anfangs ungläubig belächelte: „Entweder die Insel liebt dich oder sie spuckt dich aus." Dann kam dieses junge Paar. Erst stürzten sie mit dem Roller. Kein schwerer Unfall, aber unangenehm. Am nächsten Tag wurden sie vom Affen gebissen. Das ist kein Scherz. An einem Ort, an dem ich Stunden verbracht und ruhig den Tieren zugesehen hatte, wurden sie angefallen. Voller Panik verließen sie die Insel, um sich in Singapur behandeln zu lassen. Vielleicht war an dem Sprichwort was dran. Ich blieb mit einem Kopfschütteln zurück. Wahrscheinlich liebte Bali mich, denn mir half es, innerhalb kurzer Zeit meine Energiereserven in einem Maß aufzuladen, das ich nicht gekannt hatte.

Mit meiner Kraft, die zurückkehrte, spürte ich den immer größer werdenden Wunsch nach vollkommener Freiheit. Was hätte sich besser dafür angeboten, als im indonesischen Verkehr Roller fahren zu lernen. Ein Vorhaben, das mir Respekt einflößte. Hunderte von Rollern, die sich neben kleinen Lkws und sogar Reisebussen, durch die dafür viel zu schmalen Straßen schlängelten. Die waren ähnlich gut wie die Gehsteige. Wahre Krater befanden sich im Asphalt. Teile davon lagen auf der Fahrbahn. Auf Bali kaufte man sich damals ein Auto und den Führerschein. Fahrstunden oder eine Prüfung gab es nicht. Ein Neuling übte seine Künste im ohnehin schon wirren Straßenverkehr. Es schien keine Regeln zu geben. Die gab es sehr wohl. Doch wurden sie eventuell nicht ganz so eng gesehen wie in Deutschland. Ich hatte zwei

Möglichkeiten: immer von jemandem abhängig sein oder Freiheit. Für letzteres gab es nur einen Ausweg: stoisches Vertrauen. Natürlich würde ich aufpassen müssen, doch was um mich herum geschah könnte ich nicht kontrollieren.

Für meinen Erstversuch ließ ich mich von einem Freund an eine abgelegene Straße bringen. Er erklärte mir Anlasser, Gas und Bremse und lud mich ein loszufahren. Das tat ich, hochkonzentriert und sehr langsam. Schulkinder auf ihrem Weg nach Hause sahen mich auf meiner ersten Übungsfahrt, fingen an zu lachen und zu winken. Sie fanden es komisch, dass jemand so verkrampft bei Schritttempo auf einem Gefährt saß, das ein jeder von ihnen problemlos beherrschte. Für mich eine echte Herausforderung, die ich annahm. Ich hielt meinen Blick geradeaus, blieb links (Linksverkehr!) und vertraute darauf, dass die anderen Verkehrsteilnehmer mit auf mich aufpassen würden. Ich war absolut im Moment, sonst wäre die Nummer böse ausgegangen. Auf den Straßen lag immer wieder Split. Hunde schossen, sich jagend, aus dem Grün. Es gab tausend gute Gründe für einen Sturz, der meiner Reise ein vorzeitiges Ende bereiten konnte. Ich habe in den vielen Monaten, die ich auf der Insel verbrachte, nicht nur Ausländer mit bösen Schürfwunden am ganzen Körper gesehen. Klar, bei tropischen Temperaturen waren alle leicht bekleidet unterwegs. Und Haut auf Teer macht sich nicht gut, selbst wenn man nicht im Geschwindigkeitsrausch unterwegs war. Was ich da tat war gefährlich, dessen war ich mir bewusst. So übte ich mich mehrere Stunden täglich in Vertrauen. Nach und nach wurde ich sicherer in meinen Fahrkünsten. Es begann mir einen Heidenspaß zu machen mit dem ungedrosselten Roller in die entlegensten

Ecken zu düsen, den Fahrtwind im Gesicht. Pure Freiheit. Pure Lebensfreude.

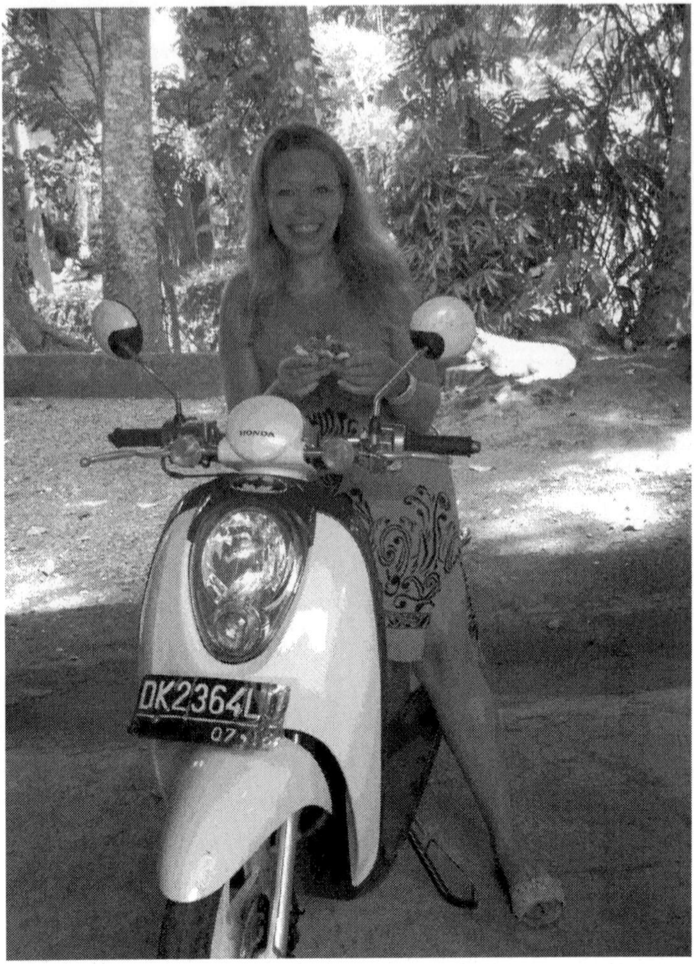

Nun war ich unabhängig. Ich konnte mir morgens überlegen, auf was ich Lust hatte und meinen Tag so ausfüllen, wie es mir entsprach. Das brachte mich in meinen ganz persönlichen Flow. Neugierig sein, entdecken, erkunden, ausruhen, genießen, einfach sein.

Und das war für mich als Ausländer, mit dem entsprechenden Budget, leicht. Die indonesische Rupie hatte zu diesem Zeitpunkt einen Kurs von 15.000 pro Euro. Das hieß, mit einhundert Euro in der Tasche war ich hier Millionär. So fühlte sich das auch an. In einem gemütlichen, einheimischen Restaurant essen zu gehen, mit Getränken und Nachspeise, kostete gerade einmal drei, vier Euro. Meine Wäsche waschen lassen, achtzig Cent. Die Miete für meinen Roller vierzig Euro pro Monat. Einen platten Reifen reparieren lassen, drei Euro. Der frische Smoothie, zum mehrfach täglichen Päuschen, ein Euro. Meine regelmäßige einstündige Massage, fünf Euro.

Hier zu leben im – wie ich es empfand – Luxus, bedurfte eines Bruchteils dessen, was man in Deutschland hätte aufbringen müssen. Zum ersten Mal in meinem Leben war ich ohne Sorgen ums Geld. Keine teuren Behandlungen, die es selbst zu tragen gab. Kein Bangen, ob es diesen Monat trotzdem reichen würde. Keine Angst wieder krank zu sein und demnächst die Kündigung zu bekommen. Kein Abknapsen jedes Euros für schöne Dinge. Nicht nur diese Probleme fielen weg. Da war kein Gedanke, der sich nicht lösen ließ, bevor er zum Problem geworden wäre.

Überall gab es ein Geschäft, eine Wäscherei, eine Werkstatt. Beinahe jeder betrieb hier sein kleines Business. So wohnte die helfende Hand meist einfach um die Ecke. In Deutschland hätten wir innerhalb kürzester Zeit ausgerechnet, dass die Rentabilität aufgrund der Dichte an Läden nicht ausreiche. Auf Bali war das anders. Gutes und schlechtes Karma spielten eine besondere Rolle. Das Streben nach größtmöglichem finanziellen Reichtum stand nicht im Vordergrund. Selbst wenn die Menschen bei weitem nicht so viel hatten wie in der westlichen Welt. Sie waren im Frieden und sie konnten sich ehrlich freuen.

Ein berührendes Erlebnis war ein Abend, an dem ich in einem Rechnungsbüchlein wie immer nach dem Essen einen Euro Trinkgeld liegen ließ. Ich verließ das Restaurant und ging die Straße hinauf. Hinter mir hörte ich die Stimme einer Frau. Als ich mich umdrehte, sah ich die Bedienung, die mir nachlief. „Stopp, du hast dein Wechselgeld vergessen." „Nein, das habe ich nicht. Das ist mein Dankeschön an dich." Ihr Strahlen erinnere ich noch heute. Diese Menschen hätten allen Grund dazu gehabt zu denken „Die hat eh genug." Und ja, dort wo der Massentourismus das seine dazu beigetragen hatte es zu ändern, taten sie es auch. Aber wo ich war, etwas ab vom Schuss, eben nicht. Dieses Strahlen, das sie mir schenkte, gab mir viel mehr als den Euro, den ich ihr gegeben habe. Ein wiederkehrendes Geschenk, das mich in den vielen Monaten sehr reich machte. Und in gewisser Weise lehrte es mich Demut.

In einem wohlhabenden Land geboren worden zu sein war purer Zufall. Ich hatte eine gute Ausbildung machen dürfen, konnte mir die Miete für eine eigene Wohnung leisten, besaß ein Auto, einen Laptop und das Wasser sprudelte in Trinkqualität aus der Leitung. Viel zu oft nahm ich all das als selbstverständlich an. Von den Möglichkeiten, solch eine Reise zu machen mal ganz abgesehen. Auf Bali war es etwas Besonderes, in einem Office zu arbeiten. Eine „gehobene" Schul- oder Ausbildung war nicht jedem zugänglich. Diese Menschen hatten es wesentlich schwerer und die meisten waren materiell gesehen um einiges ärmer. Aber eben nur materiell betrachtet. Das habe ich nie vergessen. Immer wenn ich mich heute ertappe unzufrieden zu sein, dann erinnere ich mich daran, dass es ganz anders sein könnte. Ich habe jeden erdenklichen Grund dankbar zu sein. Und gab es nicht immer eine Kehrseite der Medaille, auch wenn sich das Geschenk einer vermeintlich schlimmen Ausgangssituation erst viel später greifen ließ?

Mit dem Unfall als Kind hatte ich einen wirklich schweren Start gehabt. Meine Schmerzen hatten mich so sehr gequält, dass ich keinen Schritt mehr tun konnte. Ich könnte mich noch Jahrzehnte darüber beklagen und jammern. Aber plötzlich konnte ich sehen, zu was mir mein Schmerz verholfen hat. Ohne ihn und die Erfahrung völliger Einschränkung hätte ich den Schritt nicht gewagt, diese Reise zu tun. Mein Leben wäre in Ordnung gewesen und ich war mir sicher „das hätte mir gereicht." Mein Schmerz aber quälte mich, er hatte mich wachgerüttelt. Vielleicht könnte ich irgendwann voll und ganz dankbar sein dafür. Ganz so weit war ich noch nicht. Dennoch streifte mich dieser Gedanke und schlich sich immer wieder in meinen Kopf.

Ich war zufriedener geworden. Mein Hunger danach, in vollen Zügen zu leben, wurde an diesem Ort gestillt. Die Freude darüber auf dieser Insel sein zu können, genießen zu dürfen, Reichtum zu erleben und unter diesen herzlichen Menschen zu sein, füllte mich vollkommen aus. Auch etwas geben zu können: ein Lächeln, ein (für mich) kleines Trinkgeld, freundliche Worte. Das machte mich selbst noch reicher. Ich fühlte mich satt mit all meinen Sinnen. „Du sitzt da, du atmest, mehr braucht es nicht." Ich war genug, so wie ich bin, fühlte mich wertgeschätzt und angenommen. Und für mich war alles da. So lernte ich auf Bali einfach zu sein.

Das Leben in meinem Rhythmus tat mir gut. Schlafen gehen, wenn ich müde war, mich treiben zu lassen, die Nase in ein Buch stecken oder aufschauen und entdecken, welche tollen Menschen es kennenzulernen gab. Ich hetzte nicht, wie zu Hause, von einer Verpflichtung zur nächsten und versuchte dann abends meine unerfüllte Sehnsucht nach Leben mit Fernsehen zu füllen. In der Ruhe konnte ich wieder wahrnehmen, was ich brauchte und allem seinen Raum geben. Ich hatte mein Gleichgewicht und die Verbindung zu meinen Bedürfnissen wiedergefunden. Ich wurde mir gerecht in meinem eigenen Flow. Und meine Schmerzen wurden mit jedem Tag weniger.

Inzwischen waren fast zwei Monate vergangen. Ich würde die Insel und all die neu gewonnenen Freunde vermissen, aber ich freute mich auch darauf, weiter zu reisen. Auf meinem Ticket standen die Flüge: Bali - Sydney - Auckland - Rarotonga - Auckland - Brisbane - Bali. Dem Einsatz meiner Freundin, die in einem Reisebüro arbeitete, war es zu verdanken, dass ich so weit kommen würde. Sie hatte tagelang für mich nach bezahlbaren Flügen zu meinen Traumzielen gesucht. Durch die geringen Lebenshaltungskosten in Indonesien hatte ich ein knappes aber machbares Budget zur Verfügung, mit dem ich kürzere Etappen in teuren Ländern verbringen konnte. Mein Flug ging an einem Donnerstag um 00.03 Uhr. Schon Tage vorher war ich nervös gewesen, hatte die Flughafenseite gecheckt und festgestellt, dass die Flüge erst wenige Stunden vorher angezeigt wurden. Ich würde kurz vor Abflug nochmals überprüfen, ob die Maschine planmäßig starten konnte. Für Donnerstagabend war ein Fahrer bestellt und genügend Puffer eingeplant, um ja rechtzeitig einzuchecken.

Hast du meinen Fehler bemerkt? Mich traf der Blitz am Donnerstagnachmittag. Mein Abflug wäre in der Nacht von Mittwoch auf Donnerstag, einen Tag vorher, gewesen. In meinem Kopf drehte sich alles. Das konnte nicht sein. Ich hatte das Datum zig Mal überprüft. Als meine Freundin im Reisebüro die indonesische Nummer auf dem Display ihres Telefons sah, nahm sie ab mit den Worten „Susi, sag jetzt nicht, dass du auf Bali sitzt." Da war sie, die endgültige Gewissheit. „Oh nein! Die Virgin Australia, deine Fluggesellschaft, hat eine no-show-Regel. Das heißt, wenn du den ersten Flug nicht antrittst, verfallen alle weiteren auf dem Ticket. Das sind alle deine Weiterflüge. Ich kann dir aus Erfahrung sagen, die zeigen keinerlei Kulanz." Wie hatte mir das nur passieren können! Ich war den Tränen nahe. Die Flüge nochmal zu buchen, könnte ich mir nicht leisten. Ich hätte mich in den Hintern beißen können. Aber aufgeben wollte ich trotzdem noch nicht. Ich hatte so hart daran gearbeitet, mir diesen Traum zu erfüllen. Das konnte es nicht gewesen sein. Also rief ich die Hotline der Virgin Australia an. Eine Dame am anderen Ende bestätigte die Aussage meiner Freundin „das sind unsere Konditionen, die Sie mit dem abgeschlossenen Vertrag angenommen haben." Ich bettelte sie an, die Flüge wieder einzubuchen. Nein, das könne sie nicht entscheiden. „Wen gibt es, der das tun kann?" Das wäre nur der Chef. „Dann stellen Sie mich bitte jetzt durch!"

Sie tat tatsächlich um was ich sie gebeten hatte. Ihren Vorgesetzten, oder wer auch immer der Boss war, bekniete ich regelrecht: „Das ist mein Lebenstraum. Ich habe das für mich Unmögliche gemacht, um ihn zu verwirklichen. Es liegt nun an ihnen. Bitte, bitte buchen Sie meine Flüge wieder ein. Ich kann es mir nicht leisten, sie nochmals zu bezahlen. Ich bitte sie inständig mir jetzt zu helfen.“ Dieses Telefonat dauerte fast zwanzig Minuten. Mein Englisch war mit mir zur Höchstform aufgelaufen. Ich bot alle Kraft auf, um ihn zu überzeugen. Und … er reaktivierte meine Flüge ab Sydney. Lediglich den Flug Bali - Sydney musste ich für den nächsten Tag erneut buchen. Das war machbar. Voller Adrenalin zitterte ich am ganzen Leib. Warum hatte ich mir das eingebrockt und nochmal so hart dafür kämpfen müssen, um ans andere Ende der Welt zu kommen? Die halbe Nacht lag ich wach und dachte darüber nach. Es war wirklich einer meiner Lebensträume. Als Kind hatte ich den Geschichten von Thomas Cook gelauscht, Bilder aus der Südsee gesehen und davon geträumt, eines Tages dort zu sein. Selbst als die Flüge gebucht waren, hatte ich es kaum fassen können. Keiner aus meiner Familie war je so weit gereist.

Ich hatte mich selbst sabotiert. Wie ein Kind hatte ich einen Traum geträumt, der außerhalb der Grenzen meiner Kinderwelt lag. Immer wenn ich glaubte, dass etwas nicht möglich sei, hatte ich angefangen mich dahin zu träumen. Je weniger Menschen ich kannte, die so etwas vor mir verwirklicht hatten, desto schwerer fiel es mir anzunehmen, dass ich es tun könnte. Träume waren gut. Sie zur Realität werden zu lassen, bedurfte allerdings wirklicher Entscheidungen und Taten. Und so flog ich schier fassungslos vor Glück und Dankbarkeit nach Sydney.

- Die Rückkehr nach Bali erfüllte mir meinen sehnlichsten Wunsch: ein leichtes und freies Leben. Die Fülle all der so positiven, herzlichen Erfahrungen dort sprengte alles, was ich mir hätte vorstellen können. Diese Reise war eine Reise zu mir selbst, mit der ich in solcher Liebe zu mir, meinen wundervollen Mitmenschen und zum Leben landete, dass ich sie nicht für möglich gehalten hätte. Meine Schmerzen klangen ab und meine Seele tanzte …

MEINE REISE ZU MIR SELBST

Großstadtlichter

Nie vergesse ich in was für einem Vertrauen ich meine Reise fortsetzte. Eine zufällige Begegnung machte mir das klar. Auf einem Ausflugsschiff stand ich neben einer Frau. Mein stetiges Lächeln (Bali wirkte nach) ermutigte sie, ein Gespräch zu beginnen. Wir stellten uns einander vor und erzählten, was uns hierher gebracht hatte. In ihrem Gesicht konnte ich regelrecht ablesen, was sie dachte. Als ich ihr sagte, dass ich allein um die Welt reiste, runzelte sie die Stirn in Sorge. Sie hielt mich für naiv. Meine Ausstrahlung deutete sie als unbedarft, was sie mit ihren Warnungen an mich zum Ausdruck brachte. „Du musst auf dich aufpassen. Es ist gefährlich, alleine zu reisen. Weißt du, nicht alle Menschen sind gut. Ich hoffe dir passiert nichts." Ich ließ sie in dem Glauben, dass sie mir wertvolles Wissen vermittelt hätte.

Durch sie wurde mir bewusst, was ich brauchte, um sicher durch die Welt zu gehen. Auf all meinen Reisen habe ich stets gut für mich gesorgt und genau jene Dinge unterlassen, die unbedacht gewesen wären. Ich habe mich vorher informiert und mich mit Einheimischen ausgetauscht, einfach gefragt, wenn ich selbst etwas nicht einschätzen konnte. Da, wo ich es mit meinem Verstand nicht hätte regeln können, habe ich gelernt, auf mein Gefühl zu hören. Ungutes Gefühl – Finger weg. Damit war ich stets gut beraten. Nicht ein einziges Mal erlebte ich eine Situation, die bedrohlich gewesen wäre. In der Welt dieser Frau war es unvorstellbar gefährlich, als weibliches Wesen alleine zu reisen. Das konnte ich verstehen. Ich erinnerte mich gut an meine erste Reise allein. Nun lächelte ich in mich hinein, erkannte ich in diesem Moment, dass der Großteil meiner eigenen alten, unbegründeten Ängste geheilt waren. Sie waren durch neue, gute Erfahrungen ersetzt worden, einfach nicht mehr da. Und sie überlagerten nicht mehr meine Sensoren, die mir zuverlässig halfen. Ich konnte auf mich selbst vertrauen. Ein Lächeln genügte, um in Kontakt mit Menschen zu kommen. Ich war nirgendwo allein.

Mein Selbstvertrauen wurde noch am selben Abend auf die Probe gestellt. Ich wohnte in einer kleinen Lodge, in Drummoyne. Bei einem Plausch mit dem freundlichen Gastgeber hatte dieser mir angeboten einen Tisch für Samstagabend bei seinem Stammitaliener zu reservieren. Ich nahm, voller Vorfreude auf Pasta und Salat, an. So gerne ich die indonesische Küche mag, nach reislastigen Wochen hatte ich unglaubliche Lust auf anderes Essen. In meinem Lieblingskleid und offenen Sandalen, die ich bereits seit zwei Monaten strapaziert hatte, lief ich in Richtung Hafen. Auf schick war ich mit meinem begrenzten Gepäck auf dieser Reise nicht ausgelegt. Utensilien für ein aufwendiges Styling hatte ich in meinem Rucksack nicht unterbringen können. Darin befand sich lediglich das Nötigste. Die wenigen Kleidungsstücke wurden einfach öfter gewaschen. Das sah man dem ehemals schwarzen Kleid mit weißen Punkten auch an. Es hatte durch die vielen Wäschen Farbe eingebüßt. Mit verwuschelten Haaren, im Reiseoutfit, stand ich vor dem roten Teppich am Eingang des Restaurants. Ein Herr im Anzug begrüßte die vor mir eintretenden Gäste mit ausladenden Gesten. Ich sah an mir herab. Umdrehen oder weitergehen? Nein, heute würde mich nichts davon abhalten einen fabelhaften Abend in Sydney bei italienischem Essen und Wein zu genießen. Der Angestellte an der Tür musterte mich von oben nach unten. Als ich ihm den Namen, auf den die Reservierung lautete nannte, brachte er mich an einen Tisch. Wieso ich überhaupt eingelassen wurde wundert mich bis heute. Mein Gastgeber musste ein geschätzter Kunde dieses Lokals gewesen sein.

Der Anblick, der sich mir im Innenraum bot, war atemberaubend. Er zeigte Tische mit bodenlangen weißen Tischdecken, riesige Kerzenleuchter, eine Glasfront in Richtung des Hafens, in dem Segelschiffe und Yachten lagen. Nach und nach füllte sich das Restaurant. Das Publikum war augenscheinlich gehoben, gut gekleidet und ehrlich gesagt ganz schön getunt. Noch nie zuvor hatte ich so viel professionelles Make-up und mit Silikon optimierte Körper gesehen. Mittendrin saß ich und unterdrückte den Impuls mich zu verkriechen. Ich bestellte Pasta, Salat, Wein und auch noch ein Tiramisu. Nein, dieses Festmahl würde ich mir nicht vermiesen. Auch wenn ich einige Pfunde zu viel auf den Rippen hatte und unterdurchschnittlich gekleidet war. Ich fühlte mich so wohl in meiner Haut wie schon ewig nicht mehr. Das nähme ich mir nicht, nur weil ich mich mit anderen verglich. Mir fiel auf, wie ich immer wieder beäugt wurde, aber egal. Beinahe trotzig genoss ich (wahrscheinlich mit dem ein oder anderen verzückten „Mmmmh") das leckere Essen. Nun wurde es wirklich lustig.

Die Frau am Nebentisch war nicht zu übersehen. Ja, auch ich guckte. Sie war mir wegen ihrem wirklich kurzen Minikleid, der aufgespritzten Lippen und ihrem Aufmerksamkeit auf sich ziehenden Verhalten aufgefallen. Nun rief sie den Kellner und sagte „It's my birthday. And i want to order the same as she has." Mit ausgestrecktem Arm zeigte die Dame mit dem Finger auf mich. Danke für das Kompliment, ich hatte offenbar deutlich vermitteln können welches Gericht glücklich machte.

Was ich ausstrahlte war eine Form von Glück, die es bei Schönheitschirurgen und in Boutiquen nicht zu kaufen gab. Ich hatte begonnen mich selbst so anzunehmen wie ich war. Und das wirkte sich offenbar darauf aus wie sich andere Menschen mir gegenüber verhielten. Die liebevolle Akzeptanz, die ich mir inzwischen schenken konnte, bekam ich auch von anderen geschenkt. Eine ganz neue Erfahrung. Immer wieder kam einer der Kellner an meinem Tisch und nahm sich Zeit für eine kurze Unterhaltung. Als ich das Lokal verließ standen sie zu dritt in der Tür. Sie wurde mir aufgehalten und man bot mir an ein Taxi zu rufen. Wirklich zuvorkommend. Mit Blick auf die Lichter der Stadt spazierte ich schmunzelnd zurück ins Hotel. Es war tatsächlich nicht so wichtig ob ich perfekt aussah. Viel schwerer wog das, was ich ausstrahlte, meine Einstellung zu mir.

- Sicherheit ist auch und vor allem eine Frage der Einstellung, der Art und Weise, wie ich der Welt begegne. Denn ein ehrliches Lächeln verbindet Menschen. Und der Zugang zur eigenen Intuition ist die allerbeste/unbestechliche Versicherung. Sie ist das Sahnehäubchen oben drauf.
- Die Seele kennt keinen Vergleich. Sie ist neugierig auf andere, möchte sich austauschen und gemeinsam spielen. Wie soll das gehen, wenn wir alle gleich sind? Gerade die Einzigartigkeit macht uns doch so „bezaubernd".

Wie unnötig Perfektion ist und wie schön es ist, sich in seiner Haut rundum wohlzufühlen, das durfte ich bei einem einzigartigen Abendessen in Sydney erfahren.

MEINE REISE ZU MIR SELBST

Warum schmerzen meine Füße im weißen Sand nicht?

Rund sieben Flugstunden brachten mich von Sydney nach Avarua, in die Hauptstadt der Cook Inseln. Stadt schien nicht ganz der treffende Ausdruck zu sein für den Ort, an dem ich landete. Bei 15 Inseln, mit einer Gesamtfläche von 242 Quadratkilometer und ca. 19.000 Einwohnern kann man sich in etwa vorstellen, wie klein die größte Stadt sein muss. Im nächtlichen Landeanflug konnte ich lediglich ein paar Lichter ausmachen. Ich hätte platzen können vor Glück! Nun war mein Traum wahr geworden. Das, was ich in Bildern schon vorher gesehen hatte, verzauberte mich jetzt schwer. Das kleine Paradies liegt kurz hinter der Datumsgrenze. Ich war zwanzig Stunden in der Zeit zurückgeflogen. An einem Donnerstag gestartet und am Mittwoch zuvor gelandet. Wie durch eine besondere Magie war ich der Zeit entwischt, so als hätte ich ihr ein Schnippchen geschlagen.

Am Eingang zum Flughafen stand Jake, der seit vierzig Jahren Ukulele-spielend die Ankommenden begrüßte. Ich wurde mit einem Blumenkranz voller weißer Blüten in Empfang genommen. „Kia Orana, mögest du lang leben, herzlich Willkommen." Ingrid, meine nächste Gastgeberin, hatte mich so herzlich begrüßt. Geboren war sie in Köln. Doch seit über fünfzig Jahren lebte sie bereits auf der Insel. Ingrid hatte eine dieser Lebensgeschichten, die mich mit offenem Mund staunen lassen. Als junges Mädchen las sie eine Zeitungsanzeige, in der deutsche Sekretärinnen für Neuseeland gesucht wurden. Welch ein Abenteuer das zu dieser Zeit gewesen sein musste, kann ich mir kaum vorstellen. Entgegen dem Willen ihres Vaters bewarb sie sich und wurde zu ihrer neuen Stelle ausgeflogen. In den ersten Tagen war sie ihrem zukünftigen Mann begegnet, einem Cookinsel-Maori. Sie hatte sich verliebt, war mit ihm auf die Insel gekommen und geblieben. Und ich hielt mich gerade noch für mutig! Scherz beiseite. Ich liebe es anderen zuzuhören, mich inspirieren und von ihrem Mut anstecken zu lassen. Zu sehen, wie Menschen in unendlich vielen Variationen ihr Leben meistern. Meine eigene Geschichte hatte ich mit diesem Flug ebenfalls neu geschrieben. Noch vor wenigen Jahren zählte der Weg vom Schreibtisch bis zum Drucker zu den Herausforderungen meines Lebens. Und jetzt hatten meine Beine mich bis ans andere Ende der Welt getragen, an einen Ort, von dem die meisten Menschen nur träumten.

Rarotonga ist eine 67 Quadratkilometer kleine Insel und damit die größte des Archipels. Sie liegt etwa 3.500 km nordöstlich von Neuseeland und 8.212 km von den Vereinigten Staaten entfernt. Also irgendwo im Nirgendwo. Dieses Südseeparadies ist nicht umsonst ein Sehnsuchtsort. Es umfängt seine Bewohner mit einem wunderschönen Atoll. Darin liegen vorgelagerte Motus, kleine Eilande und bunte Korallenriffe unter Wasser. Raro, wie sie liebevoll genannt wird, ist eine Vulkaninsel. Durch ihr Herz zieht sich eine zentrale Bergkette. Tiefe, dicht mit Regenwald bewachsene Täler haben sich darin eingegraben. Außen herum liegen schneeweiße, puderfeine Sandstrände vor dem glasklaren Meer. Der vulkanische Boden ist fruchtbar. Üppig wächst hier alles, was angepflanzt wird. Palmen wiegen sich im Wind. Als hätte Frau Holle ihre Kissen geschüttelt ist die Insel übersäht von Blüten. Orchideen an Bäumen, riesige Hibiskus- und Frangipanisträucher am Wegesrand. Selbst die Bushäuschen sind mit Blumen bemalt. Und ich war an diesem Sehnsuchtsort.

Mit dem Flug hierher hatte ich all meine gefühlten Begrenzungen hinter mir gelassen. Ich war weiter gereist als all meine Ahnen zuvor. Ich, Susanne, hatte das aus eigener Kraft geschafft. *Ob du nachvollziehen kannst, was das für mich bedeutete, weiß ich nicht. In meiner Familie war es normal in Deutschland oder Österreich Urlaub zu machen. Mit dem Wohnwagen war ich als Kind an Seen gefahren. Das Meer sah ich zum ersten Mal mit Zwölf, bei einem Tagesausflug von Kärnten an die Adria. Mein Flugdebüt hatte ich mit achtzehn, auf die Kanarischen Inseln. Das empfand ich schon als etwas sehr Besonderes. Für mich war es nicht selbstverständlich in ein Flugzeug zu steigen und mich an das andere Ende der Welt zu begeben.*

Noch nie zuvor in meinem Leben fühlte ich mich so kraftvoll und frei, wie in diesem Moment. Ich hatte an meine Träume geglaubt, mich meinen Ängsten gestellt und meinen Horizont um ein Vielfaches erweitert. An meinem ersten Morgen stand ich mit meinen Zehen im kristallklaren Wasser, auf einer winzigen Insel inmitten der unendlichen Weiten des Südpazifiks. Die Kulisse, die sich mir bot, war so atemberaubend schön, dass sie mir fast surreal erschien. Doch nicht nur das. Ich konnte mich kaum erinnern seit wann, aber ich fühlte zum ersten Mal keine Schmerzen mehr in meinem Körper. Mein Blick schweifte vom weißen Sand über die türkisfarbene Lagune, hinaus bis zum Rand des Atolls, hinter dem der Ozean tiefblau wurde. Darüber der strahlende, unendliche Himmel. Die Wellen rollten sachte an den Strand, umspielten meine Füße und zogen sich wieder zurück. Der Wind und die Sonne streichelten meine Haut. Ich spannte meine Arme aus. „Ich habe es geschafft. Ich, die ich in Deutschland keinen Fuß mehr vor den anderen setzen konnte, bin frei, SchmerzFREI." Wie von der wilden Hummel gestochen lief und sprang ich den Strand entlang. *Hast du je einen Moment erlebt, in dem du geweint hast vor lauter Glück und Freude? Mir erging es dort so.*

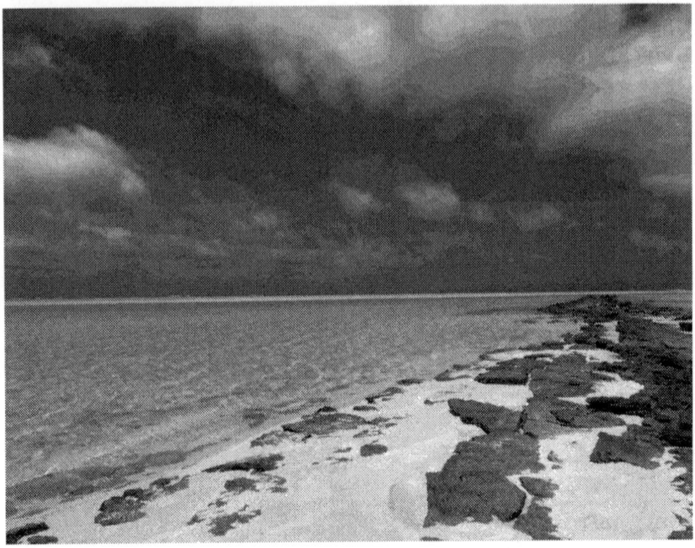

Und schlagartig begriff ich: Das, was in mir los war, hatte definitiv etwas mit meinen Schmerzen zu tun. Auch wenn ich (noch) nicht recht fassen konnte was genau es war. ICH hatte etwas mit meinen Schmerzen zu tun. Und deshalb musste ich beeinflussen können, ob ich unter ihnen litt oder ein (schmerz-)FREIES Leben führte. Diese Reise war für mich ein so kraftvolles Schlüsselerlebnis, dass es mich (sehr viel später) am Leben festhalten ließ.

Zur absoluten Freiheit gehörte für mich natürlich auch hier ein Roller. Auf den Cooks war das besonders. Der internationale Führerschein zählte dort nicht. Es galt vor der Behörde eine Prüfung abzulegen. Dazu waren vier Blechtonnen aufgestellt. Zwei Beamtinnen standen am Ende der Geraden und applaudierten mit breitem Lächeln, nachdem ich es geschafft hatte im Slalom zwischen den Hindernissen durch zu fahren. Ich lachte mit ihnen. So ausgelassen konnte diese Welt sein.

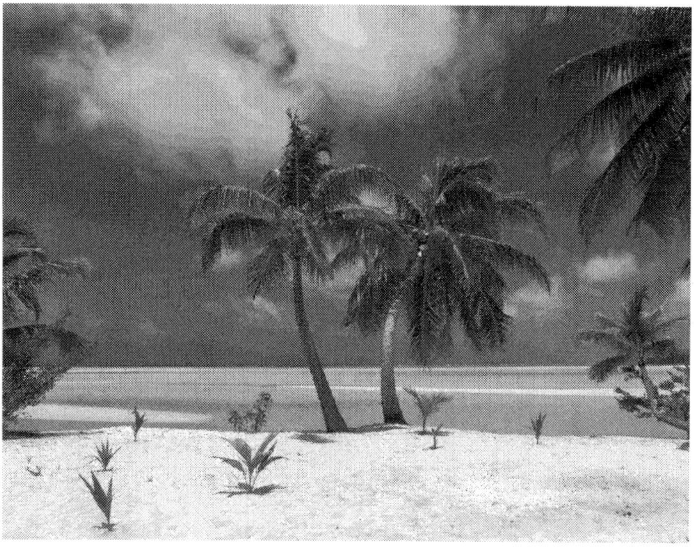

Hier tickten die Uhren anders, nämlich in „Island-Time". Die Menschen hatten mehr Zeit. Andere Länder waren weit weg, jede Internet-Minute, jedes Telefonat kostspielig. Geld zum Verschwenden hatten sie nicht. Die Cookinsel-Maori schienen lieber zu tanzen. Schon im Kindergarten gab es darin

Unterricht. Das Klischee von Südsee pur wurde auf schönste Art und Weise erfüllt. Hier lebte man in einem überschaubaren Kreis, kannte sich, hielt ein Schwätzchen. Eine große Ringstraße führt an der Küste um die Insel herum. Verfahren unmöglich. Diese Welt war überschaubar, relaxed und unwahrscheinlich teuer, weil beinahe alles mit dem Schiff über tausende Seemeilen angeliefert werden musste. Eine Dose Spaghetti in Sauce z. B. kostete sieben Neuseeland Dollar. Das weiß ich so genau, weil ich mich in der Zeit auf diesen Inseln fast ausschließlich davon ernährte. Bali hatte mich Reichtum gelehrt. Den trug ich in mir. Und genau das kam mir hier zu Gute. Luxus brauchte ich gerade nicht für mein Glück.

Nach einigen Tagen flog ich auf die kleine Insel Aitutaki. Gedankenverloren spazierte ich den einsamen Strand entlang. Da war kein Schmerz mehr. Meine Gelenke forderte ich mit ausgedehnten Spaziergängen im Sand, in einer der schönsten Lagunen der Erde, heraus. Kein Schmerz. So lange hatte mir jeder Schritt weh getan, dass ich nun erst einmal nach meinem alten Vertrauten suchte. Ich spürte in meinen Körper. Erst jetzt fiel mir auf, wie weit ich von ihm weg gewesen war, so als würde er mir gar nicht gehören. Es war Selbstschutz gewesen, Distanz zwischen ihm und mir zu schaffen. Mit ihm hatte ich unendliche Pein verbunden. Ich hatte ihn gleichgestellt mit Schmerzen. Und ich hatte ihn abgelehnt, sah er durch OP-Narben und in Ermangelung von Bewegung nicht so aus, wie ich mir das wünschte.

Genau hierfür hielten die Cook Inseln eine weitere heilsame Lektion für mich bereit. Als Europäerin fiel mir eines auf: Die Menschen auf diesen Inseln waren unheimlich füllig und sie schienen sich dabei rundum wohl zu fühlen. Hier bekam man auch nur Essen voll Fett und mit zusätzlicher Mayonnaise. Nicht ohne Grund. Auf den Cook Inseln gilt nämlich dick als schick. Es war schlicht genial: diese Menschen feierten die Fülle ihrer Körper. Sie trugen sie stolz und waren zu Hause in ihnen. Dadurch waren sie unglaublich schön. Sie besaßen eine zauberhafte Ausstrahlung. Fast jeder schmückte alltäglich seinen Kopf und Hals mit üppigen Blumenkränzen. Auf den Straßen sah ich Menschen auf Rollern. Eine Hand am Lenkrad, die andere am Kopfschmuck, dem Fahrtwind trotzend. Was für ein herrlich witziges Bild.

Für mich war es wichtig, hier ein ganz anderes Schönheitsideal zu erleben. Es war einfach befreiend. *Nicht, dass ich ihrem Ideal rundherum entsprochen hätte. Aber, ich habe dir bereits erzählt, dass ich nach dem Unfall, mit ein paar Kilo mehr auf den Rippen, als Teenager gehungert hatte, um mich endlich schön zu fühlen. Damals war ich nicht stark übergewichtig. Nur hatte ich ein völlig verzerrtes Bild, mit dem ich mich sah. Und diese Selbstwahrnehmung hatte ich beibehalten. Ich war immer unzufrieden mit meinem Körper gewesen. Wie oft stand ich im Profil vor dem Spiegel und suchte nach Fehlern. „Zu dick, nicht straff genug, nicht schön." Und damit war ich nicht allein.* Ich realisierte, wie viel Energie wir in der westlichen Welt darauf verwendeten, einem idealisierten Schönheitsideal zu entsprechen. Ein Ideal, dem kaum ein Mensch von Natur aus entspricht. Beinahe ständig sind wir unzufrieden, weil wir weit weg sind von Size Zero oder einem gestählten Körper. Unentwegt vergleichen wir uns mit retuschierten Bildern in den Medien, ohne uns bewusst zu machen, dass die beinahe alle gefaked sind. Ganz zu schweigen davon, wie ungesund es ist, seinen Körper pausenlos hungern zu lassen. Wie groß waren mein Frust und die Selbstgeißelung, weil ich nicht rankam an dieses Schönheitsideal. Ich hatte mich selbst dafür gehasst. Immerhin stand mir ein riesengroßer Industriezweig zur Seite, der versprach mir zu helfen, „besser" auszusehen. Was für ein Wahnsinn! Und hier war es einfach anders. Plötzlich war schlank schlicht nicht das Ideal. Das half mir meine ver-rückte Selbstwahrnehmung wieder etwas zurechtzurücken. Ich hörte meinen alten Gedanken zu, die durch meinen Kopf schwirrten: „Mein Bäuchlein ist in dem Kleid zu sehen?" Egal, ist hier schön. „Oh, für Spaghettiträger sind deine Arme eigentlich echt zu dick." Pah, die sind hier absolut zu schmal. Tagtäglich begann ich mich wohler zu fühlen in meiner Haut. Mit jedem Tag nahm ich meinen Körper mehr und mehr für mich ein, breitete mich in ihm aus, in absolutem Wohlbefinden.

Ganz ehrlich, wer hat nun recht? Was ist wirklich schön? Entspringt wahrhaftige Schönheit nicht aus einem tiefen inneren Strahlen? Wir alle sind einzigartig und wunderschön und das gerade in unserer Unterschiedlichkeit. Alles eine Frage von Wohlgefühl und Betrachtung.

Bereits auf Rarotonga hatte ich ein wundervolles Geschenk bekommen, an das ich mich jetzt erinnerte. Vor einem Haus sah ich einen außergewöhnlichen Baum. Ich stieg von meinem Roller, um ihn zu fotografieren. Die ambitionierte Fotografin in mir ließ mich weiter auf das fremde Grundstück laufen, um den perfekten Bildausschnitt zu erwischen. Als nun die Besitzerin um die Ecke kam, erschrak ich ganz schön. Ich fühlte mich ertappt. Einigermaßen verlegen erklärte ich ihr lächelnd, dass ich ihren wunderschönen Baum fotografieren wolle und entschuldigte mich für mein Eindringen. Nono lächelte zurück und wir begannen zu plaudern. Ich wurde eingeladen mich zu setzen, ihre Nachbarin kam dazu und die beiden Damen begannen Blumenkränze zu flechten. Das würden sie jeden Tag machen. Ohne fühlten sie sich irgendwie nackt, verrieten sie mir. Als frisch gebackener Teil dieser Gemeinschaft bekam ich einen davon auf den Kopf gesetzt. Ich erinnere mich, wie besonders ich mich fühlte. Wie einen Schatz trug ich diesen betörend duftenden Kranz nach Hause. Ich betrachtete mich im Spiegel und realisierte mein eigenes Leuchten. Dieser Kopfschmuck machte etwas mit mir. Ich fühlte mich einfach rundherum schön.

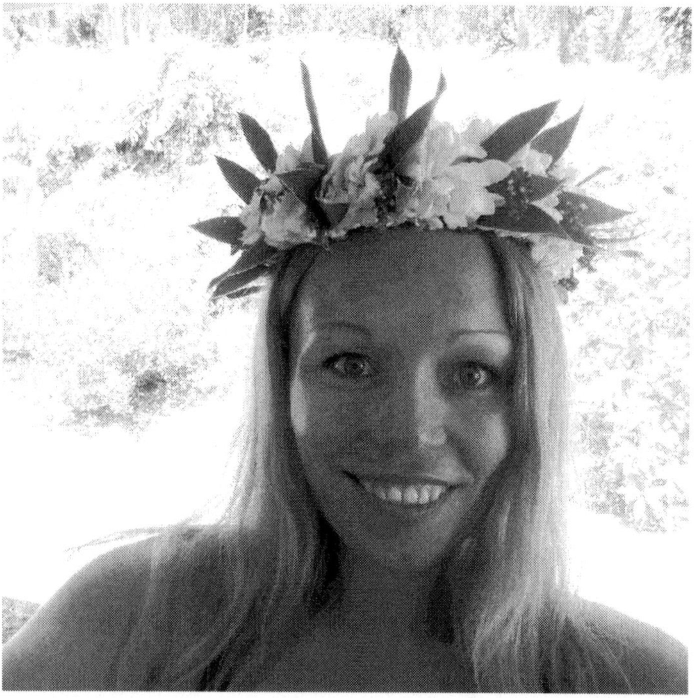

Dieser Ort, an dem sich sogar die Zeit verschob, löste noch mehr in mir. Er rüttelte gewaltig an meinem Weltbild. Ich begann darüber nachzudenken, wie mich die Welt, in der ich aufgewachsen bin, geprägt hat. Was ich alles gelernt und ungeprüft angenommen habe. Bereits auf Bali war mir klargeworden, dass Menschen aus ihrer Kultur heraus ganz anders miteinander umgehen, mit einem ganz anderen Bild von der Welt leben. Hier, in einem unabhängigen Inselstaat zwischen Australien und Amerika, absolut abgelegen, wurde mir das noch deutlicher bewusst. Im Jahr 1820 gingen erstmals Missionare an Land. Dieses Volk hat sich unbeeindruckter von westlichen Einflüssen als andere entwickelt. Und was ich superinteressant fand: Die Cook Inseln waren der erste Staat, in dem Frauen zur Wahl gingen. Weiß von uns keiner, ist ja auch verdammt weit weg.

Ich fragte mich wie ich wohl leben würde, wäre ich ganz woanders aufgewachsen? Welche Werte bestimmten mein Leben? Wie würde ich den Tag verbringen? Diese Fragen brachten mich zu einer Erkenntnis: es ist egal. Auf dieser Reise durfte ich in so unterschiedliche Kulturen eintauchen, so viel mitnehmen, dass mir klar wurde: ich konnte frei wählen. Es gab Standpunkte mit denen ich groß geworden bin und die ich übernommen hatte. Doch die gelten nicht auf der ganzen Welt. Ich, Susanne, hatte ein Leben in dieser Welt. Das war wie ein Lottogewinn. Und es war meine Entscheidung, wie ich dieses verbringe, was ich für mich als wichtig erachten, wie ich mich fühlen und in welchem Takt ich leben wollte, was ich als richtig annahm. Ich musste dabei nicht einer vorgegebenen Norm entsprechen. Diese vermeintlich einzig richtige Norm war sowieso nicht überall gültig.

Hier und jetzt wurde ich mir bewusst, dass es unendlich viele Möglichkeiten gab – auch für mich. Ich konnte aus ihnen wählen und sie leben. *Denkst du gerade „Wenn das mal so einfach wär"? Wenn ja, dann kann ich dich gut verstehen. Zurück in Deutschland glaubte ich immer mehr es sei unmöglich. So bin ich leider nicht auf dieser Spur geblieben. Aus meiner Unsicherheit heraus drängte ich alles, was ich klar und deutlich vor Augen hatte, nochmal vollkommen in den Hintergrund. Aber das erst, als ich ein paar Jahre in meiner alten Welt zurück war.* Auf den Cook Inseln fühlte ich zum ersten Mal das, was mir entsprach. Freiheit.

Ohne Schranken in meinem Kopf flogen mir nun Tausend Ideen zu. In mein Büchlein, das mich auf meiner Reise begleitete, schrieb ich sie alle auf. Darin stand unter anderem „ein Buch schreiben und meine Erfahrungen teilen". Ich wollte so leben, wie es mir entspricht. Im Winter in der Wärme sein, weil es meinem Körper guttat. Für mein Leben wünschte ich mir einen Kreis von liebevollen Menschen. Einen, in dem wir uns gegenseitig beschenkten und noch reicher machten, in dem was wir teilten und tauschten. Ich selbst wollte mir der beste Freund sein, nicht mehr mein schärfster Kritiker. Und mich wohl fühlen in meinem Körper, völlig unabhängig davon, wie er aussah. Ich wollte frei und selbstbestimmt leben, in einem Rhythmus, der meinem entsprach. Etwas tun, das mich und andere bereicherte. Ich hatte solch eine Liebe zu mir und den Menschen gefunden, dass mein Herz regelrecht überquoll. Das war der Zustand, den ich behalten wollte, aus dem heraus ich am meisten zu geben hatte. In mir herrschte eine wundervolle Aufbruchstimmung. „Jetzt baue ich mir ein neues Leben auf." In den zwei Wochen, die ich auf den Cook Inseln verbrachte, sammelte ich Ideen für meine Zukunft. Ich hatte das Gefühl, dass einfach alles möglich wäre.

Für den letzten Tag hatte ich einen Flug früh morgens von Aitutaki zurück nach Rarotonga gebucht. Von dort aus würde ich um dreiundzwanzig Uhr weiter nach Auckland reisen. Mein Plan war es, diesen Tag auf der Insel ohne Hotelbuchung zu verbummeln. Nono, die Dame die mir den

Blumenkranz schenkte, hatte das mitbekommen und mich eingeladen sie zu besuchen. Ich hatte dankend angenommen. Das Ausmaß von Gastfreundschaft, das ich erfuhr, überwältigte mich schlichtweg. Nono schickte Ihren Mann zum Flughafen, um mich abzuholen und „nach Hause" zu bringen. Dort begrüßte sie mich wie eine alte Freundin. Zeigte mir das Zimmer, welches sie für mich gerichtet hatte, Kühlschrank, Bad, Handtücher. „Bitte fühl dich wie zu Hause. Ich muss jetzt zur Arbeit. Wenn du gehst, dann schließ bitte die Tür hinter dir. Um 18 Uhr gibt es Essen, da kommt die ganze Familie zusammen. Wir möchten dich herzlich einladen." Sie ließ mich alleine in ihrem Haus, mit all ihrem Hab und Gut. Wie gesagt, ich war überwältigt darüber, welch ein Vertrauen und eine Freundlichkeit mir entgegengebracht wurden. Nach einem herrlichen letzten Tag bei dieser liebevollen Familie brachten mich die Beiden zum Flughafen. Um unzählige Ideen und wertvolle Erlebnisse reicher saß ich im Flugzeug nach Auckland.

- Auf den Cook-Inseln lernten meine Gedanken das Fliegen. Ich überdachte meine mir gesetzten Begrenzungen, mein bisheriges Schönheitsideal und Annahmen, die mein Leben bislang begleitet hatten. Und plötzlich öffnete sich mir ein Raum unendlicher Möglichkeiten. In ihm konnte ich mich rundherum annehmen und befand mich und meinen Körper als richtig und schön. Künftig wollte ich so leben, wie es mir entsprach und nicht so, wie die Welt um mich herum es mir zu diktieren schien.

In Auckland schnupperte ich für eine Woche Großstadtluft. Auch dieses Kontrastprogramm kam wie gerufen. Einige meiner ausgewaschenen Kleider gegen neue tauschen, Musicals besuchen, riesige Santa Clauses neben Palmen bestaunen. Nach so viel Beschaulichkeit auf den Inseln, eintauchen in den Trubel einer Weltmetropole. Es war Ende November geworden. Knapp drei Monate meiner Reise lagen hinter mir. Sie kamen mir vor wie ein halbes Leben. Eine einschneidende Zeit, in der ich mich tiefgreifend verändert hatte.

Ich war über mich hinausgewachsen, ganz allein um die Welt geflogen und dennoch nie allein gewesen. Und, ich hatte ein neues Bewusstsein entwickelt. Für mich selbst und für meine Mitmenschen. Alles was ich erfahren hatte, war Unterstützung – rund um die Welt. Ich war so vielen Menschen begegnet. Wir alle waren aus demselben Holz geschnitzt. Jenseits von Kultur und Religion gab es viel mehr, was uns verband, als was uns trennte. Ein jeder von uns hatte andere Erfahrungen gemacht und war den unterschiedlichsten Herausforderungen begegnet. Wir hatten mit ihnen gedealt und sie bewältigt oder nicht. Es gehörte zum Leben dazu und wir alle hatten es in der Hand, wie wir damit umgingen. Egal wie widrig die Umstände waren, die Geschichten anderer Menschen hatten mir gezeigt, dass nicht einer von ihnen machtvoller im Spiel des Lebens war als ein anderer. Jeder hatte die Chance, sich seinen ganz eigenen Herausforderungen zu stellen und sie in seiner Zeit für sich zu nutzen.

Für meine letzten Wochen kehrte ich zurück nach Bali, in den Kreis meiner Freunde. Mir fiel ein Stein vom Herzen, weil ich mich nicht mehr um mein Reisebudget sorgen musste. Erst jetzt bemerkte ich wie sehr mich das die letzte Zeit beschäftigt hatte. Australien, Neuseeland und die Cook-Inseln waren teuer gewesen. Ich hatte Angst davor meinen

Kontostand abzufragen. Puh, ich war wirklich sparsam gewesen, denn er zeigte eintausend Euro mehr, als ich erwartete. Wie konnte das sein? Akribisch hatte ich in den letzten Wochen Buch geführt über Ausgaben und Kontosaldo. Ich sah mir meine Notizen an und entdeckte meinen Fehler. Vor lauter Angst ums Geld hatte ich mich so verrückt gemacht, dass ich mich verrechnet hatte. Oh Mann, dieses Gefühl finanziell nicht genug zu haben würde ich noch lernen müssen loszulassen. Das wäre doch eine gute Aufgabe für die restliche Zeit. Die würde ich in vollen Zügen genießen. Ich machte Ausflüge mit dem Roller, verfuhr mich gründlich und entdecke dabei wundervolle Orte. Mit Freunden gönnte ich mir Abende in schicken Restaurants, genoss Massagen und puren Luxus. Aber das ungute Gefühl in Bezug auf Geld wurde ich nicht los. Es saß tief.

Als die Regenzeit Einzug hielt ging ich weiter, nach Lembongan. Die Insel ist so flach, dass die Regenwolken meist darüber hinwegziehen. Auf meiner kleinen Terrasse am Meer beobachtete ich stundenlang die Seegrasfarmer, die in meditativer Ruhe bei Ebbe ihre Felder bestellten. Das Wasser war Teil ihres Lebensraumes. Kinder und Hunde spielten neben ihren Eltern, die sich um die Ernte kümmerten. Es herrschte eine unglaubliche Ruhe, der auch ich mich nicht entziehen konnte. Nach dieser langen Zeit hätte ich wirklich nicht vermutet, dass ich noch relaxter werden könnte. Doch selbst das war möglich. Lediglich meine Gedanken konnten die Ruhe stören. Ich wollte es nicht, doch sie schlichen sich klangheimlich immer wieder in meinen Kopf. Das Ende meiner leichten, freien Zeit nahte.

Wenn ich an meine Rückkehr dachte, bereitete es mir Sorgen. So schob ich die Gedanken daran weg und beschloss mich auf das Hier und Jetzt zu konzentrieren. Jeden einzelnen Tag saugte ich auf und konservierte ihn mit allen dazugehörigen Gefühlen und Bildern tief in mir. *Wenn du zu jenen Menschen gehörst, die Reisen lieben, dann kennst du dieses Gefühl wahrscheinlich. Es gibt Momente, die sind so schön, dass du weißt du*

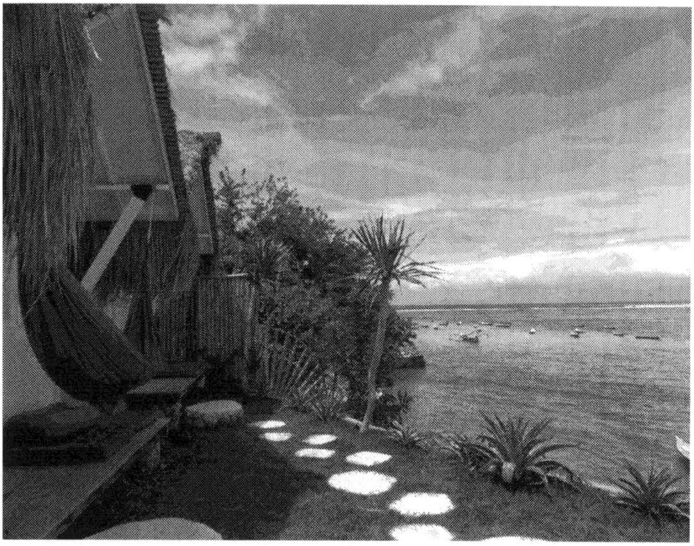

wirst sie für immer im Herzen behalten. In der Nacht vor meinem Rückflug lag ich wach. Ich wollte nicht zurück. All das, was ich gewonnen hatte, wollte ich nicht verlieren. „Hilft nix, mein Flug ist gebucht, meine Reisekasse leer." In Deutschland warteten Menschen und Verpflichtungen auf mich. Genau vor diesen Verpflichtungen hatte ich Angst. Wie würde es sein wieder in meinem alten Job zu arbeiten? Würde ich den Spagat zwischen seinen Anforderungen und meiner neu gewonnenen Leichtigkeit schaffen? Hier hatte es niemanden gegeben, der etwas von mir forderte. Ich hatte mich nicht unter Druck gesetzt gefühlt, jemand anderem gerecht zu werden. Es machte mir Angst zurück zu kehren in mein altes Leben, das so schwierig gewesen war.

Dennoch war ich genug Realist um zu wissen, dass auch hier die Menschen ihre Probleme, Nöte und Sorgen hatten. Meine rosa Reise-Brille würde ich ablegen müssen, wenn ich auf Bali versuchen müsste mein Geld zu verdienen. Das war weitaus schwerer als mit einem Bürojob in Deutschland. Außerdem hatte ich mich durch die Weiterzahlung meines Gehalts verpflichtet die Stunden nach meiner Reise abzuarbeiten. Ich musste zurück. Aber ich würde alles daran setzen meinen Flow beizubehalten. Unter Tränen verabschiedete ich mich von meiner Bali-Familie. Auf dem langen Flug bemühte ich mich immer wieder nicht zu heulen. „Reiß dich zusammen, du durftest so viele wundervolle Erfahrungen sammeln. Du kannst zurückkommen. Du hast es selbst in der Hand." Und doch konnte ich mich nicht auf zu Hause freuen. Im Landeanflug auf München zog sich mein Herz krampfhaft zusammen. Schneeregen, Winterkälte, Dunkelheit.

„Die Schönheit der Erde kann man nicht kaufen. Sie gehört dem, der sie entdeckt, der sie begreift und der es versteht, sie zu genießen. "
– Henry Bordeaux –

- Die letzten Tage auf Bali vergingen wie im Flug und bescherten mir noch unendlich schöne Stunden und vollkommene Ruhe. Ich hatte vier Monate die schönste Zeit meines Lebens genießen dürfen und ungeahnte Dinge erlebt: absolute Schmerzfreiheit, vollkommene gedankliche Freiheit und eine tiefe Verbundenheit. In der allerbesten Verbindung zu meinem Gefühl hatte ich mich ganz leicht vom Leben tragen lassen können. Alles das wollte ich mir bewahren für meine nun folgende Zeit zuhause. Wie, wusste ich noch nicht, und bei dem Gedanken an all das, was mich erwartete, wurde mir flau im Magen. Ich begann zu ahnen, dass ich noch am Anfang meiner Reise in Richtung Freiheit stand.

Wie Kopf & Seele den Körper beeinflussen – Erkenntnisse der Psychoneuroimmunologie

Liebe Frau Univ.-Prof. Dr. Barbara Sperner-Unterweger, ich freue mich riesig, mit Ihnen dieses Gespräch führen zu dürfen. (An dieser Stelle bekam ich mit einem herzlichen Lachen den Hinweis, dass Barbara Sperner-Unterweger völlig reiche. :)) **Sie verfügen über so breites Wissen gleich in mehreren Bereichen, dass ich mir keine Bessere hätte wünschen können. Würden Sie sich bitte kurz unseren Lesern vorstellen – wer Sie sind und was Sie machen.**

„Ich hab nach meinem Medizinstudium die Facharztausbildung Psychiatrie/Neurologie und psychotherapeutische Medizin gemacht und eine Psychotherapie-Ausbildung in Verhaltenstherapie angeschlossen; ich bin also Fachärztin und Psychotherapeutin. Im Rahmen meiner Tätigkeit an der Universitätsklinik Innsbruck hab ich mich dann wissenschaftlich mit verschiedenen Themen beschäftigt. Schlussendlich ist es die Psychoneuroimmunologie, die sich in meinem Berufsleben durchzieht. In den letzten zwanzig Jahren hat die psychosomatische Medizin einen zentralen Stellenwert in meiner beruflichen Tätigkeit eingenommen. Sie ist aus meiner Sicht das Kernstück der Psychiatrie. In Deutschland ist sie eine eigene Fachdisziplin. In Österreich ist die psychosomatische Medizin einerseits eine Querschnittsmaterie, so dass sie eigentlich in allen Fächern verankert sein soll – was ich von der Herangehensweise gut finde. Auf der anderen Seite stellt sie einen speziellen Bereich in der Psychiatrie dar, wo es ganz konkret um bestimmte Krankheitsbereiche geht, die Psyche und Körper und deren besonders enges Zusammenspiel umfassen.

Das größte Problem aus meiner Sicht ist, dass wir zwar schon seit über 100 Jahren wissen und davon sprechen, dass Psyche und Körper eng miteinander verbunden sind. Aber, wir verhalten uns noch immer so, als wären das zwei völlig voneinander getrennte Bereiche.

Es ist Jahrhunderte her, als Descartes die Sichtweise vertrat, es gäbe den Körper als Maschine und das Denken/das Gehirn als eigene Sphäre dazu. Obwohl wir sehr genau wissen, dass Körper und Psyche als Gesamtheit funktionieren, verhalten wir uns nicht danach, weder wir Behandler:innen, noch Patient:innen und auch nicht die Gesellschaft.

Zurück zu meiner Person, ich hab dann den Bereich Konsiliar- und Liaisonpsychiatrie bei uns weiterentwickelt. Das ist der Bereich, der zwischen der Psychiatrie und den anderen medizinischen Fächern liegt. Wo wir Psychiater:innen und Psycholog:innen auch die Menschen mit körperlichen Erkrankungen mitbehandeln, zusammen mit den anderen Disziplinen. Die Universitätsklinik für Psychiatrie II mit Schwerpunkt psychosomatische Medizin leite ich nun seit über zehn Jahren. Wir behandeln in erster Linie Patient:innen mit Angst-, Stress- und Traumafolgestörungen. D. h. psychische

Erkrankungen, die durch Stress, Belastungen sowie Traumata ausgelöst werden. Auch Menschen mit somatischen Belastungsstörungen. Da steht die subjektiv wahrgenommene Belastung im Vordergrund – sei es durch Schmerz oder Einschränkung in der Funktion. Weiter gehören zu unserem Behandlungsspektrum Essstörungen und Persönlichkeitsstörungen, weil natürlich auch die sehr stark mit erlebten Erfahrungen und nicht immer hilfreichen Verarbeitungsmechanismen dazu führen, dass es eben zu psychosomatischen Symptomentwicklungen kommt."

Ich finde es wertvoll, dass Sie den Menschen als Ganzes sehen und auch behandeln. Und so wichtig. Vielleicht ist einigen die Psychoneuroimmunologie (kurz PNI) noch gar nicht so bekannt. Mit was befasst sich diese genau?

„Die PNI befasst sich mit den Interaktionswegen zwischen verschiedenen biologischen Systemen. Auf die werde ich nachher noch eingehen. Am einfachsten zu erklären ist es, wenn man von Stress – im Sinne von Belastung – spricht.

Stress per se ist noch nichts Schlechtes. Ohne ihn hätten wir keine Menschheitsentwicklung gehabt. Wenn wir uns diesen Stressoren, die zur Entwicklung der Spezies Mensch dazugehören nicht ausgesetzt hätten, würde es uns so nicht geben. Da gibt es einen ganz tollen Stressforscher in der PNI, Hans Selye. Der sich damit auseinandergesetzt hat: Was macht der Stress mit unserem Körper? Was passiert wenn wir Stress haben? Sind Stressoren alle gleich oder gibt es Unterschiede?

Mittlerweile wissen wir da sehr gut Bescheid. Es gibt körperliche Reaktionen, die bei akuten Bedrohungen notwendig sind. Zum Beispiel bei einer gefährlichen Situation im Straßenverkehr oder einer Naturkatastrophe – akute Ereignisse, in denen wir sofort reagieren müssen. Unser Körper hat ein Sofort-Reaktions-Programm und dieses hilfreiche Stressprogramm ist sehr gut abgespeichert und fest verankert. Ein Überlebensmuster, das wir viele, viele tausende Jahre entwickelt haben. Nur so war es möglich, dass die Menschheit überhaupt überlebt."

Mit einem Augenzwinkern gesagt: Sonst wären wir alle vom Säbelzahntiger gefressen worden?

„Könnte sein. Oder schon früher ausgestorben. Das wissen wir nicht. Dieses Muster funktioniert einfach perfekt.

Problematisch allerdings wird es, wenn die Aktivierung lange anhält – nicht mehr aufhört oder permanent wiederkommt. Wenn wir keine Erholungsphasen und damit keine Normalisierungen in unseren biologischen Systemen mehr haben. Das passiert z. B. sobald bei uns in der Bewertung etwas schwierig wird. Wenn wir Herausforderungen permanent als Überforderungen wahrnehmen. Oder wenn wir immerzu erleben, dass wir keine Lösungen finden.

Ein tolles Beispiel, das bei vielen Studien verwendet wird, ist die Pflege von Angehörigen mit Alzheimererkrankung. Da weiß ich als Pflegender, es wird nicht mehr besser. Da passiert kein Rücklauf der Erkrankung, sondern es gibt immer neue Herausforderungen. Wenn ich mich dem weiter alleine stelle, dann werde ich in die Überforderung kommen. Das heißt, ich muss einen anderen Weg gehen und sehen, welche Unterstützung ich erhalten kann, damit ich Herausforderungen weiterhin gut schaffe. Nicht nur die in der Alltagsbewältigung, sondern auch die emotionale Herausforderung, weil ich den Angehörigen sozusagen vor meinen Augen verliere. Der ist nicht mehr das, was er war und geht immer weiter weg von mir. Diese Veränderung kann ich nicht beeinflussen.

Das sind so chronische Belastungs-/Stresssituationen, in denen ein permanenter Stresslevel da ist. Hyperarousal sagen wir zu dieser inneren Anspannung. Das vegetative Nervensystem ist sehr lange belastbar. Aber wenn es aus dem Lot kommt, dann kommt es in dieses Hyperarousal. Das kennen wir z. B., wenn Menschen berichten: Dass sie nicht mehr zur Ruhe finden. Dass sie schlecht schlafen. Dass sie permanent wie eine Feder gespannt sind. Dass sie sich durch Kleinigkeiten schon überfordert fühlen. Dass sie leichter schwitzen. Dass sie schneller Herzklopfen bekommen. Dass sie mehr Ängste entwickeln. Je länger die Belastungen anhalten, umso mehr geht die Symptomatik ansteigend in Richtung Hyperarousal. Die Erholung des Organismus findet damit nicht mehr statt. Dann passiert in den verschiedenen biologischen Systemen ganz viel. Da verändern sich z. B. das Immunsystem, das Hormonsystem, das Neurotransmittersystem – d. h. die Botenstoffe in unserem Gehirn kommen aus dem Gleichgewicht.

Ein schönes Beispiel ist: Man sagt, der Mensch versucht zu lernen, mit Anforderungen umzugehen. Aber diese Arbeit, die er da leisten muss, kann auf unterschiedliche Weise umgesetzt werden. Oft sind die Anforderungen so groß, dass man keinen rundherum guten Weg findet. Dann ist es für den Betroffenen nur noch möglich sich zurückzuziehen, sich zu verkrampfen oder permanent unter Stress zu sein. Das ist kein falsches Verhalten. Sondern in der Situation sieht derjenige keine andere Möglichkeit mehr damit umzugehen. Und so kommt es zu diesen Veränderungen. Was noch wichtig ist:

Stress ist nicht nur diese Dauerbelastung und fehlende Erholung, sondern bedeutet für jeden etwas anderes. Dabei dreht sich viel um die Bewertung des Einzelnen.

Was mir Stress macht, ist für jemand anderen vielleicht überhaupt nicht stressig. Erlebe ich eine Situation und sag, 'Ui, das ist jetzt schon etwas anderes als sonst, aber interessant.' oder sag ich 'Schrecklich, Katastrophe! Wie soll ich das auch noch schaffen.' Das macht einen riesigen Unterschied und da passiert biologisch in mir ganz was anderes. Auf der Stressachse, im Gehirn, im Immunsystem – auf der biologischen Interaktionsebene, die ganz komplex ist, kommt es zu völlig unterschiedlichen Abläufen. Beide Reaktionen sind völlig legitim. Und abhängig davon, was dem Menschen in der Situation aus seinem vorliegenden Bewältigungsspektrum zur Verfügung steht.“

Ich kann das gut verstehen, so wie Sie das erklären. Nach meinem Empfinden ist 'das ganz normale Leben' in der westlichen Welt an sich schon ziemlich stressig.

Eine Leistungsgesellschaft, in der wir selbst den Anspruch haben mithalten zu wollen. Eine, in der Angst herrscht einfach 'aussortiert' zu werden, falls wir nicht genug leisten können. Arbeit soll konzentriert und effizient erledigt werden. Hinzu kommt, dass wir permanent erreichbar sind und das nicht nur auf einem Weg. Neben E-Mails klingelt immer und überall das Telefon.

Selbst in meiner Freizeit beobachtete ich, dass ich ständig mehrere Dinge gleichzeitig tat: einen Film ansehen, mir Gedanken über die Arbeit machen und kurz darauf auch noch das Internet befragen oder die Sozialen Medien aufrufen.

Ich glaube nicht, dass wir für permanentes Multitasking gemacht sind, doch wir rühmen uns damit. Und dann versuchen wir gerne – unter Hochdruck – Ausgleich zu schaffen. 'Ich muss mich mehr entspannen oder mehr Sport machen.' Ich habe das Gefühl, mit den Standards, die wir uns geschaffen haben, ist das Niveau an Anspannung grundsätzlich sehr hoch. Das kann nicht gesund sein.

„Da gibt es keinen Zweifel, das ist sicherlich so und berechtigt zur Frage 'Wie soll das weitergehen?'. Mittlerweile gibt es schon klare Gegenbewegungen, bei denen z. B. die Work-Life-Balance einen viel höheren Stellenwert hat, wo man andere Maßstäbe setzt. Ich glaube da ist es auch wieder ganz wichtig, dass man das Individuum in den Mittelpunkt stellt. Das ist für jeden anders. Und, es geht, wie Sie mir auch in Ihrem Skript geschrieben haben, um diese Sinnhaftigkeit. Was macht für mich Sinn? Was erfüllt mich mit Zufriedenheit? Viktor Frankl ist hier zu nennen. In der von ihm entwickelten Psychotherapie, der Logotherapie, ist die Sinnfrage ein ganz zentrales Element. Für jeden Einzelnen – mal ausgesprochen, mal nicht – steht sie hinter vielen Aktivitäten in unserem Leben. Was macht Sinn? Warum mach ich das? Steht das dafür?

Diese Auseinandersetzung mit dem Sinn bestimmt auch unsere Werte und damit unsere Bewertungen.

Werte können sich, wie wir wissen, im Laufe des Lebens ändern. Wie bei Ihnen durch einen schweren Unfall, den Sie erlebt haben. In der psychoonkologischen Arbeit erleben wir das auch sehr häufig. Dies ist ein wichtiger Teil unserer Tätigkeit in Zusammenarbeit mit den Kollegen auf den somatischen Stationen der inneren Medizin. Dort sehen wir bei onkologischen Patienten oft, dass die Lebensqualität, erhoben mit verschiedenen Skalen, besser ist als in der Normalbevölkerung.

Was da passiert ist ein Shift von Werten. Da geschieht es, dass sich durch meine Erkrankung sozusagen eine andere Wertordnung einstellt. Weil ich merke: Beziehung ist wichtig, Unterstützung, vielleicht auch Spiritualität, die Möglichkeit, sich mit mir selbst auseinanderzusetzen, Zeit zu haben usw. All diese Verschiebungen führen dazu, dass ein anderes Wertesystem entwickelt wird. Das wirkt sich natürlich dann auf die Lebensqualität aus. Sie schreiben das ja auch in Ihrem Skript ganz schön: Sie haben durch Ihre Erfahrung mit Schmerzen, mit dem Unfallgeschehen, eine andere Sichtweise entwickelt. Genau das passiert, wenn man eine positive Bewältigung von chronischen Belastungssituationen schafft. Die PNI ist ein wichtiger Teil in diesem sehr komplexen Geschehen.

Die Schwierigkeit an der Sache ist, dass man alles zusammen nicht ganz so leicht erfassen kann. Wir haben keinen einfachen Parameter, der uns eine klare Antwort liefert. Sondern es sind mehrere Faktoren und deren Zusammenspiel, das wir erfassen müssen. Wir müssen lernen das komplexe Bild jedes einzelnen Patienten/jeder einzelnen Patientin zusammenzusetzen und zu verstehen. Das macht die Sache auch schwierig in der Anwendung der PNI.

Ich bin schon zufrieden, wenn wir die Komplexität anerkennen und dieses Zusammenspiel wahrnehmen. Um dies einigermaßen zu erfassen spielt die Fähigkeit zu einer guten Kommunikation mit unseren Patienten eine zentrale Rolle: Wie ist das Erleben und die Bewertung der Belastung bei der einzelnen Patientin/dem einzelnen Patienten – sei es durch eine Erkrankung oder eine chronische Konfliktsituation.

Die Medizin muss sich weiterentwickeln. Das würde ich mir wünschen. Die Grundlagen dafür sind längst da. Wenn man das alles sieht, denke ich, geht es darum noch mehr zu schulen, um noch mehr Gesprächskompetenz zu haben. Und es ist auch wichtig mehr als drei Minuten für einen Patienten zu haben. Anders geht das nämlich nicht."

Ich hatte Ihnen von meinem Wunsch nach einer 'neuen Medizin' erzählt. Damit meine ich genau das. Weiterentwicklung, Veränderungen im System: dass dieses allen Seiten (Ärzten, Pflegenden und Patienten) gerechter wird. Beispielsweise mit mehr Zeit – Raum, in dem eine Vertrauensbasis entstehen kann. Wo Gespräche überhaupt stattfinden können, um die Voraussetzungen zu haben, einen Menschen als Ganzes zu erfassen. Eine engere Zusammenarbeit verschiedenster Bereiche. Und natürlich, dass Bewusstsein für die Erkenntnisse Ihrer Arbeit und der anderer, immer mehr da ist.

Jeder Veränderungsprozess braucht Zeit. Ich denke, Information hilft zu entscheiden, wo wir als Einzelne und als Gesellschaft hinwollen. Und wenn viele Menschen

zusammen kleine oder auch große Ziele definieren, können wir schneller ankommen – statt in der Anklage stecken zu bleiben.

Wir haben bereits darüber gesprochen: Psyche, Gehirn und Immunsystem sind keine Einzelgänger und es ist wichtig, das zu verstehen. Sie haben angefangen zu erklären, dass sie miteinander kommunizieren. Wie geht das vonstatten?

„Das ist etwas, worüber wir schon recht gut Bescheid wissen. Beschreiben wir es wieder an einem Beispiel: Es gibt eine Stresssituation. Der Stressor – eine Schlange beispielsweise – wird im Gehirn durch das Sehen wahrgenommen und so werden dort bestimmte Zentren aktiviert. Ganz ein zentraler Punkt ist der Mandelkern (die Amygdala), wo in jeder Stresssituation eine Aktivierung stattfindet.

Wenn ich jetzt andauernd Stress habe, dann besteht in dieser Hirnregion eine permanente Aktivierung. Die führt auch zu einer Veränderung dieser Region.

Im Gehirn besteht immer eine Vernetzung mit anderen Arealen. Die Großhirnrinde ist in der Bewertung eingeschaltet: 'Wie bedrohlich ist das?', 'Hab ich eine Lösung dafür?', 'Ist das schlimm oder interessant für mich?'. Dann erfolgt eine direkte Rückmeldung, die sehr rasch geht, an verschiedene andere Bereiche. Da gibt es eine Verbindung vom Gehirn – Hypophyse – Hypothalamus über die sogenannte HPA-Achse (das ist die Stresshormonachse), die bis hin zur Nebennierenrinde reicht, wo die Ausschüttung des Stresshormons Cortisol mit stattfindet. Eine weitere Aktivierung geht über das vegetative Nervensystem (Sympathikus, Parasympathikus). Der Sympathikus wird aktiviert und das macht uns Herzklopfen, vermehrtes Schwitzen, all diese Symptome, die diese Flucht- oder Kampfsituation signalisieren. Wenn das ein andauernder Zustand ist, hab ich dieses permanente Hyperarousal z. B. bei Angsterkrankungen.

Dann geht der Weg weiter nach unten im Körper und verbindet sich auf verschiedenen Ebenen mit dem Hormonsystem und auch mit dem Immunsystem. Was ganz interessant ist, z. B. lösliche Stoffe des Immunsystems, die sogenannten Zytokine, können an Nervenzellen andocken. So wie bei dem 'Schlüssel- und Schloss-Prinzip', gibt es Rezeptoren an Nervenzellen für diese Immunstoffe. Und umgekehrt gibt es an Immunzellen Andockmöglichkeiten für Neurotransmitter – also für Botenstoffe aus dem Gehirn.

Das heißt, die Strukturen kommunizieren miteinander.

Das ist sehr spannend. Da haben wir in den letzten zwanzig Jahren extrem viel dazugelernt. Was wir auch wissen ist, dass das ganz individuell ist – eben abhängig vom Stressor, von der Einwirkungsdauer, vor allem aber auch von der subjektiven Bewertung, von dem Wissen, wie ich damit umgehe – ist das für mich eine Überforderung oder nicht. Komme ich in eine Erschöpfung, dann geht das System in eine maladaptive (schlecht angepasste/unangepasste) und damit nicht hilfreiche Richtung, weil keine andere Möglichkeit greifbar ist."

Eine Richtung, in der ich dadurch irgendwann krank werden kann?

„Ja, genau."

Beim Immunsystem dachte ich lange an ein System in meinem Körper, das krankmachende Eindringlinge abwehrt. Durch die PNI weiß ich heute, dass weit mehr an diesem System beteiligt ist als unser Körper. Dass 'Angreifer' nicht nur etwa Viren sind. Dass auch ich ihm zusetzen kann durch permanente Selbstabwertung beispielsweise. Ich habe gelesen, das Immunsystem reagiert auf einen Virus beinahe genauso wie auf einen Ehestreit – ist das tatsächlich so?

„Grundsätzlich ja. Im Prinzip werden die gleichen Wege aktiviert. Ein bisschen geht das ins Spekulative. Der Ehestreit wird in der Regel nicht ganz so viel immunologische Reaktion auslösen und vor allem keine so lange anhaltende – nur ganz bestimmte akute Reaktionen. Bei einem Virus legt unser Immunsystem z. B. auch eine Gedächtnismatrix an usw. Ganz so dramatisch ist es beim Ehestreit in der Regel nicht.

Wenn der Ehestreit aber eine chronische Geschichte wird und 'nicht mehr gut lösbar ist', dann kommt es sehr wohl dazu, dass es auch zu ähnlichen Veränderungen kommt. Da werden die gleichen Wege aktiviert, wie wir sie zum Beispiel aus chronisch entzündlichen Vorgängen kennen. Was wir auch wissen ist, dass wir sowohl bei der Depression als auch bei Angsterkrankungen – beides Erkrankungen bei denen ein vegetatives Hyperarousal unterschiedlicher Ausprägung vorliegend sein kann – eine sogenannte low-grade inflammation haben können. Keine massiven Entzündungen, aber ein leichtes Dahindümpeln von entzündlichen Vorgängen. Diese können ihrerseits wieder Veränderungen bei den Botenstoffen im Gehirn und damit bei der Stimmung auslösen.

Das heißt, die Kommunikation geht in beide Richtungen. Einerseits durch Stress in Richtung Immunsystem. Aber wenn das Immunsystem schon längere Zeit aktiviert ist, kann die Kommunikation auch über die Botenstoffe in Richtung Gehirn und psychisches Befinden gehen."

Weil wir eben über Entzündungen gesprochen haben: Ich habe festgestellt, dass ich meine Wut kaum wahrnehmen konnte. (Davon werde ich später in diesem Buch noch erzählen.) Als ich das begriffen hab, konnte ich mir regelrecht dabei zusehen, wie sich meine Nervenbahnen entzündeten, wenn ich diese Wut nicht rausbekommen habe – sie nicht rauslassen konnte. Lässt sich das aus Ihrer Sicht in Zusammenhang bringen, dass angestaute Gefühle 'im Körper stecken bleiben'?

„Ich würde das so beschreiben: Wenn mir als Kind schwierige Erlebnisse oder Emotionen nicht zugestanden wurden, ich nicht gelernt habe, Emotionen zu erkennen und für mich passend mit ihnen umzugehen oder ich mir aus verschiedenen Lebenssituationen heraus abgewöhnt habe, diese Emotionen wahrzunehmen … dann führt das dazu, dass ich auch bestimmte Entwicklungen nicht mache. Auch Entwicklungen im Sinne von Persönlichkeitsentwicklung.

Die Folge daraus ist, dass ich bestimmte Verhaltensweisen zur Konfliktlösung beispielsweise nicht habe. Oder ich zu Verhaltensweisen tendiere, wie z. B. Rückzug, mich möglicherweise immer in Frage zu stellen – meinen Wert gar nicht wahrzunehmen, eher zu schauen, wie kann ich mich so verhalten, dass ich von anderen anerkannt werde und dafür sehr viel zu leisten bereit bin. Wenn mir bestimmte Entwicklungen da nicht möglich waren, dann kann das dazu führen, dass ich mich zu wenig wahrnehme – mit meinen Bedürfnissen, meinen Fähigkeiten, auch mit meinen Grenzen. Insofern ist das richtig. Ich würde nicht sagen, dass das unbedingt zu einer Entzündung im Körper führt. Aber, wenn eine permanente innerliche Stresssituation entsteht, dann kann eine low-grade inflammation dadurch unterstützt werden.

Da sind wir bei einem wichtigen Punkt: es ist in den seltensten Fällen eine Ursache, meistens ist es ein Zusammenspiel verschiedenster Faktoren."

Biologische, psychische und soziale Faktoren?

„Das Bio-Psycho-Soziale Modell ist ein sehr wichtiges. Jeder Mensch hat eine genetische Ausstattung, mit der er auf die Welt kommt. Und wir alle haben ein soziales Umfeld, das uns sehr früh schon prägt. Dann erleben wir Dinge im Laufe des Lebens, sogenannte Life-Events, die auch etwas mit uns machen bzw. durch die sich unser Verhalten wiederum entsprechend verändert. Und unsere Verhaltensweisen, z. B. dass ich plötzlich unter Stress mit dem Rauchen anfange, machen was mit unserem Körper – mit unserem biologischen Systemen. Wenn ich dann noch in chronische Konfliktsituationen komme, dann habe ich einen Zustand der zu Veränderungen führt.

Das heißt, ich habe eine Gegebenheit, die natürlich dynamisch ist. Und im Sinne der Veränderung kann ich dann wieder diese Gegebenheit beeinflussen. Wenn ich eine Situation herstelle, in der eigentlich nur noch maladaptive (schlecht angepasst/unangepasst) Mechanismen vorherrschen, dann entwickelt sich eine Krankheit. Ursache ist meist nicht eine Sache alleine. Was wir schon wissen ist, wenn es schwerwiegende Faktoren sind, z. B. frühkindliche Traumatisierung, dann kann es zu einer massiven Veränderung kommen. Da gibt es natürlich auch epigenetische Veränderungen. Die führen dann wirklich auch dazu, dass sich später vermehrt körperliche Anfälligkeiten, z. B. für Herz-Kreislauf-Erkrankungen, zeigen. Oder, in der Psychiatrie besteht ein höheres Risiko für eine spätere Depressionsentwicklung."

Mir fallen Zwillingsstudien (mit eineiigen Zwillingen) ein, wo man genau das beobachten konnte. Trotz des gleichen Genmaterials wurden beispielsweise durch das Verhalten, die Lebenssituationen und die Umwelteinflüsse bei einem Zwilling eine genetisch angelegte Krankheit aktiviert und bei dem anderen nicht.

„Die zeigen das, ja."

Und ich finde das so wertvoll, weil uns das selbst eine gewisse Handlungsfähigkeit gibt: Wie wir mit Situationen umgehen oder lernen, das zu tun. Wie wir denken oder bewerten. Ob wir alte Muster weiterleben oder uns neue zulegen. Die eigene Haltung zu verändern, anders mit Herausforderungen umzugehen und auch mit dem ganz alltäglichen Leben. Das haben wir selbst in der Hand.

„Genau."

Momente, in denen ich mich wie gelähmt – handlungsunfähig – fühlte, waren z. B. wenn ich eine Diagnose bekam. Wir haben auch über Kontrollerleben gesprochen. Das hat auch eine wichtige Wirkung – oder?

„Klar. Ich denke, Kontrollerleben ist etwas, das mit dem Gefühl von Sicherheit auf der einen Seite zu tun hat. Auf der anderen mit Autonomie – 'was kann ich selber tun'. Und das ist ein ganz zentrales Thema.

Um als Behandler:in gut begleiten zu können, muss ich das Autonomiebewusstsein des Patienten/der Patientin immer im Auge haben. Der eine Mensch hat mehr Möglichkeiten in der Richtung, der andere weniger – auch das muss ich sehen. Den Einen kann ich mit zu viel Information und Selbstgestaltung überfordern. Der Andere bekommt es mit der Angst zu tun und fühlt sich ausgeliefert ohne diese Information und Selbstgestaltung. Und genau das sind wichtige Dinge, die ärztlich erfasst werden müssen."

Und für die auch Empathie da sein muss?

„Natürlich. Kommunikation ist immer auch eine Frage der Empathie. Gelungene Kommunikation beinhaltet Empathie, klar."

Kann man Empathie lernen?

„Kommunikation kann man bis zu einem gewissen Grad lernen. Genauso kann ich mich bis zu einem gewissen Grad im empathischen Wahrnehmen schulen. Der Großteil der Menschen ist empathisch. Es gibt allerdings auch Situationen, in denen ich aufgrund der eigenen Überforderung die Empathie hinten anstelle. Das ist es, was ich leider häufig im Medizinsystem wahrnehme. Um empathisch zu sein, brauche ich zumindest ein klein wenig Spielraum – z. B. Zeit. Wenn ich den nicht mehr habe, dann wird es schwierig. Oder aber wenn ich als Arzt überfordert bin, gerade in emotionalen Situationen, dann ziehe ich mich zurück und lass mich auf die Gefühle lieber erst gar nicht ein."

Was auch verständlich ist. Ich muss jeden Arzt bewundern. Wenn ich beispielsweise daran denke in einer Notaufnahme zu arbeiten. Das muss wahnsinnig fordernd sein.

„Ist es auch. Die Kolleg:innen leisten dort teilweise Unglaubliches. Und da gibt es dann auch Grenzen. Insgesamt müssen wir glaube ich daran arbeiten, dass sich die Systeme verändern im Sinne von weiter entwickeln."

Da stimme ich Ihnen voll und ganz zu. Ich denke nur mit- und füreinander können wir das hinbekommen. Ihnen ist sicherlich die ein oder andere Erfolgsgeschichte begegnet. Dieses Buch soll Mut machen. Würden Sie uns exemplarisch von einem Fall erzählen?

„Es gibt viele Geschichten, die mir da einfallen. Solche, wo Patienten lernten mit chronischen Schmerzen anders umzugehen. Ein Patient ist mir in Erinnerung gekommen, als ich die Zusammenfassung ihrer Geschichte las. Bei dem war es auch so komplex. Der hatte ebenfalls einen schweren Autounfall. Von diesem trug er eine Behinderung davon. Er hat noch viele andere Erlebnisse gehabt und ist immer mehr in diesen chronischen Schmerzen hängen geblieben. Im Endeffekt hat sein Leben nur mehr aus Schmerzen bestanden und es war nichts anderes als das Kreisen um den Schmerz mehr möglich für ihn.

Bis er dann neue Wege gesehen hat Perspektiven zu verändern, die Verantwortung zu übernehmen, aber auch Grenzen zu setzen, auch mal zu schauen 'Wo ist etwas eigentlich nicht mehr meine Verantwortung?' und 'Wo kann ich was abgeben?'.

Bei ihm gab es einen chronischen Konflikt, aus dem er einfach nicht herausgekommen ist. Im Laufe der Behandlung wurde es ihm jedoch möglich eine andere Perspektive einzunehmen. Das heißt nicht, dass der Konflikt dann weg war. Aber er hat einen anderen Standpunkt dazu eingenommen. Damit hat sich dann ganz vieles gelöst.

Seine Behinderung blieb natürlich bestehen. Er war auch nicht völlig schmerzfrei. Aber er hat wieder 'aktiv gelebt'. Er fing wieder an seinen Hobbies nachzugehen, seine Interessen und sozialen Kontakte zu leben. Er fand einen lebenserfüllenden Sinn für sich. Sogar eine neue Partnerschaft ist er eingegangen. Schlussendlich hat er wieder zu arbeiten begonnen. Eigentlich wollte er das gar nicht. Aber – zu meiner eigenen Überraschung – hat er eine Arbeit gefunden, die ihm Spaß gemacht und ihn bereichert hat.

Das war ein langer Weg, sicher kein einfacher, aber ein sehr gut gelungener. Mit Eigenverantwortung, Grenzen setzen, zuständig sein, aber auch merken, wo man nicht mehr die Verantwortung tragen muss. Mit der Erkenntnis, wo man Perspektiven ändern kann, und auch lernt das eine oder andere auszuhalten. Das ist ebenfalls nicht so ganz leicht. Bei ihm war es anfangs so, dass er sagte: 'Wenn die Schmerzen weg sind, dann ist alles in Ordnung.' Nur mit seiner Behinderung war es unrealistisch, dass die Schmerzen wieder vollständig verschwinden würden. Jetzt jedoch ist das gar kein Thema mehr für ihn. Er hat Schmerzen, aber er hat einen anderen Umgang damit. Er weiß was er tun kann. Was ihm gut tut, was ihm nicht gut tut. Und damit ist eine andere Entwicklung möglich gewesen. Das ist eine Geschichte von sehr vielen die mir da einfällt."

Die erinnert mich tatsächlich sehr an meine eigene. Für mich klingt das, als hätte er seine Innenwelt und sein Leben auf den Kopf gestellt.

„Ja, ganz sicher. Er hat neue Herangehensweisen entwickelt. Das geht nicht von heute auf morgen. Es war bei ihm ein langer Prozess, bei dem es zwischendurch Zeiten gab, in denen es ‘nicht so gut’ lief. Und das ist auch wichtig: nicht jede Geschichte ist durch und durch eine Erfolgsgeschichte. Es gibt einfach auch mal Situationen, die schwierig sind und dann muss man auch das anerkennen. Es ist nicht immer alles lösbar. Aber, ich kann anders damit umgehen lernen. Ich kann auch noch andere Dinge sehen als nur diese Schwierigkeiten.“

Mir konnte niemand sagen: ‘Du wirst wieder gesund.’ Das konnte ich nur versuchen. Selbst die Verantwortung übernehmen und herausfinden, was ich selbst tun kann. Heute verstehe ich das, was war, als Einladung des Lebens über mich selbst hinauszuwachsen. So denke ich, wir alle können nur selbst herausfinden, was für uns möglich ist und dass Wachstum – neue Lösungsansätze lernen z. B. immer bereichernd ist.

„Absolut. Einen Punkt möchte ich hier noch anfügen, weil ich viel mit onkologischen Patientinnen gearbeitet habe und immer noch arbeite. Man darf natürlich nicht dahinkommen sich zu sagen: ‘Weil ich nicht positiv genug gedacht habe, funktioniert es nicht.’ Sie haben recht, die Eigenverantwortung und auch die Autonomie zu betonen. Es gibt aber auch Situationen, wo es nicht nur daran liegt. Oder Veränderungen, die so groß sind, dass es keine Heilung gibt oder auch keine völlig andere Möglichkeit damit umzugehen. Sei es eine schwere Behinderung oder eine fortschreitende Krebserkrankung.

Mir ist ganz wichtig: das ist nicht das eigene Versagen, die eigene Schuld, weil ich nicht positiv genug war. Das ist es nicht. Ich komme immer wieder in Situationen, in denen es mir sehr wichtig ist, diesen Patienten und Patientinnen zu erklären: Dass nicht das eigene 'Unvermögen' schuld daran ist, dass die Krankheit weiter fortschreitet. Es gibt Zustände und Gegebenheiten, für die eine Möglichkeit der totalen Remission – also der Wiedergutmachung, der Heilung – nicht mehr erreichbar ist. Damit müssen wir auch leben. In jedem Leben gibt es einen Endpunkt und den müssen wir ebenfalls irgendwie integrieren. Auch das ist wichtig."

Frieden schließen mit dem was ist?

„Genau."

Auch ein wertvoller Punkt, von denen Sie uns so viele gezeigt haben. Ich möchte mich nochmals ganz herzlich dafür bei Ihnen bedanken Fr. Sperner-Unterweger.

In diesem Interview bin ich einer überaus empathischen und sympathischen Frau begegnet. Wir hatten uns vorher nicht ein einziges Mal gesehen oder gesprochen und dennoch hat Frau Sperner-Unterweger „ja" gesagt, sich vorbereitet, geduldig jede meiner Fragen beantwortet. Noch dazu haben wir auch zusammen schmunzeln können. Ärzte:innen/Forscher:innen mit solch offenem Herzen für andere sind ein Geschenk für diese Welt. Meine Meinung ;)

RÜCKKEHR IN MEINE ALTE WELT

(M)ein Denkfehler mit schmerzhaften Folgen

Was soll nach so einer phänomenalen Auszeit kommen? „Sie war glücklich, zufrieden und schmerzfrei bis an ihr Lebensende.“ *Klingt wie im Märchen? Genau. Da würde ich dir ein Märchen auftischen.*

Ich war wie aus dem Himmel gefallen, zurück im deutschen Winter gelandet. Dick eingepackt in Thermostrumpfhose, Jeans, Top, T-Shirt, Pulli, Winterjacke und dicken Boots stapfte ich wie auf einer Polarexpedition herum. Nein, es war kein Jahrhundertwinter, er war sogar relativ mild. Nur fror ich, mit an die 30 Grad Temperaturunterschied wie eine nackte Katze. Erst in meinen Winterklamotten wurde mir bewusst wie viel ich abgenommen hatte. Sie hingen an mir als würden sie mir nicht gehören. Zehn Kilo meines Körpergewichts hatte ich in nur vier Monaten verloren. Was mir unbegreiflich war. Banana Pancakes mit Honig zum Frühstück, mehrere Smoothies pro Tag, üppiges Abendessen – mit Nachspeise. Gerichte mit dreifach Fett und Dosenspaghetti auf den Cook Inseln. Und dann das. Wie konnte das sein? Die einzige Erklärung, die ich mir geben konnte war, dass sich mein Körper in meiner Entspannung und Leichtigkeit selbst reguliert hatte. Auf den Inseln war ich satt gewesen mit all meinen Sinnen. Ich hatte tatsächlich alles losgelassen, was mir zu viel war. Nun war schlagartig alles anders. Mein Herz war auf der Insel, mein Körper aber hier. Mir war kalt und ich hatte unglaublichen Hunger. Ein Hunger, der sich mit Essen allein nicht stillen ließ.

Die ersten Tage in der alten Heimat liefen an mir vorbei wie im Film. Der Jetlag hatte mich fest im Griff. Alles schien mir unwahrscheinlich schnell und falsch zu sein. Ich lächelte die Menschen an, die wenigsten erwiderten es. Fast alle hetzen vor sich hin. Keiner, der stehen blieb und auf den anderen guckte. Irgendwie waren alle mit allem ungeduldig. Niemand hatte Zeit für ein nettes Wort an jemanden, den er nicht gut kannte. Schneller, höher, weiter. Verrückte, kalte Welt. Des Öfteren standen mir die Tränen in den Augen.

Auf dieser Reise war ich der prallen Fülle des Lebens begegnet. Ich war mein eigener Ruhepol geworden und hatte begonnen innerlich und äußerlich zu strahlen. Der Trennungsschmerz, den ich anfangs empfand, begann abzuklingen. Ich würde dieses Strahlen in mir pflegen und aufrechterhalten und mir etwas einfallen lassen. Könnte ich auf Bali leben? Nein. Ich wusste, dass das Paradies sich abnutzte. Nur auf der Insel zu sein würde mir nicht reichen. Ich bräuchte Geld, um immer wieder nach Deutschland zurückzukehren oder aber weiter zu reisen. Wie schwer es war sein Geld in Indonesien zu verdienen hatte ich bei vielen Aussteigern gesehen. Manche davon waren nahezu verzweifelt gewesen. Außerdem fehlte mir der Mut ad hoc einen Schritt zu tun, mit dem ich voll und ganz aus der Sicherheit eines Bürojobs in Deutschland, mit festem Gehalt, ausbrechen würde. Vielleicht könnte ich es Schritt für Schritt umsetzen. Für den Anfang würde ich das Minus meines Stundenkontos bei meinem Arbeitgeber ausgleichen müssen. Nach zwei Wochen der Eingewöhnung saß ich wieder im Büro. Ich hatte mich auf die Kollegen gefreut, war aber auch besorgt gewesen, ob ich dem schnellen Takt meines Berufes standhalten könnte. Überrascht beobachtete ich mich selbst dabei wie ich innerhalb weniger Tage in meinen alten Funktionsmodus verfiel. Wie im Autopiloten erledigte ich meine Aufgaben. Ein paar Tage lang hatte ich das Gefühl gehabt dieses Leben nicht auszuhalten und dann funktionierte ich wieder einwandfrei. Dieses Gefühl war zwar nicht weg, ich konnte und durfte ihm aber keinen Raum geben. Großen Spaß machte es mir nicht, mich mit dem Dilemma der insolventen Firmeninhaber, Angestellten und Gläubiger zu beschäftigen. Aber es war nun mal mein Job.

Mit anfänglicher Höchstdisziplin konnte ich es schaffen meinen Reise-Flow in meinen Alltag zu integrieren. Ich hatte einen für mich so unglaublich großen Schritt getan mit dieser Reise um die Welt, dass ich nicht mehr dieselbe war wie zuvor. Ich war über mich und meine Schmerzen hinausgewachsen, auch wenn ich meine Gelenke im nasskalten Deutschland sofort wieder spürte. Sie zogen und drückten. Wenn ich dem entgehen wollte, dann würde ich einen Weg finden müssen, im Winter in wärmeren Gefilden zu sein. Doch jetzt standen erstmal Überstunden und der Verzicht auf Urlaubstage an. So schuf ich mir im Alltag kleine Inseln. Alles, was ich auf Bali geliebt hatte: in einem schönen Café sitzen und die Wäsche schmutzig sein lassen, hie und da eine Massage. In Anlehnung an die Rituale der Balinesen schrieb ich jeden Abend auf, für was ich heute dankbar war. Ich umgab mich mit Menschen, mit denen ich Spaß hatte. Sobald ich von meiner Reise erzählte sprühte ich nur so vor Energie. Das tat ich mit Hingabe.

Freunden und Bekannten (ehrlich gesagt jedem, der es hören wollte), berichtete ich stundenlang von meinen Erlebnissen und Erfahrungen. Beim Erzählen war ich wieder auf den Inseln, bei den Menschen und allem, was mir gut getan hatte. Ich versuchte zu erklären, was diese Zeit so wertvoll gemacht hatte. Wie gesund und richtig sich ein selbstbestimmter Lebensrhythmus angefühlt hatte. Welches Maß an gelebter Lebensfreude normal sein könnte. Wie schön es war, wenn sich Menschen mit offenem Herzen, zugewandt und wohlwollend begegneten. Dass ich erlebt hatte, welchen Einfluss gelebte Dankbarkeit auf mein Leben hatte. Wie kraftvoll wir als Gemeinschaft waren, die sich füreinander einsetzte und wie leicht das ging. Davon, wie ich immer gesünder und erfüllter wurde, indem ich monatelang mit Dingen beschäftigt war, die mein Herz zum Klingen und Singen brachten. Ich erntete die verschiedensten Reaktionen. In einem jedoch waren sie alle gleich: kein einziger war unter ihnen, der mich aus vollstem Herzen ermutigt hätte. Sie sahen mich an, als würde ich von einer besseren Welt träumen. Dementsprechend fielen zum Teil die Antworten aus: „Das ist ja alles ganz schön, geht aber auch nur im Urlaub. Es ist hier eben anders. Erzähl das mal meinem Chef und unseren Kunden, dass es wichtig wäre bei mir zu sein. Hier denkt jeder nur an sich und an seinen Geldbeutel. Ich hab‘ so viel um die Ohren, da bleibt mir für sowas keine Zeit.“

Einige meiner Freunde waren da diplomatischer. Dennoch fühlte ich mich nicht verstanden. Ich wusste selbst nicht, wie ich mein Leben hier so umkrempeln könnte, dass ich meine Erkenntnisse aus der Hängematte integrieren könnte. Aber ich musste einfach einen Weg finden. Außerdem brauchte ich mich nur hinzusetzen und bewusst an meinen Reiseflow, mit all den wundervollen Gefühlen denken und ich war schon mittendrin. Ich strahlte noch immer wie ein Atomkraftwerk. Als Anker trug ich ein Armband, mit einem kleinen Glöckchen aus Bali. Immer wenn ich es klingeln hörte sollte es mich daran erinnern, was ich mir bewahren und hier leben wollte.

In meinem Job fiel mir das am schwersten. Oft hörte ich nicht mal mehr das Glöckchen. *Ich weiß nicht, ob du das kennst. Bei mir war es, als würde ich mit dem Schritt durch die Bürotür jeden Bezug zu mir selbst aufgeben und nur noch funktionieren.* Kein Wunder. Das Telefon klingelte unentwegt, Vorgesetzte standen in der Tür und erteilten mir neue Aufträge und der Berg an Arbeit häufte sich mit jedem Tag. Inzwischen saß ich manchmal sogar am Wochenende im Büro. Ich wollte diese Schuld an Stunden so schnell wie möglich abbauen, um frei zu sein. Neben meinem Hauptberuf baute ich eine Website und startete ein kleines Business mit fair gefertigtem Schmuck aus Bali. Die Schmuckstücke wurden in einem Verbund produziert, der die Kultur und Menschen achtete. Faire Löhne erreichten die Silberschmiede. Man forcierte die Ausbildung von Frauen, bezahlte ihnen den gleichen Lohn wie Männern und unterstützte sogar ein Gefängnisprojekt. In Indonesien wurden Drogenkuriere zu lebenslänglichen Gefängnisstrafen verurteilt. Ein Junge, Anfang zwanzig, hatte sich an die Leiterin der Produktion gewandt. Um seine Familie zu versorgen, war er als Drogenkurier für Ausländer geendet und erwischt worden. Seit Jahren saß er im Knast, ohne Aufgabe und ohne Perspektive. Sie gründete ein Projekt, in dem solchen Menschen genau das geboten wurde: eine Ausbildung, eine Beschäftigung und die Möglichkeit, durch ein Gehalt ihre Situation oder die ihrer Familie zu verbessern. Irgendwie fühlte ich mich ein wenig wie diese Häftlinge – gefangen.

Dieses Business gab mir die Möglichkeit, meine Verbindung nach Bali und den Menschen aufrechtzuerhalten. Ich hatte das Gefühl, etwas Sinnvolles zu unterstützen, und noch viel wichtiger, die Perspektive zu haben, mir ein neues Leben aufzubauen. Ein Leben, das mir und meinen Bedürfnissen entsprach. In dem ich nicht mehr acht Stunden des Tages an meinen Schreibtisch gefesselt wäre. Das mir die Möglichkeit gäbe zu reisen und das zu tun, was mich erfüllte. Außerdem hatte ich helle Freude daran meinen Kunden von Bali und meinem Leben dort zu erzählen. Sofern ich nicht gerade im Büro bei meinen Überstunden war. Nach einigen Monaten merkte ich wie mir die Kraft ausging. Mein Rücken tat sein Übriges. Neun Monate nach meiner Rückkehr war der Schmerz in meiner Lendenwirbelsäule zurück. Nicht wie zuvor, aber merklich. Kein Wunder, ich hatte mir ganz schön viel zugemutet. Wieder saß ich bei Orthopäden, Physiotherapeuten und Homöopathen. Warum ich überhaupt schmerzfrei gewesen war, konnte mir niemand so recht erklären und die meisten schienen es mir auch nicht so recht zu glauben. „Sicherlich haben die Wärme und die täglichen Massagen dazu beigetragen, dass es Ihnen besser ging. Arthrose mag die Kälte nicht. Setzen Sie sich eventuell hier sehr unter Druck? Andererseits wundert es mich, dass Sie mit all ihren Vorerkrankungen überhaupt so lange weniger Schmerzen hatten.“ Ich machte mir meine Gedanken.

Ja, ich setzte mich im Alltag unter Druck. Allein, wenn ich an die in meinem Beruf übliche Zeiterfassung dachte, ging es mir schlecht. Ich hatte jede Minute meines Arbeitstages auf einem Auftrag mit dem zugehörigen Mandanten zu erfassen. Brauchte ich mal länger für einen Jahresabschluss, so verfiel ich mit jeder weiteren Stunde mehr in Hetze. Denn dafür würde ich mich bei den Vorgesetzten rechtfertigen müssen. Die Zeiten auf einem Auftrag wurden in die Rechnung integriert. Über ihr prangte eine schwarze oder rote Zahl: der Deckungsbeitrag. Gefühlt wurde mit jedem Auftrag mein Erfolg oder Versagen messbar gemacht. Warum dieser aufwendiger gewesen war, war im Zweifel nachrangig. Man würde sich dem Mandanten gegenüber erklären müssen oder aber draufzahlen. Am besten war es, wenn die Mitarbeiter so schnell arbeiteten, dass der Auftrag maximal rentabel und ein Kunde über die durchschnittliche Rechnung zufrieden war. Also galt es so schnell wie möglich zu sein. *Kannst du dir vorstellen in was so etwas ausartet? In einer Art Dauerlauf und der ständigen Angst „bloß nichts zu übersehen."* Aus dieser Nummer würde ich so schnell nicht rauskommen. Das war nun mal mein Beruf. Aber das Arbeitsfeld würde ich durch einen Wechsel des Tätigkeitsfeldes verlassen können.

So kündigte ich eine ganze Zeit später mit einem lachenden und einem weinenden Auge. Ich hatte die Menschen um mich herum liebgewonnen, aber ich konnte einfach nicht mehr so weitermachen. In der neuen Kanzlei arbeitete ich wieder an den Steuererklärungen und Bilanzen gesunder Firmen. Es tat mir gut mit sehr viel entspannteren Mandanten in Kontakt zu sein. Auch meine Rückenschmerzen bekam ich wieder so in den Griff, dass ich sie tolerieren konnte. Mein Reiseflow war noch nicht ganz verblasst. Spätestens wenn ich mit Freunden, die ich auf meiner Reise kennengelernt hatte, zusammen war, leuchtete er wieder auf. Sie konnten nachvollziehen nach was ich mich sehnte. Der Leichtigkeit, Freude und Erfüllung einer langen Reise, in der das

Herz überschäumt vor Glück. Wir verbrachten Tage und halbe Nächte damit in Erinnerungen zu schwelgen und überlegten zusammen, wie wir den Spagat zwischen beiden Welten hinbekommen könnten. Eine bahnbrechende Idee kam uns nicht.

So versuchte ich meine Sehnsucht nach Leben zu stillen indem ich so oft es ging in den Wintermonaten nach Bali oder in andere Teile Asiens flog. Mit der Landung in der Ferne fielen die Schmerzen innerhalb weniger Tage von mir ab. Setzte ich meine Füße auf deutschen Boden, so kehrten sie zurück. Jedes Mal wurde ich traurig und fühlte mich wieder abgetrennt von allem, was mir guttat. Damit saß ich einem meiner größten Denkfehler auf. Jahrelang hörte ich mich sagen, ich müsse auf Bali sein, um gesund, glücklich und ohne Schmerzen zu leben. In gewohnter Manier kämpfte ich so gegen die Züge meines alten Ichs an. Ich wünschte von Herzen, einen Weg zu finden, mir mein neu gewonnenes Lebensgefühl bewahren zu können. Auf welche Weise mir mein Leben dazu verhelfen würde, mein Ziel zu erreichen, ahnte ich nicht.

- Zurück in Deutschland verfiel ich immer mehr in meinen gewohnten Lebensstil. Ich suchte Sicherheit in meinem Job – und bezahlte mit meiner Energie und Gesundheit. Mit dem zunehmenden Alltagstrott kehrten auch meine Schmerzen zurück. Wann immer ich wieder nach Südostasien flog, fielen diese wieder von mir ab. So war ich überzeugt, dass allein mein Leben auf Bali mir Glück und Gesundheit bescheren konnte. Wie sehr ich mich irrte …

RÜCKKEHR IN MEINE ALTE WELT

Die Suche nach dem Glück

Ich muss! So fingen drei Jahre später die meisten meiner Gedanken an. „Ich muss Geld verdienen, um meine Rechnungen zu bezahlen. Ich muss zum Osteopathen und dafür heute länger arbeiten. Ich muss noch einkaufen. Ich muss nach der Arbeit noch zu meinen Eltern und ihnen helfen. Ich muss um acht da und dort sein. Ich muss am Wochenende Freunden beim Umzug helfen. Ich muss viel dafür tun, damit es mir gut geht."

Alternativ starteten die Sätze mit „Ich darf nicht" oder „Ich kann nicht". Nicht vergessen den Mandanten zurückzurufen. Nicht absagen. Nicht tun und lassen, was mir gefällt. Nicht einfach alle fünfe grade sein lassen. Nicht aufgeben. Nicht einfach hinschmeißen. Oft kamen sie verdeckt daher. „Als gute Freundin sollte ich." „Meine Eltern brauchen mich." „Der Chef verlässt sich auf mich." Oder, mit einem harmlosen „sollte". „Ich sollte mir mehr Zeit für mich nehmen."

Ich hatte eine wichtige Lektion vergessen: Ich war mir meiner Gedanken und ihrer Wirkung nicht mehr bewusst. Was folgte waren Stress, Frust und Druck – auf allen Spielfeldern meines Lebens: Mein Körper machte mir Druck in Form von tolerierbaren aber deutlichen Schmerzen. Von meiner Familie fühlte ich mich unter Druck gesetzt, immer dann, wenn ich hörte „wir brauchen dich". In Freundschaften fand ich mich immer wieder in Situationen, in denen man mich mit Nachdruck um Unterstützung bat. Mit der Liebe hatte ich meine liebe Not. Ich suchte sie und fand sie nicht. Die Aussicht auf eine eigene Familie schien immer weniger greifbar. Geld hatte ich nie genug, so zwang ich mich noch mehr zu arbeiten, um meine Behandlungen und kleinen Luxus bezahlen zu können. Mein Leben war zu einem Dauerlauf geworden. Jeden Abend fiel ich erschöpft ins Bett, um am nächsten Tag wieder dasselbe zu machen.

Ich schob alles auf die Welt da draußen, die so gar nicht dem entsprach, was ich mir wünschte und in meinen Urlauben erlebt hatte. Also versuchte ich, das Außen zu ändern. Nochmals wechselte ich den Arbeitgeber. Ich hatte einen guten Griff getan. In der neuen Kanzlei herrschte ein familiäres Betriebsklima, die Kollegen waren herzlich und der Chef ein kollegialer und von Grund auf freundlicher Mensch. Von Anfang an fühlte ich mich wohl. Der Kreis schloss sich mit den Kunden, die beinahe alle ebenso herzlich waren. Ich atmete auf. Ein erster Erfolg, der sich rundherum gut anfühlte.

Familie und Freunden erklärte ich lang und breit, dass ich gerade nur eingeschränkt für sie da sein konnte. Ich müsse mich erst im neuen Job einarbeiten und hätte selbst viel um die Ohren. Die meisten verstanden es. Auch wenn ich ihre Unzufriedenheit spürte, dass ich ihnen meine Hilfe verwehrte und mein schlechtes Gewissen, das sich permanent meldete.

Durch die Anmeldung und natürlich auch das Training in einem Fitnessstudio würde ich meinem Körper (und seinen gefühlten, optischen Mängeln) mehr gerecht werden. Ich wollte die Mehrpfunde, die nach meiner Reise zurückgekehrt waren, wieder loswerden. Ich gönnte mir weiterhin ab und zu eine Massage. Urlaub war grad noch nicht drin, aber das würde sich später wieder machen lassen. Schmerzspitzen schlichen sich gelegentlich ein, doch ich wusste was dann zu tun war und dachte, meine Beschwerden gut im Griff zu haben. „Schließlich geht es dir so viel besser als zuvor."

Finanziell hatte ich mich durch den Arbeitsplatzwechsel ein wenig verschlechtert. Das Gehalt meines alten Jobs war mehr gewesen, aber das ließe sich im Laufe der Jahre sicher verbessern. Ich müsste eben erneut beweisen, dass ich ein höheres Gehalt wert war. Und schließlich machte mir meine Arbeit zum ersten Mal wieder richtig Freude, das war unbezahlbar.

Um Liebe zu finden hatte ich begonnen zu daten. Ich traf tolle Männer und solche, die andere Vorstellungen vom Leben hatten als ich. Das Schicksal schien mir jedoch immer wieder ein Bein zu stellen. Entweder wurde ich abgewählt, obwohl ich verliebt und im Gefühl war, dass es gut laufen würde. Oder aber ich lehnte die Kandidaten ab, weil ich zu viele Haare in der Suppe fand. Auf Anhieb schien es einfach nicht zu klappen mit mir und der Liebe. „Na gut, der Richtige würde schon noch kommen."

In dieser Zeit heirateten einige meiner Freunde, gründeten Familien. Einen Tag vor der Hochzeit meiner besten Freundin war ich nach zwei Monaten einer neuen Beziehung frisch verlassen worden. Ich hätte heulen können auf dieser Feier. Aber ich tat es nicht. Es war ihr großer Tag. Den wollte ich ihr nicht vermiesen. „Reiß dich zusammen." Diesen Satz sagte ich mir oft. Immer dann, wenn ich mir einredete, mein Leben sei ganz O. K. Ich hätte keinen Grund traurig oder unzufrieden zu sein. Es gäbe Menschen, denen es schlechter ging.

Ich verglich mich „nach unten", um mich besser zu fühlen. Meine schmerzlichen Gefühle schob ich weg, um sie nicht aushalten zu müssen. Mit dieser Strategie belog ich mich gekonnt selbst. Mein großer Freundeskreis schien wegzubröckeln. Immer seltener hatte jemand Zeit etwas mit mir zu unternehmen. Klar, die hatten Kinder, bauten Häuser, waren in stressigen Jobs, genossen Zeit zu zweit und setzten Pläne für ihre Zukunft um. Nur ich kam mir nach und nach vor, als würde ich am Rand meines Lebens stehen und dem Glück anderer zusehen. Immer öfter fühlte ich mich einsam. An einigen Stellschrauben hatte ich gedreht. Doch es klappte nicht wirklich, was ich nach meiner Reise vorgehabt hatte umzusetzen. Mein inneres Selbstsabotage-Programm lief auch Hochtouren: Ich will eine Aufgabe, mit der ich so viel Freude hab wie auf Reisen, wurde zu „Ich hab doch nichts anderes gelernt." Ein Buch schreiben und von meinen Erlebnissen berichten. „Darauf wird die Welt gewartet haben. Das bin doch nur ich." Meinen Weg zusammen mit einem Mann an meiner Seite geh'n. „Langsam krieg ich das Gefühl, den gibt's für mich nicht." Ich hab' alle Möglichkeiten, klar kann ich hier so leben wie auf Bali. „Du siehst doch, dass das nicht stimmt." Meine Wünsche erfüllten sich einfach nicht und ich dachte, mein Glück läge eben nicht in meiner Hand. Inzwischen suchte ich ständig einen Arzt oder Heilpraktiker auf, weil mich Wirbelblockaden oder Infekte heimsuchten. Mein kleines Schmuckbusiness hatte ich aufgegeben. Neben meinen Arbeitsplatzwechseln, die mich jedes Mal in der Einarbeitungsphase enorm Kraft gekostet hatten, war mir das zu viel geworden. Mit dem Ende des Geschäfts war die Verbindung nach Bali abgerissen. Ich hatte aufgehört von meiner Reise zu sprechen. Das Leuchten in mir war fast vollständig erloschen. Nur die Erinnerung daran blieb.

- Trotz allem gefühlten Unglück gab ich die Suche nach dem Glück nicht auf. Ich hätte es besser wissen können, doch ich suchte im Außen und verdrängte alles, was mir den Weg aus meiner Misere hätte zeigen können. Ich war ein Meister im Verdrängen geworden und machte die Welt da draußen verantwortlich. Für mich gab es Glück, Freude und Gesundheit nur auf Reisen. Wieder einmal überließ ich meinen Glaubenssätzen und alten Mustern die Herrschaft über mein Leben. Es sollte noch schlimmer kommen …

RÜCKKEHR IN MEINE ALTE WELT

Hab' ich es einfach nicht verdient?

Die unglaublichsten Gedanken schossen durch meinen Kopf: „Hab ich es einfach nicht verdient, rundherum glücklich zu sein?" Was für ein Quatsch. Ich hatte doch objektiv gesehen ein gutes Leben. Eines mit kleinen Komplikationen eben. „Nein, ich muss mich nur mehr anstrengen, besser werden. Dann klappt das schon."

Keine glorreiche Idee, denn es bedeutete, wieder einmal über meine eigenen Gefühle und Wünsche hinwegzugehen. Im Grunde ging ich die Spirale tapfer und zielstrebig weiter nach unten. Ich strengte mich unglaublich an: meine Stimmung aufrechtzuerhalten, um mich besser zu fühlen und im Job noch mehr zu leisten, um die lang ersehnte Gehaltserhöhung zu bekommen. Denn das hieß reisen zu können. Meinen Körper zu stählen und mindestens drei Mal pro Woche im Fitnessstudio zu trainieren, um schöner und gesünder zu sein. Familie und Freunden mehr gerecht zu werden, um weniger Unmut zu ernten. Nur das mit den Dates ließ ich sein. Die letzte Abfuhr saß so tief, das würde ich mir erstmal ersparen. Ich hatte ja eh ein liebevolles Arbeitsumfeld dazugewonnen. Das musste fürs Erste reichen. „Zuerst dort richtig ankommen.“, tröstete ich mich.

Mein Leben bestand bei weitem nicht nur aus Arbeit. Ich schob sie vor, statt meiner Angst vor einem neuerlichen Gefühl tiefer Verletzung in die Augen zu sehen. Und, ich zeichne dir hier ein sehr gefiltertes Bild dessen, was zu meiner Misere beitrug, damit du den bestmöglichen Nutzen aus meinen „Fehlern“ ziehen kannst. Wenn ich damals den Vergleich vor und nach meiner Reise zog, dann ging es mir viel besser als vorher. NUR lässt sich sagen, alles, was in meinem System nicht stimmte, war dabei zu kollabieren. Und mein Leben kollabierte kurz darauf so vollständig, dass ich nicht mehr weitermachen konnte.

Irgendwann war irgendwie alles nur noch anstrengend und schwammig. Ich konnte nicht greifen warum. Morgens stand ich schon ohne große Freude auf und erledigte meine beruflichen Aufgaben mit Engagement und erzwungenem Elan. Egal, was anstand: die nächste Familienfeier, Brautkleidanprobe, Hauseinweihungsparty, Essenseinladung, Betriebsausflug. Diese Dinge waren schön, doch sie machten mir keinen großen Spaß mehr. Ich gab auch nicht die Spaßbremse, nur war ich auf einem echten Low-Level angekommen. Immer mehr spürte ich den kleinen Stich ins Herz dabei, wenn ich um mich herumschaute. Ich sah vor allem was ich nicht hatte und fühlte mich immer ungenügender.

Dieses Gefühl, das sich breitmachte, zeigte sich überall: Mit jeder noch so kleinen Kritik meines Chefs fühlte ich mich nicht gut genug. Für meine Mandanten riss ich mir ein Bein aus und hörte dann, dass einer nicht voll und ganz zufrieden sei. Das allein genügte, um mich schlecht zu fühlen. Dabei entsprach meine Wahrnehmung nicht mal der Wirklichkeit. In meiner Arbeit stemmte ich einen tollen Job. Das Lob, das ich dafür bekam, vergaß ich, sobald ich nur bei einem Abschluss nach der Besprechung das kleinste Bisschen ändern musste. Das war eigentlich das Normalste der Welt. Doch ich rügte mich, dass ich daran hätte denken können. Wieder nicht perfekt und vorausschauend genug gearbeitet hätte. Erzählten mir andere von ihren Erlebnissen, lag mein Blick darauf, was sich in meinem Leben nicht erfüllte. Über meiner Wahrnehmung lag ein Filter, durch den ich mich immerfort darin bestätigte: „Ich bin nicht genug. Mit mir stimmt etwas nicht." So setzte ich mich weiter unter Druck: „Ich muss mich entsprechend verhalten, um gemocht zu werden. Ich darf nichts falsch machen. Ich muss schneller und besser arbeiten. Ich sollte es besser jedem recht machen. Ich muss mir eben noch mehr Mühe geben."

Wenn ich mich zurückerinnere könnte ich heulen. Die Gefühle, die ich vehement beiseiteschob, waren schrecklich: einsam, nicht liebenswert, ungenügend, krank, frustriert, traurig und immer ausgelaugter. Verbissen versuchte ich mich überall zu beweisen. Doch diese Gefühle verschwanden nicht. Ich hatte mich in eine Art Kampfmodus hineinmanövriert und kämpfte gegen meine Gefühle, meine Schmerzen, meine eigenen Überzeugungen und gegen immer mehr Menschen, die echt unverschämt waren. Die Dinge nicht geregelt kriegten, mir dann in letzter Sekunde den Ball zuspielten und auch noch Forderungen stellten. Oder sogar auf mich losgingen mit Vorwürfen. Ich war dermaßen perplex, dass ich gar nicht wusste, was ich hätte sagen sollen. Und hinterher, ärgerte ich mich tagelang über mich selbst. Oder über das völlig unangemessene Verhalten meines Gegenübers. Und dann wieder über mich. Ich schaffte den Ausstieg aus dem Karussell in meinem Kopf nicht und lud mich auf mit negativen Gefühlen, die ich nicht mehr loswurde.

Nach Außen gab ich weiter die lustige und lebensfrohe Natur, der nichts etwas anzuhaben schien. Die trotz ihrer körperlichen Handicaps ihr Leben im Griff hatte. Lustigerweise auch die, die den Ruf hatte besonders gut mit schwierigen Charakteren zurechtzukommen und mich durch die verzwicktesten Aufgaben durchbeißen zu können. Das konnte ich beides tatsächlich gut. Freude machte es mir nicht. Am liebsten hätte ich mir die Decke über den Kopf gezogen und wär erst gar nicht aus dem Haus gegangen. Doch das sah natürlich niemand, ich konnte es geschickt verbergen. Mein ständiges Zusammenreißen und Verdrängen hatte meine Rückenschmerzen zu Dauerschmerzen werden lassen. Ständig bekam ich eine Grippe oder Stirnhöhlenentzündung. Trotzdem saß ich im Büro und trieb mich weiter an. Ich gab mein Bestes und ging völlig über meine Kräfte. Alles um zu beweisen, dass ich es wert war.

Viereinhalb Jahre nach meiner Rückkehr begann das schlimmste Kapitel meines Lebens. Alles fing mit einer läppischen Blasenentzündung an. Ich war im Februar mit wenig warmen Socken und Schuhen im Schnee gestanden. Was kalte Füße nach sich ziehen würden, wusste ich nur allzu gut. Auf kalte Füße würde eine Blasenentzündung folgen. Etwas, das ich viele, viele Male erlebt hatte. Das Ziehen ließ nicht lange auf sich warten. Ich spürte den Drang eine Toilette aufzusuchen und nahm ein unangenehmes Brennen wahr. Es war also wieder einmal soweit. Das erste Mal seit meiner

Rückkehr aus Bali. Ich würde nicht lange fackeln und ein Antibiotikum einnehmen. Damit wäre der Spuk vorbei. So dachte ich und ahnte nicht wie sehr ich mich irren sollte.

Die Packung Tabletten war leer, doch noch am selben Tag kehrten die Schmerzen und der Harndrang zurück. Nicht auch noch das. Ich konnte keine zusätzliche Belastung brauchen. Von der Arbeit fuhr ich zu meiner Gynäkologin, bei der ich einen Notfalltermin ergattert hatte. Nach gut einer Stunde Wartezeit erklärte sie mir, dass sie eine Katheterprobe entnehmen wolle, um das Bakterium exakt zu bestimmen. Die Tage bis zum Vorliegen des Ergebnisses sollte ich mit Schmerzmitteln überbrücken. Zusammen mit meinem Homöopathen, der mich eingeschoben hatte, versuchte ich die Entzündung in den Griff zu bekommen. Die Globuli halfen nicht. Aber nun würde ich ein Antibiotikum bekommen, das wirken würde – alles gut. Irrtum. Kaum war die Schachtel leer flammte die Entzündung erneut auf. In den folgenden Wochen hetzte ich von einem Arzt zum anderen. Immer als nicht geplanter Notfalltermin, der schnell abgehandelt werden musste.

Die Osterfeiertage waren gekommen und mit ihnen die Urlaubszeit. Ich landete bei etlichen Vertretungsärzten. Die Praxen verließ ich je mit einem neuen Rezept. Lange wartete ich auf einen Termin beim Urologen, auf dem all meine Hoffnung lag. Ich erzählte ihm von meinen Rückenschmerzen, den nicht enden wollenden Blasenentzündungen und von den vielen Antibiotikaeinnahmen in Folge. „Es gibt Frauen, die haben eben immer eine Blasenentzündung. Wir müssen das Bakterium genau bestimmen, dann sollte Ihnen auch das nächste Antibiotikum helfen. Ansonsten bleibt zu überlegen, ob sie nicht auf Dauer eines nehmen müssen.“

Mir blieb der Mund offenstehen. Ich erklärte ihm, dass ich jahrelang keine Blasenentzündung gehabt hätte und schlichtweg nicht wüsste, warum das nun anders sein sollte. Dass das Bakterium bereits mehrmals bestimmt worden war und die Antibiotika trotzdem nicht angeschlagen hatten. Dass doch etwas anderes dahinterstecken musste als eine „normale" Blasenentzündung. Außer hochgezogenen Augenbrauen keine Reaktion.

Nach wenigen Minuten war das Gespräch auf das ich sehnlich gewartet hatte vorbei. Wieder wurde mir in einer schmerzhaften Prozedur mit einem Katheter Urin aus der Blase entnommen. In einigen Tagen sollte ich das nächste Rezept für Antibiotika abholen. Dieses Mal verschwanden Schmerz und Harndrang nicht mal mehr während der Einnahme. Mein ganzer Bauch brannte und auch im Rücken war da dieses schmerzhafte Ziehen. Nachts lag ich in der heißen Badewanne, lief weinend vor Schmerzen in meiner Wohnung umher oder saß auf der Toilette, wo ich trotz des elendigen Drangs keinen Tropfen lassen konnte. Niemand fand den Ursprung meiner Qualen. Selbst bei einem Aufenthalt in einer Klinik auf der Station für Innere Medizin wurde lediglich eine Blasenentzündung mit einem inzwischen multiresistenten Bakterium festgestellt. Dort bekam ich erneut Antibiotika und Schmerzmittel intravenös. Obwohl die behandelnde Ärztin augenscheinlich unter Zeitdruck stand, ließ ich sie nicht gehen. Ich erzählte ihr von dem Unfall als Kind, meinen verklebten Narben an den Beinen, meiner verkrampften Muskulatur, den stärkeren Schmerzen im Rücken und fragte sie nach einem möglichen Zusammenhang. Ihre Antwort war, das sei unwahrscheinlich. Nach einer Woche wurde ich entlassen. Und der Wahnsinn brach erneut über mich herein.

Inzwischen war ich im Büro vier Wochen aufgrund meiner Erkrankung ausgefallen. Mein Gewissen plagte mich. Ich arbeitete trotzdem wieder. Aufträge waren liegen geblieben. Mandanten riefen mich an und klagten darüber, dass sie dringendst auf ihre Jahresabschlüsse warteten. „Zähne zusammenbeißen." Ich wusste, wie untragbar meine Fehltage für Chef und Kollegen waren, sie hatten das auffangen müssen. Ich konnte nicht länger krank sein und ihnen das zumuten. Den Schmerz ignorierte ich und leistete, zugedröhnt mit Schmerzmitteln, so gut es eben ging. Innerhalb eines halben Jahres war ich ein Wrack geworden, das keine Ruhe mehr finden konnte, weder nachts noch am Tag. Permanent fragte ich mich „Warum ist das so? Was ist da los?" Ständig saß ich in einem Wartezimmer. Wieder ein kurzes Arztgespräch, eine neue Packung Tabletten und keine Veränderung. Ich hatte das Gefühl, kaum jemand hörte mir richtig zu oder würde mich ernst nehmen. Mein ganzes Leben schien mir vollkommen zu entgleiten. Ich fühlte mich, als würde ich mich auflösen, nirgendwo fand ich mehr Halt. Mein Körper rebellierte. Nach sechzehn Antibiotika waren meine Schleimhäute und meine Haut in Mitleidenschaft gezogen. Ich konnte das Brennen nicht mehr genau lokalisieren. Mein Hausarzt, der Reisemediziner war, hatte mich auf meinen Wunsch hin sogar auf mögliche Tropenkrankheiten und Parasiten untersucht. Nichts. Die Versuche mit Homöopathie, auf die ich mich in den letzten Jahren verlassen konnte, scheiterten kläglich. Ich hatte auf einen Schlag sechs Kilo abgenommen. Das machte mir Angst und ich wurde immer verzweifelter. Wieso? Wieso bekam das niemand in den Griff? Warum konnte mir niemand helfen? Wieso wurden die Schmerzen immer schlimmer? Was war nur mit mir los?

Ich fühlte meinen Absturz kommen und diesmal hatte ich Recht: Ich landete schnurstracks in der Hölle.

- Vor dieser Zeit wusste ich nicht, wie sehr man sich zugrunde richten kann. Und sich für jede Begebenheit, für jedes Erlebnis selbst die Schuld geben kann, um sich danach noch ungenügender zu fühlen. Alles, was ich unterdrückte, „spiegelte" mir mein Körper mit immer schlimmer werdenden Schmerzen und Entzündungen. Doch ich kam einfach nicht raus und musste wohl noch tiefer hinabsteigen – den Grund unter meinen Füßen zu spüren bekommen, um mich dann wieder abzustoßen.

RÜCKKEHR IN MEINE ALTE WELT

Meine Schmerzhölle

Mein Krankheitsverlauf und damit meine Schmerzen liefen in den kommenden Wochen völlig aus dem Ruder. So musste das Fegefeuer aussehen. Inzwischen brannte nicht nur mein Bauchraum. Nervenschmerzen tobten in meiner Körpermitte. Mein Rücken tat extrem weh. Vierundzwanzig Stunden Schmerz und keine Rettung in Sicht. Ich war so aufgelöst, so vollkommen außer mir, dass ich nicht mehr ausmachen konnte, woher die Schmerzen kamen. Es MUSS einen Grund dafür geben. Ich dachte pausenlos darüber nach, von morgens bis abends. Als ich in der behandelnden urologischen Praxis anrief, sagte man mir ich solle erneut zur Katheterentnahme einer Urinprobe vorbeikommen, um mir ein neues Antibiotikum abzuholen. Ein Gespräch mit dem Urologen sei nicht notwendig. Dieses Spiel hatte ich satt. Ich bestand darauf mit einem Arzt zu sprechen, vorher würde ich die Praxis nicht verlassen. Die Dame am Empfang reagierte genervt. „Nein, ich bestehe darauf."

Es war die Urlaubsvertretung meines Urologen vor dem ich weinend saß. Auch ihm sagte ich wie lange die Entzündung schon ging und dass ich außerdem Rücken- und Nervenschmerzen habe. Der Arzt blickte mich skeptisch an: „Das kann nicht sein. Das ist nicht normal. Eine Blasenentzündung ist nichts Außergewöhnliches. Sie können wohl nicht gut damit umgehen. Ich weiß auch gar nicht was ich jetzt mit ihnen besprechen soll, das hat der Kollege bereits getan." Es war ein Freitag. „Das Ergebnis der Urinprobe liegt Anfang nächster Woche vor. Nehmen Sie solange Schmerzmittel." Ich blieb wie festgeklebt sitzen. „Nein, ich gehe so nicht weg. Seit Wochen nehme ich dieses Schmerzmittel und es hilft mir nicht. Das ist nicht normal. Ich habe Nervenschmerzen und halte das nicht mehr aus." Mit strengem Blick und einer Hand an meiner Schulter schob er mich aus der Tür. Er könne nicht mehr für mich tun.

Ein anderer Arzt war Freitagnachmittag nicht mehr zu erreichen. Eine schlaflose Nacht später fuhr ich in die Notfallpraxis einer Klinik. Der diensthabende Arzt rügte mich erst, weil ich zu ihm gekommen war. Ich müsse zu einem Urologen. Vor ihm brach ich schluchzend in Tränen aus. Ich war einfach mit allem durch. Der Schmerz hatte mich all meine Kraft gekostet. Ich erzählte ihm die ganze Geschichte und bettelte ihn beinahe an, mich stationär aufzunehmen. Er blieb hart. „Hier haben Sie ein Rezept für Schmerzmittel und Antibiotika. So schlimm ist das nicht. Sie sind kein Notfall.

Gehen Sie nach Hause." Ein weiteres Wochenende verbrachte ich heulend in meiner Wohnung und tat kein Auge zu. In meinem Kopf hämmerte es: „Warum glaubt mir niemand? Keiner, der mir hilft. ICH KANN NICHT MEHR. Ich halt das keinen einzigen Tag mehr aus." Ich war restlos verzweifelt, fühlte mich allein und von allen guten Geistern verlassen. Man hatte mich abgewiesen, als würde ich einfach hemmungslos übertreiben.

Es war ein Osteopath, der Monate später die Zusammenhänge erkannte. Mitunter waren die Faszien in meinem Bauchraum völlig verklebt. Er vermutete, dass meine Misere ihren Ursprung in meinem Rücken hätte. Und damit lag er goldrichtig. Ich konnte meine Blase nicht mehr vollständig entleeren, weshalb sich diese ständig entzündete. Durch die vielen verschiedenen Antibiotika hatten sich Resistenzen gebildet, so dass die Medikamente die Bakterien nicht mehr abtöteten.

Doch in jenem Augenblick fühlte ich mich einfach nur noch ohnmächtig. Dieses Leben war nicht mehr lebenswert. Ich war an der absoluten Grenze meiner Leidensfähigkeit angelangt.

- Meine Schmerzen wurden unerträglich. Heulend und aufgelöst, in hilfloser Verzweiflung suchte ich nach einer Lösung, einem Warum für mein Dilemma. Und wieder schien alles ausweglos. Irgendwie kam mir das doch bekannt vor.

Wo Schmerzpatienten in unserem Gesundheitssystem aktuell im Stich gelassen sind

Zu diesem bewegenden Thema durfte ich ein Interview mit Dr. med. Heinrich Binsfeld, Vizepräsident der Deutschen Gesellschaft für Schmerzmedizin e. V. (DGS) führen. Mit rund 4.000 Mitgliedern ist die DGS die größte Fachgesellschaft praktisch tätiger Schmerztherapeuten in Europa. Seit rund 40 Jahren setzen sich in ihr Menschen für Menschen ein – für eine bessere Versorgung von Patienten mit chronischen Schmerzen.

Lieber Herr Dr. Binsfeld, herzlichen Dank, dass Sie sich Zeit nehmen für dieses Interview. Sie sind 1949 im Rheinland geboren und selbst als Schmerzmediziner tätig. Mögen Sie unseren Lesern ein bisschen über sich erzählen?

„Ich bin Facharzt für Innere Medizin, Anästhesiologie und habe dann Zusatzbezeichnungen erworben, wie Spezielle Schmerztherapie und Umweltmedizin. Seit vierzig Jahren mach ich nun schon Schmerzmedizin. Gelernt habe ich in Konstanz am Bodensee in der zweiten Schmerzklinik, die es in Deutschland gab. Man kann sagen, ich bin seit ewigen Zeiten dabei – auch bei der DGS. Nun bin ich Vizepräsident geworden, weil ich einfach nochmal was für die Schmerzmedizin und die Patienten bewegen will."

Mich beeindruckt, wieviel Erfahrung Sie mitbringen. So lange dabei zu sein, zeugt von Herzblut. Im Internet stieß ich auf Zahlen, die ich kaum glauben kann: Allein in Deutschland würden mehr als 20 Millionen Schmerzpatienten leben. Das hieße, jeder vierte Deutsche

kämpft mit Schmerzen. Dem gegenüber stünden nur 1.300 ambulant tätige Schmerzmediziner. Können diese Zahlen stimmen?

„Das tun sie. Laut den Datenbanken verschiedener Krankenkassen gibt es in Deutschland etwa 23 Millionen Menschen, die man als chronisch Schmerzkranke zählt.

Das sind alle Patienten mit Schmerzen, die wiederkehrend auftreten. Angefangen bei Migräne, deren Attacken einem Patienten immer wieder zu schaffen machen, bis hin zu Erkrankungen, die dauerhafte Schmerzen verursachen. Von Rückenschmerzen über Nerven- und Tumorschmerzen ist da alles dabei. Und wir sind tatsächlich nur rund 1.300 ambulant tätige Schmerzmediziner – viel zu wenige.“

Auf einem Flyer der DGS las ich, dass allein für die Versorgung der 3,9 Millionen Schwerstbetroffenen, 10.000 ambulant tätige Schmerzmediziner benötigt würden. Das heißt in Deutschland besteht eine gravierende Unterversorgung?

„Absolut, wir sind 'Notstandsland' was die Schmerzmedizin angeht.“

Ist Deutschland da im Vergleich der Nationen die Ausnahme?

„Leider nein. Die Zahlen der Betroffenen im europäischen Raum sind ähnlich wie bei uns. Ebenso die Versorgung, wobei hier ein Vergleich aufgrund der unterschiedlichen Systeme natürlich nicht direkt angestellt werden kann. Das einzige Land in der Europäischen Union, das einen

Schmerzmediziner mit entsprechender Ausbildung hat, ist Irland – obwohl das System da natürlich ganz anders ist als bei uns."

Als Patientin war mir das gar nicht klar. Und es gibt weitere Punkte zur Versorgungslage, die ich nicht kannte. Ich nahm an, dass jeder Arzt über umfangreiches Wissen in punkto Schmerzmedizin verfügt. Inzwischen weiß ich, dass dem nicht zwangsläufig so ist. Dass Schmerzmedizin in Deutschland erst 2012 zum Pflichtfach im Medizinstudium wurde. Das heißt, seit 2016 muss ein Leistungsnachweis erbracht werden für das zweite Staatsexamen. Vorher war das nicht so.

„Wenn Sie die Stammesverbände sehen, dann heißt es: Schmerzen zu bekämpfen ist eine urärztliche Aufgabe. Und so wird alles über einen Kamm gezogen. Heute kennen wir aber verschiedenste Krankheitsbilder, die unterschiedlich behandelt werden müssen. Und das muss auch in der Ausbildung berücksichtigt werden.

Ich selbst wusste vom Studium her, dass es Schmerzen gibt. Auch, wie die Physiologie des Schmerzes ist. Aber wie man sie therapiert und in den einzelnen Krankheitsbildern damit umgeht, das hab ich im Studium erstmal nicht gelernt. Ob das heute besser ist, kann ich nicht sagen. Wenn ich die jungen Kollegen sehe, lässt mich das schlussfolgern, dass dieses Thema im Studium noch nicht ausreichend abgedeckt ist."

Es ist also wichtig und legitim seinen Arzt zu fragen, welche Kenntnisse er im Bereich Schmerzmedizin hat. Wenn wir nun zum Schmerzmediziner kommen: Bislang kann ein Arzt, der Schmerzmedizin praktizieren

will, lediglich die Zusatzbezeichnung 'Spezielle Schmerztherapie' erwerben. Jedoch gibt es keinen Facharzt für Schmerzmedizin.

„Da sind wir beim Hauptproblem. Es ist dringend notwendig, dass wir einen Facharzt für Schmerzmedizin bekommen.

Nicht um nochmal einen Titel zu haben, sondern um festzuschreiben, wie der ausgebildet sein muss. Mein alter Leitspruch ist der: Erst kommt die Untersuchung, dann gibt es eine Diagnose und dann erfolgt eine Behandlung. So ist der Erfolg kein Zufallsprodukt, sondern muss dann Ergebnisse bringen. Und das tut er in der Regel auch. Das heißt, wenn ich meine Patienten sehe, dann laufen die erst mal ein Schmerzassessment durch. Wir machen eine Diagnostik: mit Laboruntersuchung, ganzkörperlicher manueller Untersuchung, Bildgebung, Messung der Durchblutung, jeder wird neurologisch oder auch psychiatrisch gesehen – was immer notwendig ist. Und am Ende gibt es eine Diagnose, die ich mit dem Patienten bespreche. Dann erstelle ich ein Therapiekonzept, dem der Patient erst zustimmen muss. Denn er entscheidet, was er macht oder nicht. Die Bedürfnisse sind einfach ganz unterschiedlich und so muss man das auch angehen.

Der Facharzt wäre eine Ausbildung, wie wir sie in anderen Bereichen haben z. B. Chirurgie, innere Medizin, usw. Sie müssten also nach einem festgelegten Curriculum alle möglichen Standards erlernen, inklusive der Untersuchung und der Differenzialdiagnostik, um dann Schmerzen bekämpfen zu können."

Wie läuft die Ausbildung bis zum Schmerzmediziner im Moment ab?

„Nach dem jetzigen System müssen Sie eine Fachausbildung machen, als Allgemeinarzt, Orthopäde, Neurologe – wie auch immer. Und wenn Sie die gemacht haben, müssen Sie dann zusätzlich eine Weiterbildung für Schmerzmedizin anschließen. Die dauert ein Jahr. (Niedergelassene Schmerzmediziner und in Kliniken tätige haben die.) Eine weitere Hürde: Sie brauchen eine entsprechende Klinik bzw. Praxis für eine Weiterbildungszeit. Jedoch bieten dies nicht alle an. Sie und Ihre Familie müssen gegebenenfalls bereit sein umzuziehen. In der Regel wären Sie als Oberarzt, in Ihrem Fachbereich, auf der Beförderungsschiene geblieben. Darauf verzichten Sie und damit auch auf Geld. Wenn Sie die Fachausbildung absolviert haben, erlangen Sie nach der Prüfung die Zusatzbezeichnung 'spezielle Schmerztherapie'."

Der Schmerzmediziner sollte – oder muss sogar sehr breit aufgestellt sein?

„So ist es. Das fordern wir als Gesellschaft auch, um eine gute Versorgung zu gewährleisten. Nicht nur deshalb ist die Einführung eines Facharztes so wichtig. Wir haben Flecken, da ist Diaspora. Ich erlebe im Augenblick Patienten, die aus Ostdeutschland zu mir kommen. Da gibt es einige Stellen, wo wirklich wenig Schmerzmedizin gemacht wird. Ich finde es furchtbar, dass die manchmal 500 km fahren, nur um eine angemessene Behandlung zu bekommen. Das darf doch nicht sein. Auch deshalb brauchen wir dringend einen Facharzt für Schmerzmedizin.

Nach dem Gesetz müssen dann – wie für andere Fachärzte auch – Stellen im jeweiligen Bedarfsplan der einzelnen Krankenversicherungen geschaffen werden. Das würde die Versorgung in ganz Deutschland verbessern.

Solange wir lediglich eine Zusatzbezeichnung haben, ist nicht festgelegt, wie viele es in jeder Region sein sollen. Die Anzahl der Praxen, die das anbieten, bleibt dann dem Zufall überlassen. Ohne Bedarfsplanung für reine Schmerztherapeuten, keine flächendeckende Versorgung."

Also ist durch unser jetziges System der Beruf des Schmerzmediziners aufgrund der vielen Hürden relativ unattraktiv?

„Damit sie den ergreifen, müssen Sie Idealismus mitbringen und sehr viel Interesse an dem Gebiet haben. Und ganz wichtig: Für diesen Beruf brauchen Sie Empathie für andere Menschen, dürfen nicht nur materiell orientiert sein. Unser jetziges System jedoch fördert das nicht. Und in kommerzieller Hinsicht, muss man leider sagen, lohnt sich dieser Beruf nicht sonderlich."

Ich bin in meiner Not von einem Arzt zum anderen gelaufen, wie das viele Betroffene tun. Dabei habe ich erlebt, dass es nicht sehr viel Zusammenarbeit zwischen den einzelnen Fachrichtungen gab. Als Laie versuchte ich innerhalb von Minuten die bisherigen Befunde zu erklären. Trügt mich der Schein, oder ist auch die Versorgung nicht ausreichend strukturiert?

„Genau das ist ein riesengroßes Problem – auch für die Pflegenden. Die beklagen auch, dass Patienten aus Schmerzkliniken rausgehen und nicht die notwendigen Nachfolgetermine bekommen. Ich mach es bei mir so, dass ich ein Schmerzassessment – eine Beurteilung – erstelle und arbeite nur mit Kollegen zusammen, auf die ich mich zu hundert Prozent verlassen kann. Wir organisieren in unserer Praxis die Termine, damit die Patienten sich darum gar nicht kümmern müssen. Dann geht das auch relativ schnell. Innerhalb von einem Monat ist jeder beim Neurologen, in der Bildgebung, beim Psychiater, wo auch immer gewesen. Ich füge die Befunde dann zusammen und bespreche sie mit dem Patienten. Wenn der Patient natürlich von einem zum anderen rennt und auch noch selbst die Termine suchen muss, dann geht unheimlich viel Zeit verloren. Strukturiert ist das im Augenblick nicht. Das wäre sicherlich mit einem Facharzt für Schmerzmedizin besser, weil dann einer die Führung übernimmt."

Wahnsinn, was Sie für Ihren Patienten übernehmen – allein das Organisatorische.

„Das geht nicht anders. Sie brauchen sonst ewig, um das Ganze zusammenzuhaben. Ich persönlich sage immer 'Das bringt doch nichts, dass das ewig dauert. Mein Patient muss ja schnellstmöglich Hilfe kriegen.' Also ist mein Limit in der Regel ein Monat, dann muss alles gelaufen sein. Das ist natürlich viel Arbeit."

Das ist richtig viel Arbeit. Wird Ihnen diese denn vergütet?

„Nein, das wird nicht entsprechend vergütet. Es muss sich auch nicht immer alles ums Geld drehen. Viel wichtiger ist mir, dass der Patient am Ende der Behandlung möglichst schmerzfrei nach Hause fährt."

So einen Arzt wie Sie hätte ich damals ganz dringend gebraucht. Ich finde es toll, was Sie für Ihre Patienten tun. Und schade, dass allem Anschein nach die Anreize nicht geschaffen werden, über die Vergütung zum Beispiel.

„Das mache nicht nur ich so. Auch die anderen machen das. Wir sind nur einfach in der Gruppe zu wenig.

Ach, wenn wir anfangen über Vergütung zu sprechen, au wei. Ich sag mal, wenn ich das in den USA gemacht hätte, was ich in Deutschland gemacht habe, dann hätte ich goldene Wasserhähne. Aber das interessiert mich nicht primär. Ich denke einfach wir müssen die Voraussetzungen schaffen, um Patienten gut zu behandeln. Wenn wir immer mit dem Finanziellen anfangen, kriegen wir immer nur um die Ohren geschlagen: 'Ihr habt nur Interesse am großen Geld.' Aber das stimmt so nicht. Die wenigen, die Schmerztherapie machen, haben ein anderes Ziel. Dieses Ziel heißt: die Versorgung zu verbessern. Und aus diesem Grund kämpfen wir auch für den Facharzt. Aus keinem anderen."

In der Vorbereitung für dieses Buch habe ich mit vielen engagierten Ärzten gesprochen, die genau das verbindet. Auch ein gewisser Idealismus und viel Herz für die Patienten. Und das finde ich wundervoll. Denn als Patienten brauchen wir das – solche Ärzte, die sich als Menschen für andere Menschen einsetzen. Mir ist es wichtig, Bewusstsein zu schaffen, damit die Arbeit so vieler toller Ärzte wertgeschätzt wird.

So wie es momentan ist, verstreicht bei einer Erkrankung, bei der jeder Tag zählt, ein riesiges Maß an Zeit.

Ich würde es sogar so formulieren: 'Unser mangelhaftes System nimmt in Kauf, dass Menschen in Richtung einer eigenständigen Schmerzkrankheit rutschen, weil eine Unterversorgung besteht. Und den Schaden trägt die Gemeinschaft.' Würden Sie dem zustimmen?

„Das würde ich so unterschreiben. Ich würde aber gerne eines noch betonen wollen: wir sprechen gern ganz allgemein davon, dass das nicht unterstützt wird. Wir mahnen seit Jahren, dass wir eine breit gefächerte Ausbildung brauchen, um Schmerzen zielgerichtet zu behandeln. Das wird seitens der Politiker bislang jedoch kaum zur Kenntnis genommen. Auf der anderen Seite sind da auch die Krankenkassen. Die finde ich – offen gesagt – genauso schlimm.

Ich habe da einen persönlichen Fall erlebt, bei dem ich schockiert war. Ich bin kein großer Anhänger davon alles mit Cannabinoiden vollzuschütten. Aber es gibt Patienten, die brauchen es. Ein Freund von mir hatte Lungenkrebs. Hatte, weil er verstorben ist. Der ist operiert und bestrahlt worden, bekam Chemotherapie, hatte Hirnmetastasen und grad mal noch zwei bis drei Wochen zu leben. Das war völlig klar. Um ihm die Übelkeit und den Schmerz zu nehmen, haben wir bei der Krankenkasse beantragt, er möge so schnell wie möglich Cannabis kriegen. Sie werden es nicht glauben. In dieser verzweifelten Situation haben sie dieses abgelehnt. Ich empfinde das gesellschaftlich als Katastrophe."

Ich finde es wichtig, sich bewusst zu machen, dass es im Endeffekt uns alle betrifft – selbst die Menschen, die gesund sind. Nicht nur Schmerzpatienten, Pflegende und Ärzte. Der Berufsverband der Ärzte und Psychologischen Psychotherapeuten in der Schmerz- und

Palliativmedizin in Deutschland e. V. (BVSD) beschreibt Schmerzen als Volkskrankheit, die einen Spitzenplatz bei den Krankheitsfehltagen und den Neuzugängen in der Erwerbsunfähigkeit einnehmen.

'Der volkswirtschaftliche Schaden, der durch chronische Schmerzen verursacht wird, ist nach Angaben der Bundesregierung (2013) hoch: zwischen 20,5 und knapp 29 Milliarden Euro, bezogen auf Kosten für Behandlung, Medikamente und Rehabilitation sowie indirekte Kosten durch vorzeitige Verrentung oder Arbeitsunfähigkeit.'[1]

„Wenn man vernünftig therapieren würde und damit auch die Krankheitszahlen reduzieren, könnte man nicht nur viel einsparen, sondern auch viel bewegen. Nur das Interesse scheint noch nicht da zu sein. Möglichkeiten für Einsparungen gäbe es in so vielfältiger Weise.

Ich habe z. B. eine Patientin, die massive Gelenk- und Rückenschmerzen hat und gleichzeitig schwer übergewichtig ist. Also ist das Problem nicht damit gelöst zu sagen, sie bekommen jetzt ein Schmerzmedikament, sondern das muss man ganzheitlich angehen. Die muss ihre Beweglichkeit zurückgewinnen, eine Gewichtsreduktion erreichen, die Schmerzen bekämpfen, den Gesamtzustand verbessern. Auch die Stimmung wird besser, wenn man Gewicht reduziert. Was kommt an? Da kommt in diesem Fall von der Deutschen Rentenversicherung die Mitteilung, sie kann drei Wochen auf Reha, (vielleicht vier mit Verlängerung). Solche Patienten muss man in eine Klinik bringen, die darauf spezialisiert ist, solches zu machen. Dort ist der Aufenthalt 12 bis

16 Wochen, es gibt psychologische Angebote, womit auch die Gelenk- und Rückenschmerzen besser werden. Ich sehe Patienten, die von dort wiederkommen mit 30 – 60 kg Gewichtsreduktion. 3 Wochen Reha reichen nicht aus, um grundlegende Veränderungen zu erreichen. Dass das natürlich ungleich mehr kostet ist mir klar. Aber es muss um langfristige Ziele gehen. Wir sprechen von Kassen, die für Kranke da sein sollen, haben aber jede Menge Kranke, die nicht versorgt sind. Das ist für mich widersprüchlich.“

Wenn ich sehe, mit wie viel Einsatz Sie da rangehen und was Sie alles für Ihre Patienten aus eigenem Antrieb heraus tun, kann man das einem einzelnen Menschen – einem Arzt – fast nicht zumuten.

„Ich muss auch sagen, das geht alles nur, wenn Sie eine Familie haben, die das mitträgt. Das sehe ich bei meinen Kollegen im Vorstand genauso. Ohne ihre Ehepartner, ohne den Rückhalt aus der Familie, ist diese Arbeit nicht zu schaffen.“

Viele Menschen haben mir ihr Vertrauen geschenkt und ihre Erfahrungen geschildert. Reihenweise machten sie mich betroffen. Zwei möchte ich gerne ansprechen:

Einer davon erzählte mir, dass er aufgrund seiner Schmerzen irgendwann erschöpft war und nicht mehr gut schlief. Begleiterscheinungen, die viele chronische Schmerzpatienten kennen. Mit Verdacht auf einen Burnout wurde er zum Psychiater überwiesen. Beim Erstgespräch sagte ihm dieser, er hätte Glück gehabt an ihn geraten zu sein, weil er Schmerzmediziner sei. Die Praxis verließ er (nach einem 20-minütigen Gespräch) mit einem Rezept für 2 schwere Antidepressiva. Ich

frage mich, ob es möglich ist, innerhalb so kurzer Zeit alle Zusammenhänge zu erfassen und daraufhin solch eine Medikation zu verabreichen.

„Wenn Sie eine chronische Schmerzerkrankung und eine Chronifizierung im Stadium 3 (nach dem Mainzer Stadienmodell) haben, dann impliziert das schon von sich aus, dass der Patient psychiatrische/psychologische Veränderungen hat. Das ist natürlich nicht damit behoben zu sagen 'Du bekommst jetzt ein Antidepressivum.' Ein Antidepressivum, das den Schmerz modelliert, kann man in einer Medikation dazugeben. Aber das ist im Prinzip nur ein Bruchteil dessen, was alles passieren muss.

Eine ganz einfache Maßnahme, die in Deutschland kaum wahrgenommen wird, ist zum Beispiel die Vagus-Meditation, entwickelt von Prof. Schnack. Jeder von uns klagt über Stress. Mit dieser simplen Vagusmeditation – das ist die Inanspruchnahme von drei Hirnnerven – kann man diesen im Prinzip sofort bremsen. Der Patient ist in der Lage mit einfachsten Übungen Stress zu reduzieren und sein allgemeines Wohlbefinden zu verbessern, wenn man ihm dies vermittelt. Und dann kann man darauf mit Medikamenten auch noch Einfluss nehmen. Aber all das ist nicht in zwanzig Minuten machbar."

Und Meditation wäre auch eine effektive und kostengünstige Methode.

„Ja, die ist insofern günstig, weil Sie keine Pille zu nehmen brauchen. Zum Zweiten ist das für jedermann innerhalb von zehn Minuten erlernbar. Und sie brauchen dafür alle zwei Stunden dreißig Sekunden. Sie können damit das

Burnoutrisiko reduzieren, auch Ängste bekämpfen. Das wär z. B. eine Methode, die man Kindern in der Schule präventiv beibringen könnte, damit sie bei Klassenarbeiten ein Stück weit gelassener sind. Das ist nix schwieriges, es muss nur gemacht werden. Ich nutz das seit gut fünf Jahren, obwohl ich nicht der größte 'Psychofreak' bin. Das hat mich einfach begeistert, so dass ich das auch bei uns in der Praxis als Angebot für die Patienten eingeführt habe.

Die Erfolge damit sind enorm groß. Und das, ohne dass man irgendein Beruhigungsmittel oder ähnliches verordnet. Das finde ich einfach toll.

Meditation hat immer schon gezeigt, dass sie Schmerzen reduzieren kann."

Danke für diesen wertvollen Tipp Herr Dr. Binsfeld. Ich möchte gerne noch die zweite Geschichte einer Schmerzpatientin ansprechen. Sie wurde von ihrem Arzt in eine psychosomatische Klinik eingewiesen. Von der Einrichtung ihrer Wahl bekam sie das Schwesterhaus vorgeschlagen, weil dieses auf Schmerzpatienten spezialisiert sei. Sie sah sich die Webseite der Alternativklinik an. Diese verfügte über eine Orthopädie, eine Abteilung Schmerztherapie und eine psychosomatische. Die Frau war erst begeistert, weil sie dachte die Fachrichtungen würden zusammenarbeiten.

Auf Nachfrage wurde ihr gesagt, dass dies nicht der Fall sei. In diese Klinik kämen austherapierte Schmerzpatienten, die dort lernen sollten sich mit ihrer Erkrankung abzufinden. Physiotherapie könne aufgrund Personalmangels ebenfalls nicht angeboten werden. Sie ent-

schied sich für das Mutterhaus, in dem sie physikalische Anwendungen, wie Fango, Massage und Physiotherapie bekam.

Mir ist klar, am Telefon befand sich kein Psychotherapeut des Schwesterhauses, der hätte das gewiss anders formuliert. Allein, dass Schmerzpatienten mancherorts offenbar aufgegeben werden und für einen Burnout-Patienten alle Hebel in Bewegung gesetzt werden, damit der wieder gesund wird – was auch gut ist – schockiert mich regelrecht. Wie kann es sein, dass eine auf Schmerzpatienten spezialisierte Einrichtung den Körper außen vor lässt? Gibt es Standards in Deutschland für psychosomatische Behandlungen in Kliniken speziell für Schmerzpatienten?

„Nein, die gibt es nicht. Das ist eher willkürlich. Man kann nur eines machen als Patient oder verordnender Arzt: sich darum kümmern, wo man das, was man braucht, findet.

Die größte deutsche Schmerzklinik ist das DRK Schmerzzentrum in Mainz, die alle Fachdisziplinen – von der Orthopädie bis hin zur Psychiatrie vereint. Dort wird auch multimodal, unter Einbeziehung aller Fachrichtungen behandelt. Das Blöde dabei, dies ist eines der wenigen Krankenhäuser in Deutschland, das so arbeitet. Und die Wartezeiten sind natürlich enorm lange. Bei Rehakliniken ist man als Patient gut beraten, wenn man eine nimmt, die eine verhaltensmedizinische Orthopädieabteilung hat. Also eine Abteilung, die neben der reinen Bewegung – ich gehe jetzt mal vom Bewegungsapparat als Schmerztreiber aus – dann auch verhaltenstherapeutisch/psychologisch mitbehandeln. Für Kopfschmerzen ist das Schmerzzentrum Kiel hoch zu loben. Es gibt auch noch zwei, drei andere, die da sehr gut sind. Aber man muss als Arzt, der den Patienten berät, einfach wissen, wo man sie hinschickt."

Und als Patient hat man in Deutschland freie Klinikwahl, ist das richtig?

„Wenn ich als Arzt sage 'Ich möchte, dass der Patient dahin kommt', dann gibt es in der Regel nur eine Schwierigkeit: die Kostenübernahme der Anreise. Die Krankenkassen haben das Privileg zu sagen, wir nehmen die Klinik, die am nächsten gelegen ist. Der Patient, der in eine weiter entfernte Klinik will, muss damit rechnen, dass er die Kosten für die Anfahrt dann selbst tragen muss. Die Krankenkasse kann nicht vorgeben, in welche sie gehen."

Die DGS setzt sich seit fast vierzig Jahren für Verbesserung ein, was ich wirklich toll finde. Welche Forderungen stellen Sie, neben der Einführung des Facharztes? Und an wen? Wer ist dafür zuständig, dass sich etwas ändert?

„Für die Verabschiedung eines Facharztes, muss erst der Facharzt kreiert werden. Der muss auf dem deutschen Ärztetag verabschiedet werden. Dafür ist die Ärztekammer zuständig. Wenn der Facharzttitel dann da ist, ist für die Umsetzung dessen die Kassenärztliche Vereinigung am Zug. Und man muss sagen, die DGS sieht sich als Versorgergesellschaft – dafür dass die Belange der Patienten in der Versorgung besser werden.

Die vorrangige Forderung, die wir stellen, ist eine flächendeckende Versorgung. Solange wir jedoch nur 1.300 sind, können wir die Versorgung nicht gewährleisten."

Also wäre es enorm wichtig, dass endlich Bewegung in die Sache kommt.

„So ist es. Das Bundesgesundheitsministerium ist der 'oberste Dienstherr aller'. Wenn von dieser Seite Druck kommen würde 'Jawohl, wir brauchen dringend den Facharzt für Schmerzmedizin', dann bin ich mir sicher, dass die nachgeordneten Institutionen – sei es die Bundesärztekammer oder die kassenärztliche Vereinigung – sich nicht weigern könnten dieses umzusetzen.

Bereits unter der Regierung von Frau Merkel hat es schon eine Kommission gegeben, die ein ausführliches Gutachten zur Schmerzversorgung gemacht hat. Dieses Gutachten hat eindeutig festgestellt, dass eine Mangelversorgung besteht und dass ein Facharzt für Schmerzmedizin dringend notwendig ist. Außer, dass es zu Papier gebracht worden ist, ist da nix mehr passiert. Da wurde ein Gutachten von mehreren hundert Seiten erstellt, in dem alles haarklein festgehalten wurde. Nur liegt das in einer Schublade, gammelt vor sich hin und wird einfach nicht umgesetzt."

Und das obwohl der Handlungsbedarf laufend größer wird. Der BVSD schrieb in einem Artikel vom Mai 2019: 'Auch das fast alle ärztlichen Fachgruppen betreffende Nachwuchsproblem wirkt sich für die schmerzmedizinische Versorgung in besonderem Maße aus. Denn in fünf Jahren stehen 54 Prozent der heute tätigen Schmerzmediziner vor dem Ruhestand.[2]'

Wie ich gelesen habe, ist zudem belegt, dass die Zahl der Schmerzpatienten stetig steigt. Woran denken Sie, dass das liegen könnte?

„Was man nicht sagen kann ist, dass Schmerz aufgrund der immer älter werdenden Gesellschaft zunimmt. So ist das nicht. Diesen Zusammenhang kann man nicht herstellen. Ich persönlich denke, dass wir immer weniger Ärzte und Ärztinnen haben, die sich diesem Problem mit Empathie stellen. Und dann ist der Grad der Chronifizierung einfach höher."

Ich denke unsere Lebensweise spielt eine riesengroße Rolle. Sie haben Stress angesprochen. Dass wir meist viele Stunden am Stück sitzend verbringen, kann beispielsweise auch nicht gesund sein.

„Das spielt sicher auch eine Rolle."

Mir fällt eine neuseeländische Studie ein.[3] In freier Wildbahn entwickeln Menschenaffen keine Arthrose. In Gefangenschaft jedoch ist das anders, wenn sie nicht in ihrer natürlichen Umgebung sind und ihr Bewegungsspektrum nicht nutzen. Das erinnert mich durchaus an das, was wir Menschen tun – oder besser gesagt: nicht tun.

„Dazu kann ich Ihnen was erzählen. Ich habe viel Sportmedizin gemacht, auch für eine Zweitligamannschaft hier aus der Region und war auch Mediziner für die Volleyball Nationalmannschaft. Ich traf dort einen Spieler, bei dem bei einer Routineuntersuchung auffiel, dass der Hüften wie ein Neunzigjähriger hat. Hochgradigste Arthrosen. Dieser Mann hatte aber bis dahin nie Schmerzen gehabt. Irgendwann musste der altersbedingt aufhören und prompt hatte er Schmerzen in den Hüften. Spannend oder?"

Total spannend! Ich hab mich schon oft gefragt, wieso ein Mensch fünf Bandscheibenvorfälle hat und kein

Problem. Und der Andere eine Vorwölbung und Schmerzen, die nicht auszuhalten sind.

„Da spielen mehrere Dinge eine Rolle. Das Hervortreten des Gewebes bei einer Vorwölbung ist nie die Ursache, da müssen andere Dinge zusammenkommen. Auf Bildern sehen wir in der Regel nur die Darstellung in einer liegenden Position – keine dynamischen Bilder oder sitzende, wo die Druckbelastung anders ist. Dann muss man noch die Facettengelenke im Auge haben und dann gibt es noch was, das total unterschätzt wird: die Faszien.

Jeder Muskel funktioniert nur, weil er eine Hülle (die Faszien) hat. Wenn Sie die wegnehmen würden, dann ginge gar nichts mehr. In diesen Hüllen sind kleine Nervenfasern. Und wenn der Muskel verfilzt, dann ist das wie bei einem Pullover, den Sie zu heiß gewaschen haben. Den müssen sie erst wieder dehnen, auseinanderziehen, dass der Filz nicht mehr so fest ist. Dann sind auch die Schmerzen, die daher kommen weg. Da muss man aber einfach auch hinsehen und das feststellen. Und wenn man das nicht macht, dann kommt man da nicht raus."

Welche Möglichkeit habe ich als Betroffener, schnell an einen gut ausgebildeten Schmerzmediziner zu kommen?

„Da kann ich nur aus Sicht der DGS Empfehlungen aussprechen. Wir haben regionale Schmerzzentren. Wer Leiter eines solchen Schmerzzentrums ist, hat immer die Qualifikation, die Sie brauchen. Da kann man sich orientieren. Patienten können im Notfall auch in der Geschäftsstelle der DGS anrufen und dort fragen, wo das nächste Schmerzzentrum ist.

Dann hätte man schon mal eine Stelle, an die man sich wenden könnte. Gleiches gilt für die Deutsche Schmerzliga, das ist die Patientenorganisation der DGS. Die wissen auch sehr gut, wer da qualifiziert ist oder wer nicht."

Nun hatte ich als Patientin manchmal das Gefühl, auf Widerwillen bei meinen Ärzten zu stoßen, wenn ich mich gegen eine bestimmte OP oder Medikation entschied. Dabei ging es für mich um einschneidende Entscheidungen, wie beispielsweise die Teilversteifung eines Gelenkes. Ich bin der Überzeugung, dass es alleine in meiner Verantwortung liegt, was mit meinem Körper geschieht. Allerdings befürchtete ich manchmal, dass mir die Krankenkasse Leistungen verweigern könnte – z. B. wenn ich eine OP verweigerte. Wie sieht die Lage rechtlich aus?

„Der Patient hat in Deutschland erstmal das Recht auf eine Zweitmeinung. Das würde ich in solch einem Fall einfordern.

Auf der anderen Seite muss man sagen, Sie als Patientin sind immer diejenige, die entscheidet. Ein Arzt ist tatsächlich ihr Berater – nichts anderes.

Und wenn der einen Vorschlag macht und Sie sagen 'Ich möchte das aber nicht', dann mag ihn das zwar treffen, aber er ist nicht der Leidtragende. Sie entscheiden als Patient immer selbst. Sie haben ja Gelenkoperationen angesprochen. Da bin ich persönlich der Meinung, dass da viel zu schnell und viel zu oft operiert wird. Man kann über Operationen sprechen, aber das ist nicht alles. Es gibt andere Therapieverfahren, die man auch im Vorfeld nutzen sollte."

Stimmt es, dass es in Deutschland ein Patientenrechtegesetzt gibt, in dem festgeschrieben ist, dass der Patient das Recht hat und die Möglichkeit sich zu 'schädigen'. Er ist bis zum Schluss in der Entscheidungsfreiheit, ohne dadurch den Zuwendungsanspruch zu verlieren?

„Richtig."

Was braucht es, damit sich endlich was tut?

„Druck auf allen Kesseln!"

Ich habe Sie als sehr empathischen und herzlichen Menschen erlebt, der sich wirklich für seine Patienten einsetzt. Und das empfinde sicher nicht nur ich als wertvoll. Auch, dass Sie mir sofort Ihre Unterstützung zugesagt haben, macht mich sehr dankbar.

„Wir haben ein gemeinsames Ziel: Wir wollen die Schmerzversorgung verbessern. Wir sind eine Solidargemeinschaft und das dürfen wir uns immer wieder ins Gedächtnis rufen."

Von Herzen Danke für dieses aufschlussreiche Gespräch, Herr Dr. Binsfeld. Mich berühren Ihre Haltung und Ihr Einsatz sehr. Aufklärung hilft, die richtigen Fragen zu stellen, um als Betroffener nicht durch die Lücken des aktuellen Systems zu fallen. Sie haben so viele wertvolle Tipps gegeben. Ich bin mir sicher, dass alle Leser davon profitieren.

Veränderungen, wie wir sie uns wünschen, kann es nur geben, wo wir den Mut aufbringen hinzusehen und aufeinander zugehen. So wie wir Menschen uns selbst weiterentwickeln können, können wir das genauso mit bestehenden Systemen tun. Entwicklungsschritte

brauchen jedoch Zeit und im respektvollen Mit- und Füreinander dienen wir einander auf beste Weise.

Dafür möchte ich mich über dieses Buch hinaus einsetzen. Denn ich weiß, dass wir Weiterentwicklung und Veränderungen erreichen können. Auch du kannst dabei unterstützen: Verfügst du über Kontakte zu Medien, Verbänden, Organisationen usw. oder hast Reichweite über Social Media? Schreib mir gerne

E-Mail: post@hashtag-schmerzfrei.de oder über
hashtag_schmerzfrei auf Instagram/Facebook.

Ich möchte dich einladen, mir von deinen eigenen Erfahrungen zu berichten – in Kontakt zu sein.

MEIN WEG IN DIE FREIHEIT

Der graue alte Mann und das Kind in mir

Hätte ich noch mehr Möglichkeiten gesehen, ich wäre wieder in die nächste Sackgasse abgebogen. Doch die gab es nicht mehr. Da waren noch genau zwei Wege offen. „Nachdem es sonst keiner getan hat, kannst du dir nur noch selbst helfen." Schluss machen oder weitergeh'n? Ich hatte solche Schmerzen, dass ich wirklich überlegte, all dem ein Ende zu setzen. Ich war nicht zimperlich und vor allem bildete ich mir meine Schmerzen nicht ein. Ich kannte so viele, die wegen Kleinigkeiten zum Doktor rannten und krankgeschrieben wurden. Für Zipperlein, die ich nicht mal erwähnt hätte. Die fanden Ärzte, die sie verstanden. Und ich wurde, wenn ich es wirklich nicht mehr ertragen konnte, auch noch abgewiesen. Genau dieser Arzt hatte den Impuls ausgelöst, nach einem letzten Ausweg zu suchen. Schluss machen oder eine komplette Kehrtwende einlegen? Habe ich überhaupt noch die Kraft dafür?

Diese Überlegungen ließen mich kurioserweise vollkommen ruhig werden. Ich war an einem Scheidepunkt meines Lebens angekommen. Beinahe hatte ich das Gefühl, die Zeit hätte angehalten, so still war es in mir geworden. Vollkommene Stille, in der ich dasaß. Was auftauchte, war meine lange Reise. Die Erinnerung an pure Leichtigkeit, pures Glück. Und mit ihr kehrten meine Erkenntnisse aus der Hängematte zurück. Ich konnte schmerzfrei sein. Es ging. Ich konnte unbändige Lebensfreude empfinden, so stark, dass sie mich trug. Selbst wenn ich völlig am Ende war, hatte ich erfahren, wie sich leben anfühlen konnte. Die dazugehörigen Emotionen gehörten mir, es waren meine eigenen, sie waren ein Teil von mir. Genau da wollte ich wieder hin. Mit geschlossenen Augen saß ich da.

Zum ersten Mal seit einer kleinen Ewigkeit war ich nicht im Kopf. Ich war zu erschöpft, um noch zu denken, doch ich konnte mein Herz hören. „Nein, die Zeit zu gehen ist noch nicht da.“ Da war noch viel zu viel Lebenswille! Der Damm in mir brach und mit ihm eine Unmenge Traurigkeit und Tränen. Trauer über gut vier Jahre, in denen ich immer mehr Lebensfreude verloren hatte, über mein gefühltes Versagen. Über all den angestauten Schmerz. Was hatte ich seither getan, um mich dahin zu bringen, wo ich jetzt war? Was war in mir anders als bei meiner Auszeit? Und DAS war der erlösende Satz: „IN MIR!“ Endlich begann ich zu begreifen. In den letzten Jahren hatte ich versucht, die Rahmenbedingungen – alles um mich herum – zu verändern. Und das aus meinem alten Rahmen, im Fühlen, Denken und Handeln heraus. Es hatte mich völlig ausgelaugt. Mein Körper brüllte mich so dermaßen an, dass ich endlich anfing hinzuhören. Er hatte mich aufgefordert stehenzubleiben und ruhig zu werden, doch bislang war ich weitergerannt. In jeder Krise war Wachstum der Schlüssel gewesen, der mir die nächste Tür öffnete. Und ich brauchte die nächste Tür dringender als je zuvor. Was, wenn diese Momentaufnahme meines Lebens die Aufforderung war zu wachsen? Ich würde mich darauf einlassen.

Ich hörte mich flehen „Bitte mach, dass es aufhört. Ich halte das keinen Tag länger aus. Warum ich? Warum muss ich das ertragen?“ Keine Antwort. Zu wem sprach ich da eigentlich? Ich war zwar in einer katholischen Familie aufgewachsen, aber kein besonders gläubiger Mensch. Auch fand ich es immer bedauerlich, wenn sich Menschen durch ihre Religionen separierten. Für mich machte es keinen Unterschied, ob oder welchem Glauben wir angehörten, solange wir uns als aufgeschlossene Menschen begegneten. Dass Gott etwas mit meiner Realität zu tun hatte, glaubte ich nicht. Und doch begann ich mit Gott zu verhandeln, ihn anzuflehen.

Das war nicht ich, die erwachsene Frau. Ich hörte das Kind in mir von früher. Zu ihm passte es auch, dass es zu Gott sprach. Für mein kleines Ich gab es einen alten Mann mit langem grauen Bart, an den ich mich wenden konnte, den ich bitten und den ich anflehen konnte. Glaubte dieses Kind ein Recht auf ein gesundes, schmerzfreies Leben zu haben? Nein, das tat es nicht. Dieses tiefe Vertrauen, dass alles wieder gut werden würde, fehlte mir. Die anderen waren glücklich. Ich hatte das schlechte Los gezogen. Warum dachte ich eigentlich, dass das so sei? Ich wusste es nicht. Hunderte Male hatte ich dieselbe Erfahrung gemacht. Mindestens genauso oft fragte ich „Warum ich?“

Für meinen Verstand fühlte sich das idiotisch an. Aber mit ihm hatte ich in den letzten Jahren nur karge Fortschritte gemacht. Damit begann ein neues Kapitel für mich. Immer mehr Kopf aus, Herz an. Immer öfter fühlen statt (zer-)denken. Die Beschäftigung mit dem inneren Kind hatte ich bereits kennengelernt, nur aufgehört, die Verbindung zu der „kleinen Susanne“ zu pflegen. Ich hatte sie total vernachlässigt. Auf Anhieb tat ich mich schwer damit, dieses Band zwischen uns wieder zu fühlen und erneut herzustellen. Die

Kleine saß, ihre Ärmchen fest um sich geschlungen, enttäuscht, verzweifelt, einsam und verlassen in der Ecke. Als würde sie sagen: „Du hast mich allein gelassen, dich nicht um mich gekümmert. Wer sagt mir, dass das nicht wieder so kommt." Ihr Vertrauen in mich war schwer erschüttert. Ich konnte sie verstehen. Und es tat mir ehrlich leid, dass ich nicht für dieses Kind da gewesen war – so viele Jahre.

Was ich zu ihr sagte, kam aus tiefstem Herzen. „Entschuldige meine Kleine. Es tut mir aufrichtig leid, dass ich so lange gar nicht für dich da war. Kannst du meine Entschuldigung annehmen?" Doch neben ihrem Willen mir zu vertrauen, konnte ich ihre Zweifel spüren. „Was wenn du wieder weggehst und mich alleine lässt? Ich weiß nicht, ob ich dir glauben kann." Ich fühlte den großen Schmerz des Kindes und antwortete ihr voller Mitgefühl: „Ich versteh dich. Ich spür deine Angst, dass ich wieder weggeh'. Ich verstehe, warum du mir noch nicht vertrauen kannst. Aber Engelchen, ich versprech' dir, ich lass dich ab jetzt nie wieder allein. Komme wer oder was auch wolle. Ich bin für dich da. Nie wieder lass ich dich im Stich. Versprochen." Und das Kind in mir entschied sich für Vertrauen.

Natürlich steht das innere Kind nicht für einen Teil außerhalb von uns. Mir half es jedoch ein Bild zu haben – mir dieses Kind vorzustellen. Auch weil es mir so leichter fiel Abstand zwischen mich und meine belastenden Gefühle zu bringen. Ich konnte durchatmen und die Position wechseln, von klein zu groß, aus Überforderung in Handlungsfähigkeit kommen. *Ich kann mir vorstellen, dass sich das für dich komisch anhört. Denn mir ging es bei den ersten Malen nicht anders. Es kann ungewöhnlich erscheinen, sich alten Erfahrungen zuzuwenden, die Welt nochmal durch die Augen eines Kindes zu sehen und zurückzukehren zu Emotionen, die doch längst der Vergangenheit angehören. Wieso auch sollte man Situationen und Gefühle nochmal durchmachen, die vorbei sind – oder? Du brauchst all das nicht für dich annehmen. Ich lade dich lediglich ein zuzusehen, was das mit mir gemacht hat.*

In einem Punkt denke ich, sind wir alle uns ähnlich: Dass unsere Herzen aufgehen, sobald wir das Gefühl bekommen gesehen, gehört und bedingungslos angenommen zu sein. Wenn da jemand ist, der dir in die Augen sieht, dir seine uneingeschränkte Aufmerksamkeit schenkt und dich genauso haben will wie du bist.

Nun war ich der Mensch, der genau jetzt das für mich selbst tun konnte. Der in liebevollster Weise voll und ganz für das Kind da war, in seiner Angst, seiner Traurigkeit und vor allem seiner hilflosen Verzweiflung. Seit Jahrzehnten waren diese Gefühle da. Mal ganz leise, mal mit voller Kraft. Nur hatte ich es nicht so gut gehalten mit meiner Verantwortung dafür. Jetzt sagte ich uneingeschränkt „ja". Ich heulte und schluchzte die Gefühle meines kleinen Ichs heraus, bis sie leichter wurden. Dann sahen wir zusammen hin – dorthin, wo ich in Resonanz gegangen war. Die Kleine nahm ich auf meinen Schoß. Wir stellten uns einen grauen alten Mann mit Bart vor. Das Kind wollte nicht mal dahin sehen zu dem Mann. Warum war das so? Ich spürte Widerwillen, Enttäuschung, sogar Wut. In den Augen des Kindes war „er" unberechenbar und sogar grausam gewesen, hatte ihm Menschen und damit Liebe und Glück genommen. „Ich verstehe dich. Du dachtest Gott hätte Menschen, die du lieb hattest, zu sich geholt und sie dir damit weggenommen. Doch weißt du Kleine, so ist das nicht. Ein Körper hat nur eine begrenzte Zeit auf Erden, der muss irgendwann gehen. Das liegt nicht an ihm. Da hast du dich geirrt." Es dauerte noch einen

Moment, bis die kleine Susanne begann zu verstehen und wieder Frieden mit dem grauen alten Mann zu schließen.

Und dann fragten wir ihn: „Haben wir es verdient? Haben wir das Recht auf ein gesundes, schmerzfreies Leben?“ Vor meinem geistigen Auge sah ich den grauen alten Mann liebevoll lächeln. „Ja. Es steht euch zu. Das ist euer Geburtsrecht.“ Und das Kind in mir begann mit dem grauen alten Mann zu diskutieren: „Aber … ich kann das nicht glauben. Ich kenn’ so viele Menschen, die krank sind.“ „Ja. Das ist deren Geschichte, die hat mit euch nichts zu tun. Ihr habt jedes erdenkliche Recht darauf, euch rundherum wohl in eurem Körper zu fühlen.“ „Aber ich kann das gar nicht so recht glauben.“ „Ihr dürft das für euch annehmen.“ „Wirklich?“ „Ja. Wirklich. Es stand euch schon immer zu.“ Und so führten wir dieses Gespräch fort … bis sich ein Teil von mir absolut sicher war: „Es steht mir zu gesund zu sein und mich in meinem Körper rundherum wohlzufühlen.“ In diesem Moment begann ich mich dafür zu öffnen, dass vielleicht sogar Gesundwerden für mich möglich sein könnte.

Mit dem Kind in mir traf ich an diesem Tag eine Vereinbarung: „Die Frage nach dem „Warum“ lassen wir nun sein. Uns das zu fragen hat uns noch nie auch nur einen Schritt weitergebracht. Du Kleine, brauchst dich nicht mehr darum zu kümmern. Das tue ich, die Große.“

Für mein Drehbuch hatte ich mir tatsächlich die passenden Darsteller gewählt. Jene Ärzte beispielsweise, die mich trotz Nervenschmerzen wegschickten. In absoluter Verzweiflung wusste ich mir diesen gegenüber nicht zu helfen. Es war gewesen, als wäre ein kleines, hilfloses Kind vor ihnen gestanden. Im Nachhinein war mir klar, was ich in jenen Situationen hätte tun und sagen können. Doch all dieses

Wissen war in dem Moment wie weggeblasen gewesen. Da lief der alte Film, die Wiederholung dessen, was ich aus Kindertagen kannte. Ich war das hilflose, verzweifelte, ohnmächtige kleine Kind, dessen Drehbuch diese Ärzte erfüllten. Die Gedanken und Gefühle wieder aufleben ließen, in denen ich alte Erfahrungen wiederholte. In diesem Bewusstsein konnte ich mein Drehbuch ändern. Als ich wieder in die Klinik fuhr, bestens aufgestellt und gewappnet, ging die Geschichte anders aus. Ich begegnete einem anderen Arzt, der mir sagte, er könne mich so nicht gehen lassen. Ich müsse stationär aufgenommen werden. Das tat er von sich aus, ohne dass ich ihn auch nur darum hätte bitten müssen. Meine Überzeugung war, man könne mich gar nicht wegschicken, das hätte ich, die Große, auch gar nicht mehr zugelassen.

An jenem Tag erfuhr ich zum allerersten Mal bewusst, dass ich aus den bedrückendsten Gefühlen zu den wundervollsten wechseln konnte. Für kurze Zeit war ich absolut im Vertrauen, in Sicherheit, in Verbundenheit und Versorgtsein. Ich war in der Lage, aus völliger Erschöpfung Kräfte zu mobilisieren. Eine Kraft, die aus mir kam. Das war nicht „eso", nicht abhängig von meinem Glauben an Gott, sondern eine Tatsache. Noch immer fühlte ich mich fertig und ausgelaugt, aber ich hatte erlebt, dass ich eine Lösung selbst herbeiführen konnte.

Bei meinem neuerlichen Klinikaufenthalt traf ich zum ersten Mal, in einer über zwanzig Jahre langen Schmerzkarriere, auf einen ausgebildeten Schmerzmediziner. Ich bekam ein Antiepileptikum verordnet. Nach weiteren Antibiotika wurde ich eine Woche später entlassen. Mein Körper brauchte Zeit, um sich an das Antiepileptikum zu gewöhnen. Ständig war mir schwindelig. Aber der Schmerz ließ endlich nach. Doch der Frieden war von kurzer Dauer. Meine Gelenke fingen an zu rebellieren. Ich vertrug das Antiepileptikum nicht und brauchte dringend eine Alternative. Mein Hausarzt hatte die rettende Lösung. Im Übrigen einer der Menschen, deren Beruf Berufung ist. Wieso ich nicht vorher zu ihm gegangen bin? Seine Praxis war wegen zwei Umzügen geschlossen gewesen. Mit ihm wäre ich nicht so tief hineingeschlittert. Man könnte sagen, alles lief damals schief – oder eben in maximaler Unterstützung für meinen Wachstumsweg, auf dem ich war (und bin).

In dieser für mich wirklich schwierigen Zeit war er es, bei dem ich wusste, dass er alles tat, um mir zu helfen. Der Weg über den Schmerztherapeuten, der mich behandelt hatte, war verschlossen. Die Wartezeit für einen Termin betrug ein ganzes Jahr. Nun gab es die Möglichkeit auf ein Opioid zu wechseln oder medizinisches Cannabis zu versuchen. Bei Cannabis dachte ich an Drogen. Und mit Drogen hatte ich nichts am Hut. Dennoch musste eine Alternative zu dem Antiepileptikum her. Mein größtes Glück war es, diesen Arzt an meiner Seite zu haben. Er nahm sich Zeit mir zu erklären, welche Wirkung und Nebenwirkungen beide Alternativen hätten. Wir sprachen darüber wann unterschiedliche Opioide zu einer Abhängigkeit führen könnten. Genauso objektiv klärte er mich über den möglichen Nutzen und die Risiken von medizinischem Cannabis auf. Auf meine Frage „macht das trallala im Kopf?“ lächelte er mich an. „Es gibt verschiedene Sorten, wir finden eine für dich, die genau das nicht macht.“ Meinem Hausarzt muss ich von Herzen danken. Nicht nur, dass er sich mit mir auseinandersetzte. Er nahm den Papierkrieg auf sich, dieses Medikament für mich zu beantragen. Der Antrag wurde innerhalb weniger Tage durch die Krankenkasse abgelehnt. Erst viele Wochen später entschied der Medizinische Dienst über eine Bewilligung. Wieder verstrich wertvolle Zeit, in der sich mein Schmerz weiter manifestierte.

Ich bekam ein Cannabinoid mit eine THC-Gehalt von weniger als 1 % verschrieben. THC ist der Bestandteil von Cannabis, der eine berauschende Wirkung entfaltet. Dieses hatte tatsächlich keinen Einfluss auf mein Denkvermögen oder meine Konzentrationsfähigkeit. Und es dämpfte den Schmerz, so dass ich wieder leistungsfähiger wurde. Auch wenn die Kraft dafür eigentlich nicht da war, kehrte ich zurück an meinen Arbeitsplatz. Denn mein Job war das letzte bisschen Normalität, an das ich mich in meinem ausufernden Leben klammerte, wie ein Ertrinkender an einen Strohhalm. Ich spürte sehr wohl, dass das keine gute Idee war und doch konnte ich nicht anders. Auch hatte ich meinem Arbeitgeber gegenüber ein immens schlechtes Gewissen. In der Zwischenzeit waren zwei Kolleginnen, beinahe zeitgleich, wegen Krebserkrankungen ausgefallen. „Du warst schon sechs Wochen daheim. Noch länger, das kannst du ihm nicht antun.", sagte ich mir. Ohne mich zu fragen, was ich mir zumuten konnte.

Ja, ich wünschte mir aus vollstem Herzen, dass mit der wundervollen Erfahrung von eben und der Unterstützung meines großartigen Hausarztes alles Notwendige getan sei. Dass sich mein Zustand nun schlagartig verbessern würde. Doch nach so langer Zeit und all den Medikamenten war mein Körper vollständig aus dem Gleichgewicht. Meine Haut rebellierte, verschiedenste Muskelpartien waren hart wie Stein, der permanente Harndrang war geblieben und Durchfall hinzugekommen. Über Wochen horchte ich ständig in meinen Körper hinein, machte mir Sorgen und war wieder unterwegs von einem Arzt zum nächsten. Und wie es mir noch öfter passieren sollte, war ich zwei Schritte nach vorne und dann einen zurückgegangen. Denn damit, mir einen Vollzeitarbeitstag zuzumuten, fingen nun auch noch die Nervenbahnen um mein Kreuzbein herum an zu brennen und auszustrahlen. Wieder meldeten sich meine Zukunftsängste. Wie bloß soll es mit mir weitergehen? Und wieder kam ich an denselben Punkt. Herz gegen Kopf! War da nicht was gewesen? Es gab keine höhere Instanz, wie es sie für das Kind gegeben hatte, die entschied. Ich entscheide. Doch wie bitte sollte das gehen?

- An einem meiner größten Tiefpunkte begriff ich endlich, dass sich die ganze Zeit über mein inneres Kind gemeldet hatte und mir wurde bewusst, wie sehr ich es vernachlässigt hatte. Wie sehr ich mich und meine Gefühle ignoriert hatte. Endlich war ich da für dieses Kind und übernahm die Verantwortung für das, was in mir heilen wollte. So war ich in der Lage, mein Drehbuch umzuschreiben und andere Erfahrungen zu machen als in der Vergangenheit.
- Mein völlig unbewusstes Überlebensprinzip bestand in dem Versuch, möglichst „alles" zu kontrollieren. Das habe ich über Jahrzehnte so durchgezogen – bis zur totalen Erschöpfung. Was mir all die Jahre gefehlt hatte, war tiefes Vertrauen und Bewusstsein für meine eigene Kraft. Sollte da eine höhere Macht sein, so war sie gütig. Und ich war dran, mein Leben in die eigenen Hände zu nehmen.
- Ich bin kein Übermensch, sondern holte mir für vieles Hilfe. Nicht irgendwen, sondern die Beste, die ich

kriegen konnte. Die maximale Unterstützung bekam ich nicht etwa dort, wo ich mich ausschließlich wohl und kuschelig fühlte, sondern wo mich mein Gegenüber herausforderte, damit ich mich bestmöglich weiterentwickeln konnte. Es war unbequem, mich mir selbst zu stellen und mein Leben zu verändern. Was ich dadurch gewann, war für mich jedoch unbezahlbar.

MEIN WEG IN DIE FREIHEIT

Wo will mein Körper hin?

Ich fragte mich, wie ein Mensch, der Jahrzehnte gesund gewesen war, damit umginge, wenn er mal Schmerzen im Rücken hätte. Vermutlich dachte der „Unangenehm, aber wird schon wieder. Ein paar Tage Salbe drauf und gut."

Bei mir war das anders. Sobald sich Schmerzen bemerkbar machten oder verstärkten, fing ich an mir Sorgen zu machen. Im Dauerschmerz waren meine Gedanken Karussell gefahren. „Oh nein, geht das etwa schon wieder los! Was, wenn das morgen noch schlimmer ist? Hört das denn nie auf! Und, und, und." Wenn ich genau hinsah, kreisten meine Gedanken nicht ab und zu, sondern ständig um Krankheit. Mit der Zeit hatte das Gedanken-Karussell begonnen sich immer schneller zu drehen. Der Auslöser in Form einer unangenehmen Körperwahrnehmung genügte und schon schoss es geradezu los.

Dabei wurde das, was sich in meinem Kopf abspielte, nach und nach immer negativer. „Ständig fehlt mir was. Einfach nix an diesem Körper funktioniert. Was, wenn jetzt auch noch etwas Neues dazukommt? Ich darf in der Arbeit nicht nochmal ausfallen. Wenn das so weitergeht, verlier ich auch noch meinen Job. Dann geht es richtig bergab mit mir. Das darfst du nicht zulassen. Du musst durchhalten. … usw." Alles davon ablenken und wegschieben, war zwecklos gewesen. So sehr ich mir auch eine schnelle Lösung wünschte, dämmerte mir langsam, dass ich würde dranbleiben müssen. Weiter darauf achten, wo mein kleines Ich auf sich aufmerksam machte und wie meine Erfahrungen aussahen. Mich meinen Gedanken zu stellen, wäre ein guter nächster Schritt.

Bisher hatte ich mir noch nicht bewusst gemacht, welche Gedanken da ihre Kreise zogen. Jetzt schrieb ich sie auf. Erstmal war es gar nicht so einfach sie zu greifen. Doch es klappte. Als ich sie vor mir auf dem Zettel sah, erschrak ich fast. Aber damit waren sie endlich raus aus meinem Kopf und mir wurde so richtig bewusst: Jeder dieser Gedanken erzeugte ein bestimmtes Gefühl. Mit meinen Denkmustern befand ich mich unentwegt auf einer quälenden Gefühlsebene. Schwarz auf Weiß sah ich vor mir, Angst, Druck, Frust, … Noch mehr fiel mir auf.

Mein Gedanken-Karussell brachte keine Lösungen hervor. Da waren viel zu viele Fragezeichen. Ich redete mir da Sachen ein, die nicht mal stimmten. „Nix an deinem Körper funktioniert." Das war nicht wahr. Eigentlich funktionierte sehr viel mehr, als es das nicht tat. Mir immer und immer wieder vorzusagen, dass es anders sei, tat nichts für mich. Auch die Fragezeichen meines Gedanken-Karussells brachten mich nicht weiter. „Was, wenn das noch schlimmer wird?" Der Satz lautete richtig: „Ich hab Angst, dass …" Ja, die hatte ich und die war sowieso da, also konnte ich mich ihr auch stellen. Was machte mir denn am meisten Angst?

Zu denken, es würde immer so bleiben, wie es jetzt ist. Mir den Kopf über das zu zermartern, was kommen würde. Mir ein um's andere Mal ein worst-case-Szenario auszumalen. Ja, ich wusste nicht, was auf mich zukommt. Im schlimmsten Fall würde ich nicht mehr arbeiten können. Was dann? Dann gäbe es ein soziales Netz, das mich tragen würde. Klar, Kranken- oder Arbeitslosengeld würde erstmal gravierende Einschnitte bedeuten. Doch auch dann gäbe es neue Möglichkeiten. Der Fall, dass ich verhungern müsste, konnte gar nicht eintreten. Mein Überleben wäre selbst im schlimmsten aller Fälle gesichert. Wer sagte eigentlich, dass ich nicht auch Erfolg haben könnte. Ich würde mich nun nicht mehr verrückt machen mit Gedanken um morgen. „Ja, jetzt ist es so. Was morgen ist, weißt du nicht. Aber deine Gedanken – jetzt in diesem Moment – kannst du wählen. Da entscheidest du allein.“ Somit beschloss ich, meine Energie von Sorgen um die Zukunft abzuziehen, im Hier und Jetzt zu bleiben.

Endlich anzunehmen, was in mir da war, half mir. Mit einem „ja“ zu meinen Gedanken, konnte ich sie mir bewusst machen. Damit, meiner Angst ins Auge zu sehen, schwächte ich sie ab. Als ich meine Schmerzen als Momentaufnahme annahm, wurde ich ruhiger. Ja, die waren jetzt in diesem Moment da. „Mein Körper braucht jetzt gerade was anderes als zuvor“ fühlte sich ganz anders an als „Oh nein, hört das denn nie auf." Also wartete mit einem neuen Gedanken auch ein anderes Gefühl auf mich. Ich hatte die Wahl. Um das hier und jetzt konnte ich mich tatsächlich kümmern. Und das fühlte sich verdammt gut an. *Falls du, wie ich damals, zur Fraktion der Dauer-Grübler gehörst, solltest du wissen: obsessives Grübeln gilt als besonders stressfördernd.*

Zu dieser Zeit begann ich, mich in Achtsamkeit und Meditation zu üben. Achtsamkeit bedeutet, im Hier und Jetzt zu verweilen, kein Urteil zu fällen; weder über Ereignisse in diesem Augenblick noch über Gefühle, die damit einhergehen. Darum ist Meditation zugleich auch ein sehr gutes Achtsamkeitstraining. Je erfahrener ich darin wurde, desto weniger grübelte ich weiter.

Meine Erkenntnisse der Stunde waren: Was ich dachte, beeinflusste meine Gefühle. Diese Gedanken waren nicht neu, sondern Wochen, Monate, sogar Jahre alt. Unbewusst hatte ich mich in ständiger Wiederholung meines Kopf-Programms mit negativen Gefühlen aufgeladen. Und ich wollte andere haben. Um dieses alte Programm zu durchbrechen, würde ich mir neue Gedanken suchen und diese trainieren. Ich wählte sorgfältig: „Mein Körper führt tagtäglich Millionen von Prozessen aus. Erfolgreich. Zuverlässig. Nur ein kleiner Teil funktioniert jetzt gerade nicht. Das meiste macht er supergut. Ich esse, er verdaut. Wenn ich einatme, brauche ich nicht mal darüber nachdenken, ob ich wieder ausatme. Er versorgt mich mit 100.000%iger Sicherheit mit Sauerstoff. Ich muss nichts dafür tun. Mein Herz schlägt ohne Unterbrechung für mich. Wenn ich mich in den Finger schneide repariert er sich selbst und die Wunde heilt. Noch nicht ein einziges Mal habe ich mir Sorgen gemacht, ob das wieder gut wird. Nach den Brüchen sind meine Knochen von alleine zusammengewachsen. Mein Körper hat das einfach repariert. Er hat irre Selbstheilungskräfte, sonst würde ich an einer Grippe sterben. Er kann viel mehr, als ich mir all die Jahre bewusst gemacht habe. Mit jeder Sekunde erneuert er zig Millionen von Zellen. Er funktioniert nicht nur, eigentlich ist er ein echtes Wunder. Ich erlaube mir mehr und mehr ihm zu vertrauen. Jetzt grad braucht er etwas anderes als zuvor. Und das kann ich ihm geben. Menschen gibt es seit Millionen von Jahren. Mein Körper ist ein über Jahrmillionen perfektioniertes System. Der ist dazu gemacht sich selbst zu helfen und gesund zu sein, so dass es mir rundherum gut geht.“ Bei den letzten Sätzen meldete sich Widerstand. Mir schoss durch den Kopf: „So ein Quatsch, ich hab aber doch Schmerzen. Die sind schon so lang da und die werde ich auch morgen noch haben.“ Dass ich wieder komplett schmerzfrei werden könnte – gar gesund, hielt ich also nicht wirklich für möglich. Stand ich mir da nicht selbst im Weg in meiner Erwartungshaltung? Der Online-Suchdienst wusste mehr.

Ich stieß auf eine Studie der Neurologin Ulrike Bingel vom Universitätsklinikum Hamburg-Eppendorf. Sie führte Tests an zweiundzwanzig gesunden Probanden durch. Im MRT maß man deren Hirnaktivitäten, um ihr Schmerzempfinden nachvollziehen zu können. Mit einer Hitzesonde am Bein wurde bei den Testpersonen ein Schmerzreiz ausgelöst, den sie auf einer Skala von 0 bis 100 bewerten sollten. Zunächst fiel deren Bewertung der Schmerzintensität mit durchschnittlich 66 aus. Drei weitere Tests, unter Verabreichung eines Opioids per Infusion, folgten. Im zweiten Testlauf wurde es ohne Vorankündigung gegeben. Die Schmerzintensität bewerteten die Probanden mit 55. Beim nächsten Mal wies man sie darauf hin, dass nun ein Schmerzmittel verabreicht würde. Der empfundene Schmerz sank daraufhin auf 39. Und das, obwohl die Dosierung in gleicher Höhe wie beim vorherigen Lauf erfolgt war. Im vierten Testlauf sagte man den Teilnehmern, sie bekämen kein Schmerzmittel und müssen deshalb mit stärkeren Schmerzen rechnen. *Was denkst du ist passiert, obwohl das Schmerzmittel nach wie vor durch deren Adern floss?*

Sie bewerteten ihr Schmerzempfinden durchschnittlich mit 64. Zum Vergleich: 66 war der Durchschnittswert ohne jegliche Schmerzmittel. Der schmerzlindernde Effekt eines Opioids wurde durch deren geweckte Erwartung auf Schmerz beinahe ausgeschaltet. Ulrike Bingel dokumentierte die Macht der Erwartung sowohl im positiven Sinne (Placebo) als auch im negativen (Nocebo, lateinisch: „ich werde schaden“).[1]

Eine andere Studie aus den USA stellte fest, dass die Sterblichkeit an Herzinfarkt und plötzlichem Herztod von Probandinnen 3,7-Mal so hoch war, weil sie glaubten anfällig für Herzerkrankungen zu sein. Weder eine körperliche Ursache, noch Faktoren wie beispielsweise schlechte Ernährung ließen sich bei ihnen erkennen. Im Gegensatz zu den Frauen, deren Herz gesund blieb, dachte die andere Kontrollgruppe lediglich besonders anfällig zu sein.[2]

Die Universität Marburg teilte in einer Studie 124 Patienten in drei Gruppen ein. Mit einer davon wurden spezielle Übungen umgesetzt, um die Erwartungen an ihre Gesundung zu erhöhen. Diese Patientinnen und Patienten bat man mitunter zu erklären, was sie nach der Operation erreichen wollten, wie sie sich zu erholen gedachten und wie sie in ein normales Leben zurückkehren könnten. Der Therapeut half dabei, individuelle Pläne zu erstellen, wie jeder und jede Einzelne diese Ziele erreichen kann. Das Ergebnis: im Vergleich zu den anderen Gruppen, verspürten jene Teilnehmer der „Erwartungsgruppe“ sechs Monate nach dem Eingriff weniger Beschwerden, erfreuten sich besserer Lebensqualität, waren körperlich aktiver und fitter für die Arbeit.[3] Auch wenn die Wechselbeziehungen zwischen Psyche und Körper komplex sind und auch beispielsweise Vorerfahrungen eine Rolle spielen, ein gewisser Einfluss von Erwartungen ließ sich nicht von der Hand weisen. Ich würde also ab jetzt darauf achten, was ich mir selbst erzählte. Nach und nach meine Erwartungshaltung zu verändern, konnte nur gut für mich sein.

Ich stellte mir neue Gedankenketten zusammen, die drei Seiten umfassten. Stieß ich auf Widerstand, so sah ich mir genauer an, was sich zeigte, Widersacher-Gedanken, festgefahrene Überzeugungen oder auch Glaubenssätze. Meine neuen Gedankenketten las ich nicht nur regelmäßig, sondern nahm meine Gefühle wahr – bewusst in diesem Moment. Das erste und letzte, was ich jeden Tag tat, war die Beschäftigung mit meinen neuen Gedanken. Abends, wenn mir das Einschlafen schwer fiel, brachte ich mich damit zur Ruhe. Morgens startete ich, nach meinem „Training“, mit ganz anderen Gefühlen als vorher in den Tag. Fiel meine Stimmung ab, so konnte ich beobachten, dass wieder mein altes Gedanken-Karussell angesprungen war. In meinem Gehirn lief das alte Standardprogramm. Wie bei einem Süchtigen, der seine Drogen braucht. Ich war wachsam und sagte konsequent „Stopp“. Woche für Woche wurde es besser. Ich fing an neue Widersacher, die sich zeigten, schneller zu entdecken, setzte mich auch mit ihnen auseinander und kehrte zurück zu meinen neuen Gedankenketten – übte weiter. Mit der Zeit sprang mein altes Gedanken-Karussell immer seltener an. Ich hatte ein neues, das mir beständig beruhigende Gefühle verschaffte. Meine Schmerzen waren immer noch da, aber ich war wesentlich ruhiger.

Studien zum Placebo- bzw. Nocebo-Effekt legen auch nahe, wie wichtig achtsam gewählte Worte zwischen Arzt und Patient sind. In mir kämpfte sich hoch, was man mir mitgegeben hatte.

- Ob ich wollte oder nicht, ständig schossen Gedanken durch meinen Kopf. Die meisten davon waren unbewusst. Alte Vertraute, die ich seit langer Zeit mit mir herumtrug. Machte ich sie mir bewusst, so konnte ich erkennen, welche Gefühle sie mit sich brachten.
- Ich hatte keine Zeit mehr zu vergeuden mit sorgenvollen Gedanken oder negativen Erwartungshaltungen. Für mich war es eine Herausforderung, diszipliniert bei der Sache zu bleiben. Doch welche Freiheit und Gestaltungsmöglichkeit lag allein darin, in jedem wachen Moment entscheiden zu können, was ich denke – meine Gefühle auf ein anderes Level bringen zu können – mein Standardprogramm zu ändern.
- Freiheit beginnt für mich im Kopf. Schließlich denkt in meinem Kopf kein anderer als ich selbst. Sogar bei Glaubenssätzen habe ich bis heute keine gefunden, die sich nicht hätten umschreiben lassen.

MEIN WEG IN DIE FREIHEIT

Die Wirkung eines weißen Kittels

Von klein auf war für mich ein Arzt eine Autoritätsperson. Jemand, der studiert hat und es besser weiß als jeder andere. Jemand, der Leben retten und mich gesund machen kann. Im Nachhinein muss ich über mich selbst schmunzeln. Ich erklärte Ärzte zu „Halbgöttern in Weiß". Der Aussage eines Arztes maß ich beinahe unumstößliches Gewicht bei. Selbst wenn ich kein Vertrauen gefasst hatte, mich sogar ärgerte oder eine zweite Meinung einholte, seine Worte blieben mir im Gedächtnis. Was man mir von ärztlicher Seite mitgegeben hatte, war unter anderem: „Damit werden Sie mit Sicherheit immer Probleme haben", „Das kann nicht besser werden, nur schlechter", „Ihre Harnröhre ist zu kurz, da steigen automatisch Bakterien auf. Sie werden ihre Sexualität nie ohne Entzündungen leben können", „Überlegen Sie sich gut, ob Sie je Kinder haben wollen. Bei Ihrem Rücken wäre eine Schwangerschaft mit Schmerzen verbunden. Die müssten Sie dann aushalten".

Kannst du dir vorstellen, was solche Prognosen mit mir anstellten? Sie hatten mir Unbehagen bereitet, als ich ohne jegliche Symptome war. Und wurde ich krank, musste ich voller Angst daran denken. Erst jetzt wurde mir bewusst, wie sehr ich mich davon beeinflussen ließ – im Kleinen, wie im Großen. Ständig horchte ich in meinen Körper hinein, um bloß keine falsche Bewegung zu machen, die Schmerz auslöste oder verstärkte. Bei neuen Partnerschaften tauchte das Thema Kinder irgendwann auf. Auf keinen Fall wollte ich schwanger werden und am Schluss mit Schmerzen daliegen. Welches Damoklesschwert war da die ganze Zeit über mir geschwebt. Höchste Zeit, sich damit auseinanderzusetzen.

Es gab querschnittgelähmte Frauen, die Kinder bekamen. Ich kannte gesunde, die während einer Schwangerschaft über Rückenschmerzen klagten. Und inzwischen habe ich Frauen mit schweren Bandscheibenvorfällen und „kaputtem Rücken" kennengelernt, die mir ihre Schwangerschaften als euphorische, beste Zeit beschrieben. Es gab Lehrinhalte,

Erfahrungswerte, Statistiken und Wahrscheinlichkeiten aufgrund derer sich der Verlauf einer Erkrankung beurteilen ließ, genauso immer auch Ausnahmen. Und wie alle Generationen zuvor, waren wir mit unserem Wissen über Zusammenhänge noch nicht am Ende angekommen. Wie könnte ich annehmen, dass jemand mit absoluter Sicherheit sagen konnte, was auf mich zukommen würde? Niemand konnte das wissen.

Mir war es gar nicht in den Sinn gekommen derlei Prognosen zu hinterfragen. Selbst wenn sie innerhalb weniger Minuten ausgesprochen worden waren, von einem Arzt, der mich noch nie zuvor gesehen hatte. Es war unmöglich gewesen, meine Krankheitsgeschichte und alles, was dazu beitrug, innerhalb dieser Zeit zu erfassen. Auch hatte ich mich nie gefragt, welche Rolle es spielte, dass zum Teil ausschließlich der Körper betrachtet und behandelt wurde. Der Urologe, der mir sagte „Es gibt Frauen, die haben eben immer eine Blasenentzündung" hätte andere Worte wählen können. „Ich weiß nicht, woran es liegt, dass sich ihre Blase plötzlich andauernd entzündet. Da bin ich überfragt" zum Beispiel. Das wäre völlig in Ordnung gewesen. Nun leuchtete mir ein, dass ich hier einfach einem Menschen begegnet bin, der an seine Grenzen gestoßen ist. Das hatte ich mir bislang nur nicht bewusst gemacht.

Meist hielt ich es einfach so, wie ich es als Kind kennengelernt hatte. Wenn ich an meine Großeltern zurückdachte, war der Doktor eine Autorität, die niemals in Frage gestellt wurde. *So hatte ich das übernommen, wie auch das Bild vom Lebensretter nach unserem Unfall, von dem ich dir schon erzählte.* Keiner der Menschen mit denen ich aufgewachsen war, legte sich mit Fieber im Vertrauen auf seinen Körper nur ins Bett. Da war

„Alarmstufe Rot“ angesagt, auch wenn ich krank war. Bei meinen Bezugspersonen hatte ich gesehen: dann braucht man sofort Medikamente und eine Behandlung. Und so hatte ich unbewusst abgespeichert: Unsicherheit, Angst, dein Körper allein kann das nicht. Auch Denk- und Verhaltensweisen, die ich überall um mich herum sah, trug ich weiter, sogar wenn klar war, dass sie mir nicht gut taten: Leistung zählt am meisten. Nichts tun ist gleichzusetzen mit faulenzen. Liegenbleiben und sich erholen ist nur dann legitim, wenn man richtig krank ist. Solange es nicht so schlimm ist, helfen diverse Mittel um weiter zu funktionieren. War das nicht total unvernünftig, Leistung über Gesundheit zu stellen?

Es geht mir nicht darum die Schulmedizin, ihre Mitarbeitenden oder Mittel herabzusetzen. Auch möchte ich nicht dazu aufrufen, ihre Unterstützung nicht zu nutzen. Ich will verdeutlichen, wie sehr uns das beeinflusst, was wir über den Umgang mit Krankheit gelernt haben. Welche Haltung gegenüber Medizin und Medizinern wir verinnerlicht haben. Und dass diese, wie in meinem Fall, unverhältnismäßig und sogar unvernünftig sein kann. Ich bin dafür, sich Hilfe aus allen Richtungen zu holen. Medikamente und Ärzte haben mir mehrfach das Leben gerettet. Für beide bin ich dankbar. Nur musste ich feststellen, dass ich Ärzten ein Maß an Autorität einräumte, das mir nicht gut tat. An dem Tag, an dem ich mir das bewusst machte, habe ich begonnen, die Verantwortung für meinen Körper nicht mehr auf andere abzuschieben. Ich fasste wieder Vertrauen zu meinem Körper und seinen kraftvollen Selbstheilungsprogrammen. Auch die Maßstäbe, nach denen ich lebe, habe ich nach und nach verändert. Denn nichts und niemand kann für mich Krankheit aufwiegen. Weder Status, noch Anerkennung, noch Geld.

Ich erinnerte mich zurück, wie vielen Ärzten ich begegnet war. Welch unterschiedliche Erfahrungen ich gemacht hatte. Sogar Fehleinschätzungen waren darunter, die mich enttäuscht sein ließen. Anstatt das Geschenk dahinter zu erkennen, war ich an diesem Gefühl kleben geblieben. Es hätte das Ende meiner Täuschung sein können. „Halbgötter" gibt es nicht. Wir sind Menschen, die einander begegnen. Menschen können sich auch mal irren oder Fehler machen. Außerdem bin ich im Gesundheitswesen auf so viele tolle Ärzte und Pflegende getroffen, die sich über die Maßen für ihre Patienten einsetzen. Die tagtäglich Dinge leisten, die mich gnadenlos überfordern würden. Mit meiner eigenen Einstellung hatte ich oftmals Unmögliches von ihnen erwartet. Sie sollten mich gesund machen. Doch Heilung an sich liegt in meinem Körper – in seinen Fähigkeiten. Die Verantwortung für mich und meinen Körper trage ich allein.

Wie sah es bei mir mit dem Einfühlungsvermögen aus, das ich mir so sehr von ärztlicher Seite wünschte? Ich hatte mich noch nie gefragt, woran es lag, dass mir zum Teil nur Minuten an Aufmerksamkeit zuteil wurden, sondern war nur mit mir beschäftigt. Doch wie musste es wohl sein für so viele Patienten am Tag da zu sein, deren Geschichten und Gefühlen – vielleicht sogar seiner eigenen Ohnmacht zu begegnen, falls man keine Lösung anbieten konnte? Durfte man sich da nicht auch mal überfordert fühlen und reagieren wie ein ganz normaler Mensch? Ich denke, wir würden alle davon profitieren, uns bewusst zu machen, dass Austausch niemals nur in eine Richtung stattfindet.

Obwohl das eine kurze Unterbrechung bedeutet, möchte ich dir von zwei Begebenheiten erzählen: Beim Checkup hat mein Hausarzt in jüngster Vergangenheit ein ungewöhnliches Geräusch an meinem Herz gehört. Er sagte mir: „Muss nichts Schlimmes sein, aber lass das unbedingt abklären." Früher hätte ich mich in den Monaten bis zum Facharzttermin halbwegs verrückt gemacht und wäre völlig angespannt zum Kardiologen gekommen. Jetzt war das bis dahin kein Thema für mich. Ich war gelassen, denn mein Gespür für meinen Körper ist super. Da ist nichts, sagte mir mein Gefühl. Und sollte die Untersuchung anderes zeigen, so würde ich damit umgehen können. Alles gut. Die Kardiologin und ich unterhielten uns während der langen Ultraschalluntersuchung über unsere Lieblingsreiseziele. Dann sagte sie mir: „Da ist ein überdurchschnittliches Durchlaufgeräusch. Was dem zugrunde liegt ist im Normbereich, alles gut."

Die zweite, eine schöne Haltung, in der mir ein neuer Osteopath vor längerem begegnete. Er fragte erstmal meine komplette Krankheitsgeschichte ab und stellte dann fest: „Oh, du bringst aber eine lange Liste mit." Meine Reaktion darauf: „Ja. Ich möchte dir auch gerne sagen, wo ich hin will. Ist das O. K. für dich?" Er guckte erwartungsvoll und nickte. „Das Meiste davon spielt gar keine Rolle mehr für mich. Jetzt sind noch letzte Erscheinungen da, die mir zu schaffen machen. Auch die werde ich hinter mir lassen. Ich brauch jemanden, der mich dabei unterstützt." Seine Antwort mit leichtem Stirnrunzeln: „Ui, das ist ein hohes Ziel. Keine Ahnung, ob das geht. Wenn du das aber für dich so festgelegt hast, werd ich alles tun, was ich kann, um dir dabei zu helfen." Schon wusste ich, dass ich hier richtig bin. Auch wenn meine Überzeugung bei unserem ersten Aufeinandertreffen nicht seiner eigenen entsprach, hat er mir eine Chance gegeben. Danke dafür. Denn so habe ich das nicht oft erlebt.

Viele kleine Schritte gingen diesen beiden Begebenheiten voraus. Es war wichtig überhaupt loszugehen, mir mehrere kleine und erreichbare Ziele nacheinander zu setzen, andere Meinungen zu respektieren und sie aber nicht sofort zu meiner eigenen Überzeugung zu machen. Schließlich konnte ich bei drei Ärzten sein und drei völlig verschiedene Meinungen zur selben Frage hören. Für welche ich mich entschied, war meine Wahl. Nun traf ich eine neue Entscheidung. Ich gab alle Prognosen und Diagnosen, die ich je bekommen hatte, zurück. Jedes einzelne Negativ-Urteil, das über meine Gesundheit gefällt worden war. Ich brauchte sie nicht mehr. Herausfinden was für mich möglich ist, konnte nur ich selbst TUN. „Mein Körper macht das für mich“ fühlte sich nun stimmig an.

- Bevor ich in die Verantwortung ging, gab ich meine eigene an Ärzte ab. Sie sollten mich gesund machen. Bei ihnen suchte ich Heilung und begegnete „ganz normalen Menschen“. Es war an der Zeit, die einzige Autorität in meinem Leben zu werden.
- Egal in welchem Bereich, meine Haltung gegenüber anderen wirkte sich auch immer darauf aus, wie man mir begegnete. Umgekehrt dasselbe. In gewisser Weise rückte ich meinen Wert zurecht, denn – so glaube ich – jeder Mensch ist gleichwertig. Und als solche dürfen wir offene Gespräche führen – uns freundlich, respektvoll und zugewandt begegnen.
- Heute nehme ich Beurteilungen anderer lediglich zur Überprüfung meiner eigenen Überzeugungen. *Erinnerst du dich an Sidney und das Ausflugsschiff? Genau so.*

Was einfach alles änderte – Der Point of no return

Ich liebe Pasta über alles. Allein das war nicht der Grund, warum ich mich entschieden hatte auf eine Geburtstagsfeier zu gehen. Es passte für mich zwar nicht stundenlang herumzusitzen, aber ich wollte unbedingt mal wieder raus und was Schönes erleben. Also sagte ich zu mit dem Hinweis, dass ich später dazu kommen würde. Antwort: „Das ist schwierig, um sechs gibt es Essen und dann steht dieses und jenes auf dem Plan.“ Ich wollte keine Extrawurst geben und verzichtete darauf, nach der Arbeit erstmal spazieren zu gehen. Es war mir wichtig, den Ablauf der Feier nicht zu stören. Obwohl mir der Spaziergang gut getan hätte und mein Körper die Bewegung ganz offensichtlich brauchte. Als ich dann nach stundenlangem Sitzen auf der Feier ankündigte, dass ich jetzt fahren werde, hieß es: „Ah, warte Mal … ich muss dir noch schnell was zeigen.“ Wieder blieb ich, obwohl es meinem Körper zu viel war und ich eine steigende innere Anspannung spürte. Weshalb ich das trotzdem tat, war mir nicht bewusst.

Am nächsten Tag hing ich völlig frustriert mit starken Schmerzen da. Auch ein bisschen verstimmt, à la „Das hätten die doch merken müssen.“ Ich war drauf und dran alle kleinen Erfolge zu vergessen, umzudrehen und zurückzurennen. Drauf und dran, meinem Körper, der einfach nicht funktionieren wollte, die Schuld an allem zu geben. Er tat noch immer weh – jeden Tag. Er machte mir zu schaffen, obwohl ich täglich an meinem neuen Mindset arbeitete. Es galt also wieder einmal genauer hinzusehen. Mein Körper hatte verdammt viel durchgemacht seit meinem Unfall. Wie aber behandelte ich ihn? Hatte er nicht etwas anderes verdient?

Die Tatsache, mindestens acht Stunden des Tages auf brennenden Nervenbahnen am Schreibtisch zu sitzen, zeugte nicht gerade von Mitgefühl und Zuwendung. Natürlich pflegte ich ihn und kleidete ihn auch schön. Doch wenn ich ganz ehrlich mit mir war, dann tat ich das, um anderen zu gefallen oder mich liebenswerter zu fühlen. Liebevoll war ich weder mit ihm, noch mit mir umgegangen. Mit „Eigenheiten" anderer Menschen ging ich weit weniger hart ins Gericht als mit mir. Vegan essen, ganz normal. Früher weg müssen wegen XY, nichts Besonderes. Nur bei mir ging ich davon aus, man würde negative Schlüsse ziehen. Doch es waren nicht andere, ich war es, die so über mich dachte, mich schämte oder mich für weniger wert hielt. Ich war gnadenlos, wenn es um mich und meine Ansprüche an mich selbst ging. Die Pläne oder Bedürfnisse anderer stellte ich regelmäßig vor meine eigenen – und ärgerte mich dann über mich selbst. Ich betrieb Raubbau an mir und erhoffte mir von den Menschen um mich herum Anerkennung und Liebe dafür. Kein Wunder, dass das nicht klappte.

Selbstliebe ist ein beinahe schon abgedroschenes Wort. Doch wer nackt vor dem Spiegel steht, weiß wie schwierig das sein kann. Ich drehte mich regelmäßig ins Profil, um besser zu sehen, was an meinem Körper nicht gut war. „Zu dick, zu dünn, zu klein, zu groß, zu hügelig, zu viele Narben." Dieser unerbittliche Kritiker in mir, der ständig nach Makeln suchte. Wo war eigentlich meine Erfahrung von den Cook-Inseln hin? Die Cookies und ihre zauberhafte Ausstrahlung. Ein Abend in einem Luxusschuppen in Sydney, bei dem es völlig egal gewesen war wie underdressed oder figuroptimiert (oder eben nicht) ich war. Mein Fokus war in den letzten Jahren wieder zurückgerutscht auf unperfekt – nicht genug. In meinem Drehbuch stand nicht „Ich bin liebenswert, genau so, wie ich bin." Stattdessen war ich ständig auf der Suche nach Dingen, die mir zu fehlen schienen: Anerkennung, das Gefühl von Zugehörigkeit, verbunden sein und vor allem geliebt werden. Mein Hunger danach ließ mich immer wieder über meine Grenzen gehen, Höchstleistungen vollbringen und mich dabei völlig verausgaben. Meine Überzeugung war: „Du brauchst jemanden, der dich liebt, um dich geliebt zu fühlen." Aha! Könnte ich mich denn nicht einfach selbst lieben?

Wieder lag es einzig und allein an mir. Ich war nicht dieser Körper, aber ich hatte ihn. Er war nicht der Schmerz. Ich selbst hatte zu meinem Leben im Schmerz beigetragen. Und ich begriff, dass der Schmerz sogar etwas für mich tat. Durch ihn bekam ich jede Menge Zuwendung. Mit ihm fühlte ich mich mehr gesehen, selbst wenn ich auf der anderen Seite gar nicht wollte, dass man ihn sah. Manchmal war es sogar ein klein wenig praktisch ihn in Petto zu haben „Ich kann nicht, weil ich krank bin" anstatt „Da hab ich überhaupt keine Lust drauf". Wo ich mir keine Pausen gönnen oder mir nicht gerecht werden konnte, half er mir. Ich wurde krank. Dann konnte ich mich ausruhen oder wirklich gut für mich sorgen. „War ich eigentlich bescheuert, meinen Körper dafür verantwortlich zu machen, ihn zu verurteilen oder gar zu hassen?"

So fing ich an, ihm und mir das zu geben, was wir verdienten: meine liebevolle Zuwendung, meine Achtung, meine Anerkennung. An mir gab es nicht nur Fettpölsterchen, die mir nicht gefielen. Da waren durchaus Stellen, die ich schön fand, die es zu feiern galt. Und wie war das noch gleich mit dem Schönheitsideal auf den Cooks? Strahlen aus der eigenen Fülle heraus. Könnte ich nicht auch meine Pfunde feiern? Und wie ich das konnte! Wie viele Frauen wünschten sich mehr Rundungen? Komischerweise wollen wir immer das, was wir nicht haben. Blonde anstatt dunkle Haare, kleine statt großer Brüste oder umgekehrt. Das war absurd. Ein perfektes Rezept zum Unglücklichsein. Schluss damit! Jedes Mal, wenn sich der alte Kritiker meldete, verbot ich ihm den Mund. Ich sah das Kind in mir und dessen Sehnsucht, die ich jetzt selbst stillen konnte. Meine Liebe schenkte ich nun ihm und damit mir – völlig ohne Bedingungen. Mehrmals täglich badete ich regelrecht in diesem Gefühl. Und weißt du, was passierte? Nach einiger Zeit war da keine Sehnsucht mehr. Ich landete so dermaßen in einem Gefühl der Liebe wie noch nie zuvor. Und ich begriff: Noch nie war ich nicht liebenswert. Zu keiner Zeit nicht gut genug oder weniger wert. Ich war nur dem Irrtum aufgesessen, dass Liebe von außen käme. Damit kam der Wendepunkt meiner Geschichte.

Bis zu jenem Tag arbeitete ich Vollzeit, trotz meiner Schmerzen. Das konnte ich nun nicht mehr. Ich konnte mir das nicht mehr antun. Am nächsten Tag stand ich im Büro meines Chefs und erklärte ihm, dass ich nur mehr maximal fünfundzwanzig Stunden pro Woche arbeiten kann. Auch wenn ich nicht wusste, wie ich ohne mein volles Gehalt über die Runden kommen würde. Mein Entschluss stand. Erstmal spürte ich Angst in mir hochkriechen. Doch ich wusste, was ich zu tun hatte: Was für Liebe galt, galt auch für Sicherheit. Dranbleiben, für dieses Gefühl sorgen – aufmachen für Lösungen, die ich nur noch nicht sehen konnte. Eine meiner Herzensmenschen war es, der ich kurz darauf davon erzählte, dass ich nur mehr Teilzeit arbeitete und dadurch eine finanzielle Lücke klaffte. Wenig später rief sie mich an, weil sie mit einem Personalreferenten ins Gespräch gekommen war. Der wusste eine Lösung für mein Problem. Es gab eine Beratungsstelle für Menschen wie mich. Einige Gespräche, Anträge und Wochen später kam der Bescheid. Zumindest ein Teil meines Verdienstausfalls wurde ausgeglichen.

Auch wenn ich anfangs nur Minuten in dem Gefühl bedingungsloser Liebe war, begann eine tiefe Sehnsucht in mir zu heilen. Ich verstand, dass ich wirklich entscheiden konnte, was ich fühle. Und plötzlich begriff ich auch, dass ich die meiste Zeit meines Lebens von etwas weg wollte: Raus aus dem Schmerz. Raus aus dem Druck einer Steuerkanzlei. Weg von allem, das mich belastete, statt hin zu dem, was ich haben wollte. Und so formulierte ich meine Ausrichtung neu. „Ich will mich mehr und mehr wohl fühlen in meinem Körper." Wo hatte ich mich rundherum wohl gefühlt? Was hatte dazu beigetragen? Wie konnte ich dieses Gefühl wieder hervorrufen? In meiner Vorstellung kehrte ich zurück an den Strand von Rarotonga: Von unten der warme Sand, von oben die Sonne, die meinen Körper wärmt. Ich spüre, wie er sich mehr und mehr entspannt. Der Wind streichelt mich. Ich fühle mich wohl, vollkommen wohl in meiner Haut. Die Wellen gleiten langsam an den Strand und ziehen sich wieder zurück. Ich rieche das Meer, kann es sehen, hören und sogar schmecken. Ich bin da, so wie ich bin. Genau so bin ich richtig, genug – unvergleichlich. Für mich ist alles da, was ich brauche. Für mich ist rundherum gesorgt.

Auch dies fiel mir zu Anfang schwer. Erst dachte ich, dass es aufgrund meiner Schmerzen nicht funktionieren würde in meiner Vorstellung dahin zurückzukehren. Bis sie plötzlich in den Hintergrund abtauchten. Mit jeder Wiederholung konnte ich mein Wohlgefühl einfacher und schneller hervorrufen. Und einen Nachhall erzeugen, der länger und länger anhielt. Ebenso wie bei meinen Gedanken brauchte ich Training. Das verhielt sich wie bei einem Muskel. Zu Beginn ist es anstrengend ein höheres Gewicht zu stemmen. Mit jeder Wiederholung wird es leichter. Stellt man das Training ein, so verkümmert der Muskel. Und das Geniale daran: es funktioniert in jede Richtung. Trainierte ich den Muskel Frust, so blähte sich dieser auf. Ließ ich es sein, verkümmerte er nach und nach. Selbst wenn ich ihn noch manchmal ansprach, er war nicht mehr so stark. Mit der guten Verbindung zu meinem Körper begann ich auch wieder zu spüren, was er braucht. Bewegung, angepasstes Training, Ruhe, andere Nahrung. Immer besser in Gefühlen von Vertrauen und Sicherheit lernte ich mein Instrument Körper ganz neu spielen. Ich begann, Dinge auszuprobieren. Verstärkten sich die Schmerzen, ging ich einfach abends in Gedanken zurück an den Strand und dehnte mich in Wohlbefinden aus. Jetzt konnte ich mir auch selbst helfen und das fühlte sich genial an. Dies war der Schritt meines Weges, an dem sich mein Dauerschmerz merklich reduzierte.

Liebe kam tatsächlich nicht von Außen. Sicherheit nicht von dem fünften Röntgenbild. Lebensfreude nicht aus der Abwesenheit von Schmerz. Das waren Gefühle, die sich kultivieren ließen. Und mein Wert war von nichts abhängig. Der war da, selbst wenn mir Gliedmaßen gefehlt hätten. In Selbst-Akzeptanz und -Fürsorge wurde mein Körper von meinem ärgsten Feind zu meinem stärksten Verbündeten.

Bedingungslose Liebe fängt an bei dem Menschen, der uns aus dem Spiegel entgegenschaut.

- Ich musste weiter Schmerzen leiden und Frust schieben, dass mich keiner „sah“, bis ich begriff: Wenn ich mich selbst nicht sehe und nicht auf mich und die Bedürfnisse meiner Seele und meines Körpers achte, wird es niemand anderes tun. Dafür waren andere Menschen auch gar nicht zuständig. Ein erneuter Wendepunkt in meinem (Schmerz-)Leben.
- Ich begann mich in Selbstliebe, in Achtung und Anerkennung zu üben – täglich viele Male – und mein Leben fühlte sich mit einem Mal wundervoll an. Meine Schmerzen traten in den Hintergrund und ich tat Dinge, die ich mich vorher nie getraut hätte: Ich kürzte meine Arbeitszeit, um mehr Zeit für mich zu haben, erfuhr welche Wirkung Imaginationen auf mich haben. Und das Wichtigste: Ich begann meinen Körper zu lieben und fing an meine Haltung dem Schmerz gegenüber zu ändern.

Warum unser Gestern bis heute wirkt – Psychologie heute

Es gab einen Menschen, der mir half zu begreifen, in welchem Maß ich kraftvoller Schöpfer meiner eigenen Realität bin. Mehr als zehn Jahre hat sie mich als Coach und Mentorin auf meinem Weg begleitet: Katja Sundermeier. Nicht nur deshalb freue ich mich sehr, dass sie Teil dieses Buches ist. In meinen Augen ist sie eine der Besten in der Arbeit mit den inneren Kindern dieser Welt.

Danke Frau Sundermeier, dass Sie uns Ihre Zeit für dieses Interview schenken. Sie verfügen über einen dreißigjährigen Erfahrungsschatz aus Ihren Seminaren und Ihrer therapeutischen Arbeit mit Menschen. Ich schätze Ihre Art zu erklären, was unsere inneren Kinder bewegt. Allein Ihre Bücher haben mir das wundervoll veranschaulicht. Eines davon, »Die Simply Love® Strategie«, ging mir am Anfang meines Weges besonders ans Herz. Sie beschreiben darin ein verständliches Bild vom Drehbuch unseres Lebensfilms. Würden Sie unseren Lesern kurz erklären, wie der Inhalt dieses inneren Drehbuchs entsteht?

„Ab dem Augenblick unserer Zeugung nehmen wir wie ein Schwamm alle Informationen in uns auf. Gefühle, Geräusche, Gerüche – alles, was die Mutter fühlt, fühlen auch wir. Sobald wir geboren sind kommen dazu alle weiteren Erfahrungen, die wir machen. Sei es mit den Eltern, Geschwistern, Großeltern, im Kindergarten, in der Schule, mit anderen Menschen, in der Natur usw. – einfach alles, was wir erleben, füllt unser inneres Drehbuch – unsere innere Festplatte. Wir produzieren hier sozusagen unsere individuelle Software. Seite für Seite des inneren Drehbuches wird nach und nach beschrieben. Die elementarsten Prägungen seiner Persönlichkeit erfährt ein Mensch bis ungefähr zu seinem achten Lebensjahr. Jedes Kind erfährt hier neben all den schönen Dingen auch Mängel und Verletzungen. Diese leben in uns weiter – so lange, bis wir sie heilen. Da der Großteil der Menschen darüber keine Bewusstheit hat, spreche ich hier lieber von den Kellerkindern als von ‘inneren Kindern’.

Sie können sich das so vorstellen: Bringt mein Papa mich ins Bett, streichelt er mich liebevoll, erzählt er mir eine Gute-Nacht-Geschichte, so fühle ich mich als Kind geborgen. Dann geht diese emotionale Erfahrung in ihr Drehbuch. Genauso verhält es sich mit Negativ-Erfahrungen. Ein Beispiel dafür: Sie haben ein Bild gemalt, freuen sich und laufen damit zu Ihrer Mutter. Die reagiert aus irgendeinem Grund abweisend. Dann erfahren Sie in diesem Moment Ablehnung. Denn als Kind können Sie nicht differenzieren: Die Mama hat grad keine Zeit, weil sie z. B. arbeiten muss. Oder sie hat Bauchschmerzen und fühlt sich deshalb nicht wohl. Dieses Kind beginnt zu glauben 'ich habe etwas falsch gemacht. Mit mir stimmt was nicht. Ich bin nicht richtig.' Also speichert Ihr Gehirn diesen Moment als ablehnende Erfahrung im Drehbuch/auf der Festplatte ab.

Es ist sehr wichtig zu verstehen: Jede Erfahrung, sowohl positive als auch negative, speichern wir im Gehirn und somit in unserem ganzen System, sprich in unseren Zellen ab. Aus all den gemachten Erfahrungen entwickelt ein Mensch seine Identität: seinen Glauben bezogen auf sich selbst und andere, seine Fähigkeiten, sein Verhalten und seine Einstellung zur Umwelt.

All dies entscheidet, wie er/sie sich letztendlich im Leben bewegt und wie andere Menschen auf ihn reagieren."

Nun geht es in diesem Buch um Schmerzen bzw. Erkrankungen. Was haben denn Menschen zum Thema Schmerz/Krankheit so in ihren Drehbüchern stehen? Können Sie bitte ein paar Beispiele aus der Praxis geben?

„Wie eben schon gesagt: Jede gemachte Erfahrung wandert als Information in unser inneres Drehbuch/auf unsere Festplatte. Ein Kind fällt hin oder stößt sich irgendwo, im Prinzip eine völlig normale Situation. Doch Eltern gehen unterschiedlich mit der Situation um. Der Vater versucht das Kind, welches vor Schmerzen schreit, abzulenken: 'Schau mal, da hinten ist XY.' Die Mutter ist ängstlich und weint vielleicht gleich mit. Sie versucht das Kind zu trösten, z.B. mit: 'Gleich bekommst du …' Was lernt das Kind aus einer solchen Situation? Aha, wenn ich Schmerzen habe, dann Ablenken. Wenn ich Schmerzen habe, dann geht es dem anderen schlecht. Das will aber kein Kind und wird folglich irgendwann den Schmerz unterdrücken. Darüber hinaus lernt es auch noch, nach dem Schmerz folgt eine Belohnung. Richtig wäre es hier, das Kind auf den Arm zu nehmen, es weinen und schreien zu lassen und ihm das Gefühl geben, es ist gut zu weinen/zu schreien, es hört auch wieder auf. 'Ich bin da und stehe dir bei.'

Auch Sätze wie: 'Ein Indianer kennt keinen Schmerz. Stell Dich nicht so an. So schlimm war es ja gar nicht' werden Teil des Drehbuchs. Oder wenn das Kind mit dem Fahrrad stürzt und anstelle erst einmal zu trösten, Vorwürfe kommen, wie: 'Wärst du nicht so schnell gefahren. Hättest du das gemacht, was ich gesagt habe, dann wärst du nicht hingefallen' usw. Hier ist es doch mehr als logisch, dass das Kind beginnt zu glauben, dass es schuldig ist.“

Wo beginne ich als Schmerzpatient aus Ihrer Sicht – was sollte ich mir im ersten Schritt bei mir selbst ansehen?

„Wenn ich mit Klienten arbeite, dann fangen wir an uns von außen nach innen zu arbeiten. Das heißt, wir beginnen z.B. mit einem Glauben, den jemand über das Thema Krankheit hat. Man spricht hier auch von Glaubenssätzen."

Dazu ist es sicher gut zu wissen: Wie entsteht denn ein Glaubenssatz überhaupt?

„Super Frage. Ich mache es mal praktisch. Die Eltern sitzen beim Abendbrot und unterhalten sich über die Nachbarin, die schon seit mehreren Monaten wegen Krankheit daheim ist. Das Kind (sechs Jahre alt), hört den Vater sagen: 'Die ist doch nur faul und liegt dem Staat auf der Tasche.' Die Mutter erwidert: 'Ich verstehe das auch nicht. Die läuft ständig im Garten rum, krank sieht die nun wirklich nicht aus. Mir hat eine Kollegin von der erzählt, dass sie alle hängen lässt.' So erfährt das Kind: Aha, krank zu sein ist schlecht, dann müssen andere darunter leiden.

Darüber hinaus sieht dieses Kind beispielsweise bei seinen Eltern: selbst wenn sie krank sind, schonen sie sich nicht, sondern machen einfach weiter. Das Kind lernt also, wie es selbst mit Kranksein umzugehen hat bzw. entwickelt seinen Glauben daraus. 'Wenn man krank ist, wird man zum Schmarotzer. Dann müssen andere darunter leiden.' Ich muss bei diesen Glaubenssätzen immer lachen, denn die hatten vor Corona Millionen, wenn nicht Milliarden Menschen. Sie schleppten sich trotz Fieber, Husten und Schnupfen zur Arbeit. Dann kommt so ein Virus und schafft es, dass so ein kollektiver Glaube gewandelt wird. Auf einmal waren die Menschen 'die Guten', die mit den kleinsten Symptomen daheim blieben."

Wie weit können solche tiefen inneren Überzeugungen reichen?

„Da gibt es Tausende von Sachen, z. B.: 'Wenn du Kirschen isst und Wasser trinkst, dann bekommst du Bauchschmerzen.' 'Bei Wind bekommst du Ohrenschmerzen.' Das Kind hört das und glaubt natürlich diesen Nonsens. Und dann gibt's eine dazu passende Situation: Ein windiger Tag, das Kind ist auf dem Spielplatz und mit ihm andere Kinder mit Erkältung. Nun hat das Kind auch eine Erkältung und die Mutter sagt: 'Siehst du, hab ich's doch gesagt. Du hast die Mütze nicht aufgesetzt und jetzt hast du Ohrenschmerzen.'

Was ich glaube, was ich denke und fühle, erschafft meine Realität. Wenn ich glaube, dass ich jedes Jahr zweimal eine Grippe bekomme … dann ist das auch so. Wir können nicht 'nicht manifestieren'. In jedem Moment, in jeder Sekunde unseres Daseins, kreieren wir – leider nur die meiste Zeit unbewusst."

Welche Rolle spielt es, was wir als Kinder bei Eltern und Bezugspersonen gesehen haben, bezüglich unseres späteren Umgangs mit Schmerzen?

„Eine ganz entscheidende Rolle. Wie habe ich als Kind erlebt, dass Mama/Papa/andere Bezugspersonen mit Schmerzen umgehen? Kinder sind wie Seismografen und nehmen jede Diskrepanz in der emotionalen Welt ihrer Bezugspersonen sofort wahr. Die Mama hat zum Beispiel Schmerzen und drückt diese weg. Das Kind weiß aber, irgendwas stimmt mit der Mutter nicht und könnte hier zum einen auf sich schließen – ich habe etwas falsch gemacht. Zum anderen wird das

Kind dieses Verhalten übernehmen, da Kinder in den ersten Lebensjahren das Verhalten der Eltern imitieren."

Nun fragt sich der ein oder andere bestimmt: Wie kann ich denn selbst herausfinden, was ich imitiere/übernommen habe?

„Man schaut in die Vergangenheit und überlegt, wie ist meine Mutter/mein Vater mit Schmerz umgegangen? Wie gehe ich jetzt mit Schmerzen um? Es gibt nur drei Möglichkeiten:

1. Ich mache es genauso.
2. Ich mache es genau entgegengesetzt.
3. Ich habe eine Mischung aus beidem gefunden.

Aus der Erfahrung heraus weiß ich, dass 90 % der Menschen in ihrem Erwachsenenleben emotional oft genug noch in den Kinderschuhen stecken und sich genauso bzw. entgegengesetzt im Umgang mit ihrem Schmerz verhalten. Diese Möglichkeiten sind nicht die frei gewählten, sondern sind noch durch die Erfahrungen der Vergangenheit bestimmt. Wahres erwachsenes Verhalten, freie Wahl bzw. freier Wille entstehen dann, wenn der Mensch entscheidet, was er/sie fühlen, denken und wie er/sie sich in einer bestimmten Situation verhalten will."

Gerade in unserer Gesellschaft, in der Leistung einen hohen Stellenwert hat, ist für Kranksein kaum Platz. Was sagen Sie zu dieser Entwicklung?

„Ich selbst durfte Gott sei Dank all meine Kinderkrankheiten durchleben. Wenn ich krank war, dann lag ich so lange auf dem Sofa, bis ich aus eigener Kraft entschieden habe, jetzt geh ich wieder in die Schule. Dafür bin ich so unendlich dankbar. Heute höre ich wöchentlich, dass die Kinder gar nicht mehr krank sein können/dürfen. 'Was die alles in der Schule verpassen. Ich muss arbeiten gehen und kann mich nicht so lange darum kümmern.' Aus meiner Sicht eine mehr als fatale Entwicklung."

Häufig verknüpft das Kind krank sein mit einem positiven Nebeneffekt. Dieser sekundäre Krankheitsgewinn hat größtenteils seinen Ursprung in Kindertagen. Warum ist das so?

„Weil so gelernt, so erfahren und somit auf der Festplatte/im Drehbuch abgespeichert. Wenn ich krank bin und dann eine besondere Behandlung erfahre, habe ich dadurch einen Gewinn. Ich bekomme als Kind Kuscheltiere, mehr Zeit, mehr Aufmerksamkeit, mehr Zärtlichkeit, mehr Ansprache, muss mein Zimmer nicht aufräumen usw. Was lernt das Kind also folglich? Aha, wenn ich krank bin, dann bekomme ich Liebe, Fürsorge und Zeit. Dann muss ich nichts tun usw.

Ich erlebe es immer und immer wieder, dass viele Menschen mit Krankheiten reagieren, wenn sie emotionalen Mangel erleben. Das heißt im Umkehrschluss, dass ich ja gar nicht gesund werden will, dann verliere ich ja das 'mehr' an Zuwendung.

Ich erinnere mich noch an eine Klientin, die kam als Frühchen zur Welt. Die ersten Kontakte über Wochen dieses Säuglings waren mit Menschen in weißen Kitteln. Als erwachsene Frau suchte sie sich immer und immer wieder Ärzte als Lebenspartner. Diese Beziehungen scheiterten nach kurzer Zeit. Denn nach acht Wochen verließ der Säugling mit seinen Eltern die Klinik.

Was wir meist vergessen ist, in Kindertagen sind wir oft bei Ärzten, beispielsweise bei Impfungen, Vorsorge- und Schuluntersuchungen. Ich habe es selbst mit meiner Tochter erlebt, dass wir beim Kinderarzt waren: die Praxis voll, der Arzt im Stress, zig ängstliche und weinende Kinder. Kaum Zeit für die Kinder, sich an die Situation zu gewöhnen. Die Arzthelferinnen waren genauso im Stress. Meine Tochter (damals 5 Jahre alt) zögerte beim Ausziehen. Meine Tochter hatte eine Wunde und wollte diese aber nicht zeigen. Also zog die Arzthelferin den Arm meiner Tochter, mit den recht ruppigen Worten: 'Jetzt zeig mal her!' an sich. Hier ging die Arzthelferin über die Grenze. Ich habe gottlob in diesem Moment sofort reagiert und gesagt: 'Stopp!', mein Kind geschnappt und die Praxis verlassen. Ich weiß aber, dass genau an dieser Stelle viele Mütter/Väter aus Angst, Scham usw. nicht gegangen wären. Denn auch in diesen Müttern und Vätern lebt das Kind von damals weiter, welches gelernt hat: der Arzt/das Personal hat die Autorität. 'Du musst das machen was der Arzt/Krankenschwester sagt.'

Ich glaube, dass ein Großteil von uns mit dem Satz aufgewachsen ist, wenn wir als Kinder krank waren: 'der Arzt macht dich gesund'. Kaum eine Mutter ihrem Kind erzählt hat: 'das eigene Immunsystem ist großartig und sorgt dafür wieder gesund zu werden, wenn wir ihm die Möglichkeit dazu geben und es unterstützen'. Hier lernt ein Großteil der Menschen die Verantwortung an den Arzt abzugeben. Wie in Ihrer Geschichte Susanne. Der Arzt wurde zu Ihrem Lebensretter. Erst als Sie selbst Ihre Heilung wieder in Ihre Hände nahmen, ging es vorwärts.

Wir wissen aus unzähligen Studien, dass der Körper seine Selbstheilungs-Programme in sich trägt. Was er braucht, müssen wir ihm geben, damit diese Selbstheilungs-Programme starten können. Ich sehe das bei der Arbeit von Dr. Joe Dispenza. Menschen mit schwersten Erkrankungen erfahren Spontanheilungen."

„Unser Körper ist einfach absolut genial."

Ein Punkt, den ich noch ansprechen möchte: Schmerz oder Kranksein als Ausweg.

„Diese Strategien haben sehr viele Menschen. Zum einen kann es daran liegen, wie eben schon gesagt, dass das Kind dieses Verhalten von seinen Eltern übernommen hat. Die andere Möglichkeit ist die, dass die Mutter/der Vater von dem Kind etwas erwartet, was das Kind aber nicht mag oder kann. Das 'nein' des Kindes wird von den Eltern nicht akzeptiert oder respektiert. Also braucht das Kind einen Ausweg und reagiert z. B. mit Bauch- oder Kopfweh auf die Anforderung. Und siehe da, das hat funktioniert – jetzt braucht es der Anforderung nicht nachzukommen. Das Gehirn hat dieses Szenario gespeichert und so wird es immer und immer wieder zum Einsatz kommen. Da kommt der Schmerz doch wie 'gerufen'."

Ich würde gerne nochmal zurückkommen zum Kellerkind. Wieso fällt es uns oft erstmal so schwer, an die eigenen Gefühle ranzukommen, sie zu identifizieren?

„Weil viele Menschen das einfach nicht gelernt haben und kein Kapitel dafür im Drehbuch haben, bzw. kein Programm auf der Festplatte. Als Kind sind wir in jeder Sekunde unseres Daseins Emotion pur. Das ist unser wahrer Seinszustand.

Dann sehen wir, wie die Mama/der Papa das mit den Gefühlen macht und schon haben wir eine Reihe von Verhaltensweisen übernommen. Dazu kommen dann Erfahrungen, wie: 'Lach nicht so laut', 'Weinen darf ich jetzt nicht, sonst lachen mich die anderen aus', 'Wenn ich wütend bin, dann hat mich keiner mehr lieb' und, und, und. Da Kinder superclever sind, lernen sie sehr schnell ihre Gefühle zu unterdrücken. Wer fragt denn heute sein Gegenüber: 'Wie fühlst du dich?' Wir trainieren das auch als Erwachsene nicht."

Die gute Nachricht ist, dass sich alle Kapitel des Drehbuchs ändern lassen. Oder finden sich da Ausnahmen?

„Nein, die gibt es nicht. Wichtig für die Leser ist, in das eigene Drehbuch zu schauen und alle Informationen zusammenzutragen, die in Kindertagen mit Schmerz/Krankheit gemacht worden sind. Sowohl die eigenen Erfahrungen als auch das, was ich als Kind von anderen gelernt habe.

Ein ganz wichtiger Punkt noch. Als Kinder waren wir Opfer der Umstände. Das sind wir als Erwachsene nicht mehr.

Der erste Schritt ist immer, herauszufinden, wo ich mich sozusagen befinde. Bin ich mit meinen Gedanken und Gefühlen in der Welt von damals, dann befinde ich mich in meiner Kellerkind-Identität. Also ist Schritt eins, sich zu fragen: Bin ich in Kontakt mit meiner Kellerkind-Identität oder bin ich in meiner erwachsenen Identität?"

Ich finde diese Haltung so wertvoll, weil darin Freiheit liegt. Weil wir den Kindern in uns helfen können, wenn wir vollkommen die Verantwortung übernehmen. Dazu muss ich mir natürlich erstmal bewusst werden, wann der kindliche Anteil in mir aktiv ist. Für alle, die noch

nie mit dieser Thematik zu tun hatten – würden Sie bitte erklären: Wie erkenne ich, dass mein „Kellerkind“ am Start ist und wie helfe ich ihm da raus?

„Im Prinzip ist das ganz simpel. Wenn ich Gefühle habe von: Traurigkeit, Wut, Hass, Einsamkeit, Eifersucht, Neid, Missgunst, Verzweiflung, Ohnmacht, Angst – dann bin ich nicht in meiner erwachsenen Identität. Wenn ich Sätze sage, in denen: 'immer/nie/wieder/warum' vorkommen, ist das der sichere Hinweis darauf, dass hier das Kind am Start ist. Dann beginne ich Schritt für Schritt, mich wieder mit meinem Kellerkind zu verbinden, mit ihm in Kontakt zu gehen. Und diesem Kind das zu geben, was es damals gebraucht hätte.

Um es praktisch zu machen. Das Kind kam mit drei Jahren ins Krankenhaus. Es hat Schmerzen, fühlt sich einsam, hat Heimweh, sehnt sich nach der Mama. Auf der Station ist aber super viel los. Niemand da, der die Not des Kindes entdeckt. Das Kind hat obendrein noch Schmerzen. Es ist mehr als verständlich, dass das Kind hier im Drehbuch abspeichert: 'Ich bin allein. Keiner ist da, der mir hilft. Keiner sieht, dass es mir schlecht geht.' Wenn jemand also diese Gefühle/Gedanken hat, wenn es um Schmerz/Krankheit geht, dann sollte man hier aktiv werden. Denn aus erwachsener Sicht ist immer Hilfe da.

Wir können uns als Erwachsene selbst darum kümmern. Wir haben die Möglichkeit, unsere Not sichtbar zu machen. Darüber hinaus kann derjenige auch dann dem Kind von damals das geben, was es damals nicht bekommen hat. Ich nenne diesen Akt 'Nachbeelterung'. Wichtig ist, dieses so lange in inneren Dialogen zu tun, bis der alte Mangel/die alte

Verletzung gestillt ist. Und die oben genannten Gefühle/Gedanken nicht mehr auftauchen."

Liebe Frau Sundermeier, mein 'Danke' aus tiefstem Herzen gilt an der Stelle nicht nur für dieses Interview. Denn ich durfte mit Ihnen erfahren, egal wie meine Vergangenheit auch ausgesehen hat, 'Am Ende ist alles gut'. Wobei ich denke, dass mein Leben ein fortwährendes Lernspiel ist. Möchten Sie unseren Lesern zum Abschluss noch etwas ans Herz legen?

„Sehr gerne. Ich wünsche allen Lesern Ihres so wundervollen Buches Mut und Vertrauen. Ich bin aus tiefstem Herzen überzeugt, dass es Heilung gibt. Dieses Gefühl habe ich, seitdem ich denken kann. Lange Zeit war es nur ein Gefühl – eine innere Haltung. Doch gerade durch die vielen großartigen Wissenschaftler, wie z. B. Dr. Joe Dispenza bekommen wir immer mehr Beweise dafür, dass Heilung die zuvor unmöglich schien, möglich ist.

AUSSTIEG AUS EINEM URALTEN SYSTEM

Mein innerer Kompass

Mit der Zeit wurde ich immer klarer. In meinem Kopf tobte nicht mehr das Chaos. Ich hatte den Draht zu mir, den ich auf Bali bereits gespürt hatte, wiedergefunden – mindestens so liebevoll. Was ich immer deutlicher spürte: meine Grenzen. Ein innerer Widerstand, den ich wahrnehmen konnte. Trotz allem hörte ich mich ständig „ja" sagen, obwohl ich „nein" fühlte. Es gab noch viel zu tun. *Vielleicht kennst du diesen „Reflex": „Könntest du bitte grad mal …" – „Ja, klar!"?*

Fasziniert beobachtete ich mein Patenkind, stolze zweieinhalb (und ja, ich weiß, das nennt man Autonomiephase), wie sie mit Selbstverständlichkeit erwiderte: „Nein. Mag ich nicht. Nein, da hab ich keine Lust drauf. Nein, lass das. Nein. Will ich selbst machen." Bei Bedarf wurde das Ganze lautstark unterstrichen. Und damit hatte sie absolut recht. Ich bewunderte ihre Eltern, die ihr mit einer Engelsgeduld begegneten. Sie ließen sie ihre Grenzen austesten und holten sie herzlich da ab, wo sie eben gerade war, bei ihrem „nein". Ich musste den Beiden höchste Achtung zollen für den Raum, den sie der kleinen Dame gaben. Dafür, wie gut sie aushalten konnten, wenn das trotzige Kind auch mal den Aufstand probte. Die kleine Jule wusste genau wo ihre Grenzen sind. Meine hatte ich wohl auf dem Weg verloren. Die waren gar nicht da. Von mir kam so gut wie nie ein „nein".

Bat mich jemand um Hilfe, sagte ich „ja" ohne zu überlegen, ob das für mich passte oder nicht. Die Folge: Ich hatte kaum noch Energie übrig für mich selbst. Dennoch verteilte ich sie unentwegt an alle anderen. Ich dachte: „Stell dich nicht so an. Sie wollen nichts Unmögliches von dir." Es waren auch keine außergewöhnlichen Ansprüche, die sie stellten: „Kannst du uns bitte nach der Arbeit mit den Steuerunterlagen helfen. Wir kennen uns da nicht aus." „Komm du zu uns. Wir haben so viel um die Ohren mit Kindern & Co." „Ich hab keinen anderen Mitarbeiter, der den Auftrag einschieben kann. Es eilt. Bitte kümmere dich drum." Die Summe der Kleinigkeiten, für die ich zu Diensten war, erzeugte das Ausmaß. Ich fühlte mich unter Druck gesetzt und willigte ein. Dass der Druck aus mir kam, war mir nicht bewusst. Ich dachte, dass meine Bedürfnisse einfach nicht respektiert würden. Dabei kannten meine Mitmenschen diese gar nicht. Denn ich kommunizierte sie nicht offen und ehrlich. Und die Menschen um mich herum waren es nicht anders von mir gewohnt. Früher war ich auch oft für andere da, um mich von meinen eigenen Themen abzulenken. Wenn ich half, dann musste ich nicht über das nachdenken, was in meinem Leben nicht glatt lief. Oder aber ich tat es für Dank und Anerkennung. Jetzt aber spürte ich, dass das nicht mehr so weiter ging.

Mir wurde bewusst, dass ich für mich gar keine Grenzen abgesteckt hatte. Ich war „grenzen-los" und das zeigte mir mein Umfeld auf. Mit winzigen Nebensätzen ging man über meine vorsichtig formulierten Widersprüche hinweg.

„Dauert auch nicht lange“ zum Beispiel. Ich empfand es als würden sie mein „nein“ übergehen. In Wirklichkeit hatte ich ein „vielleicht nicht“ formuliert. Jedes Mal, wenn ich mich wieder breitschlagen ließ, ärgerte ich mich über mich selbst und sah, wie sich meine Gedanken um Wut und Frust drehten und dabei zeitgleich meine Schmerzen anstiegen.

Noch etwas fiel mir auf in dem Spiel, das wir spielten. Es waren Appelle an mein Ego „Du kannst das doch so gut.“ Oder ein wenig überspitzt ausgedrückt: Bestechungsversuche. „Ich koch dir auch dein Lieblingsessen.“ Zum Lachen oder zum Heulen? Ich fühlte mich geschmeichelt und beschiss mich damit gnadenlos selbst. Dabei sagte mir mein Gefühl zuverlässig und in Sekundenschnelle, wo meine persönliche Grenze erreicht war. Und meine Gedanken auch: „Ich will nicht. Nicht schon wieder. Ich hab da eigentlich keine Lust drauf.“ Trotzdem schob ich sie weg, überging meine Grenzen und stellte die Bedürfnisse meines Chefs, unserer Kunden, meiner Familie und Freunde an erste Stelle.

Mein innerer Kompass wies immer exakt in die richtige Richtung. Wie auf meiner Reise: schlechtes Gefühl, Finger weg. Da wo ich in Freude oder generell in guten Gefühlen war, wurde es in meinem Inneren weiter, leichter, freier. Entweder fühlte sich etwas von Haus aus gut an oder es lag an mir, meine Haltung mal wieder zu überdenken. Gutes Gefühl: „go for it“. Der Schmerz trat dann in den Hintergrund oder ließ sogar nach. Dieser Kompass schlug zuverlässig aus, egal in welcher Richtung ich unterwegs war. Wenn meine Energie absackte, schwollen meine Schmerzen wieder an.

Doch ich steckte noch in den Kinderschuhen und ertappte mich bei Gedanken wie: „Nimm dich nicht so wichtig. Du musst für Andere da sein. Du bist mitverantwortlich für die Gefühle anderer. Die Autorität hat immer recht.“ Welche Autorität? War ich denn nicht die Autorität in meinem Leben? Scheinbar nicht. Die gab ich ab, weil ich den Druck nicht aushielt, mich dem zu widersetzen. Beinahe egal wann und wofür, ich stand Gewehr bei Fuß für die Belange meiner Mitmenschen. Das war wirklich nett von mir. Aber verzeih meinen Lieblingsspruch an dieser Stelle: „Nett ist leider nur der kleine Bruder von Scheiße.“ Ohne gesunde Grenzen war ich grenzenlos für andere da. Zunächst versuchte ich mich in Rechtfertigungen für mein NEIN. Oft kreisten meine Gedanken tagelang darum, wie ich es verständlich formulieren könnte. Dann bekam ich eine Antwort, der ich nichts entgegenzusetzen hatte. „Wir brauchen das Geld aus der Steuererklärung dringend. Bitte hilf uns.“ „Allein schaff ich das nicht.“ „Das ist ein guter Mandant, den dürfen wir nicht verlieren.“ Und schon knickte ich ein. Jedes Mal reagierte mein Körper. Es war verblüffend. Ich spürte dann, wie er sich verkrampfte und sich die nächste Blockade in meinem Rücken anbahnte oder eine neue akute Entzündung. Mein Körper sprang zuverlässig für mich ein. Da, wo ich keine Grenzen setzen konnte, tat er es. Ich wurde krank oder bekam Schmerzen und konnte erst dann sagen „Es geht nicht“. So fand ich einen Ausweg aus meinem Konflikt. Doch so ging das nicht weiter. Ich konnte und wollte das meinem Körper nicht weiter auflasten.

- Lange beklagte ich mich über Menschen, die über meine Grenzen gingen. Das taten sie, weil ich selbst keine hatte. Es brauchte die Liebe zu mir selbst, um meine Grenzen überhaupt zu registrieren und abzustecken.

- Dabei erkannte ich, dass ich ein wundervolles Instrument besitze: meinen inneren Kompass. Diesen wieder wahrzunehmen war der nächste Schritt meines Weges. Zu erkennen, dass ich „nein“ fühlte und dementsprechend handelte. Damit mein (armer) Körper dies nicht mehr für mich tun musste.

AUSSTIEG AUS EINEM URALTEN SYSTEM

Das Ende der faulen Kompromisse

Ich hatte keinen Schimmer, warum es mir so schwer fiel, mein Gefühl in einem „nö“ zum Ausdruck zu bringen. An dem Wort Nein an sich lag es nicht. In den verschiedensten Sprachen beherrschte ich es: nein, no, tidak, ne, la. Ich kannte sogar die Steigerung „de ninguna manera“, in keinem Fall. Sobald mir jedoch etwas an meinem Gegenüber lag, hing ich am Haken. Um da raus zu kommen musste ich mir bewusst werden. Was war es genau, das mich am Haken hielt?

Ich wollte, dass die anderen mich verstanden. Deshalb versuchte ich mich zu rechtfertigen, mich zu erklären. Meine Grenzen legte ich nicht einfach fest, ich diskutierte sie. Da war eine uralte Angst in mir, die erlöst werden wollte. Inzwischen wusste ich es besser. Für das, was ich brauchte, war ich selbst zuständig. Bedingungslos angenommen zu sein lag in mir, wie alles andere auch. Ja, es würde sich blöd anfühlen, falls jemand wütend wurde. Aber es war gar nicht sicher, dass er das tat. In der stimmigen Verbindung zu mir wäre das außerdem nicht mehr wichtig. Da, wo ich was von meinem Gegenüber wollte, um mich gut zu fühlen, dort, wo ich Angst hatte abgelehnt zu werden, genau da war ich der am Haken zappelnde Fisch. Die anderen sollten meinen Mangel ausfüllen. Taten sie es nicht, war ich traurig, enttäuscht oder sogar wütend. Wenn ich aber auch hier in die Verantwortung ging, dann konnte ich aussteigen aus diesem Teufelskreis. Jedes Gefühl, das ich dazu brauchte, konnte ich mir doch selbst geben. Mit mir und meinen Bedürfnissen war alles richtig. Eigentlich konnte mich ein anderer gar nicht ablehnen oder verletzen. Verletzt fühlte ich mich nur dort, wo ich das Verhalten anderer bewertete als falsch, rücksichtslos, fordernd oder egoistisch.

Natürlich bestand die Möglichkeit, dass jemand nicht erfreut darüber war, dass ich „nein" sagte. Wenn ich aber bei mir blieb, war in mir alles da. Wenn ich gut für mich sorgte, dann brauchte es kein anderer zu tun. Somit entließ ich mein Gegenüber aus der Verantwortung, die ich ihm bis dahin auferlegt hatte.

Zum ersten Mal fiel mir wirklich deutlich auf, was es mit meiner Wut auf sich hatte. *Bis hierhin hätte ich behauptet, dass Wut nicht mein Thema sei. Genau das würde dir mein Umfeld bestätigen. Eine meiner Vorgesetzten sagte mal: „Frau Schmid, das Maß ihrer Frustrationstoleranz ist übermenschlich." Nachtigall, ick hör dir trapsen! Auch ich hatte kein außerirdisches Toleranzvermögen.* Ich war nur gut darin meine Wut zu unterdrücken. So dermaßen gut, dass ich dachte, es gäbe sie nicht. Dabei war sie eigentlich menschlich, richtig, berechtigt, total normal. Es war ein Gefühl wie jedes andere auch, nicht besser oder schlechter. Sie wollte aber beachtet werden. Wieder änderte ich meinen Blickwinkel. Wut wurde zu einer Kraft, die mir half. Sie wurde der Verstärker für meinen inneren Kompass, zur Wahrung meiner Grenzen. Es gab eine Menge Wut. Und die war gut. Sobald ich sie annahm und würdigte, konnte ich sie nutzen, ganz ohne sie einem anderen Menschen um die Ohren zu schlagen. Meine Wut war eine Form meiner Kraft und sie ließ sich in liebevolle Power umwandeln. Ich musste weder Angst vor ihr haben, noch sie ablehnen. Da war ein Weg sie konstruktiv für mich zu nutzen und sich erlösen zu lassen.

Damit gab es für mich keine faulen Kompromisse mehr. Kein: „Ich hör mir die Kacke noch ein letztes Mal an. Gut, ich beiß die Zähne zusammen und zieh das durch.“ Dadurch, dass mein „Nein“ zum „Ja“ zu mir selbst wurde, fand es immer Achtung und Anerkennung. Weil ich mich selbst achtete und meine Bedürfnisse anerkannte. Einem anderen auf diese Weise meine Grenzen zu offenbaren, war ein Zeichen von Wertschätzung. Ich wollte ihn weiter in meinem Leben haben. Deshalb war es mir wichtig, dass er meine Grenzen kannte. Die brachte ich freundlich und respektvoll zum Ausdruck, indem ich bei mir und meinen Bedürfnissen blieb. Zum Beispiel: „Ich weiß, du hast grad viel um die Ohren und das verstehe ich. Dennoch wünsche ich mir, dass wir unsere gemeinsame Zeit neu gestalten. Lass uns doch mal zusammen überlegen, wie und mit was wir die verbringen wollen.“ oder „Wie ich höre sind Sie aufgebracht. Wenn ich richtig verstehe liegt ihr Problem in XY. Wollen wir gemeinsam eine Lösung finden?“ Mein innerer Kompass zeigte mir in Sekundenschnelle und zu eintausend Prozent zuverlässig an, wo meine Grenze erreicht war. Nicht nur sie zeigte er mir, sondern auch exakt wie ich mich auszurichten hatte. Holzweg, ansteigender Schmerz. Und sobald die Richtung stimmte, ließ er nach.

Ich machte mir bewusst, was mir wichtig war. Was ich bereit war zu geben. Was mir diente und dem anderen. Wie jedem Menschen, stand mir ein begrenztes Maß an Zeit und

Energie pro Tag zur Verfügung. Mit beidem lernte ich nun gut zu wirtschaften. Ich musste mich um mein Wohlbefinden kümmern. Dort lag aktuell meine Grenze. Keine Überstunden. Keine Hilfestellung. Kein Gehör für Probleme. Mein Körper hatte mir geholfen meine Grenzen zu definieren, mit meiner Kraft zu haushalten und mich zu zeigen, wie ich bin und wo ich hingehöre. Endlich übernahm ich die volle Verantwortung für mich und mein Wohlbefinden.

Vielleicht denkst du jetzt „wie egoistisch". Aber Liebe ist keine Einbahnstraße. Weil ich mich selbst liebe, meinen Bedürfnissen Raum gebe und gut für mich sorge, erwarte ich nicht, dass andere das für mich tun. Ich erkenne an, was ich brauche und übernehme die Verantwortung dafür. Mein Gegenüber muss keine hellseherischen Fähigkeiten mehr an den Tag legen, ich sage es ihm. Das schafft Vertrauen und Leichtigkeit bei Beiden. Ich liebe mich so wie ich bin, akzeptiere nicht perfekt sein zu müssen (weil das sowieso niemand ist). Und so bin ich auch in der Lage andere anzunehmen – liebevoller und nachsichtiger mit ihnen zu sein. Ich glaube, wir tragen so viel Liebe in unseren Herzen, dass wir Unmengen davon verschenken können. Anfangen dürfen wir bei uns selbst. Dann können wir weiter machen. :)

Es bedurfte einiger Übung, um dahin zu kommen. Aber mein Umgang mit anderen bekam mehr Leichtigkeit. Ich war auf dem allerbesten Weg. Neu ausrichten, üben, lernen, mich ausprobieren, spielen. Die Erfolge, die sich häuften, waren spürbar, denn meine Schmerzen ließen weiter nach. Ich sorgte immer besser für mich und verlor mehr und mehr die Angst davor abgelehnt zu werden oder mich durch andere verletzt zu fühlen. Mit dieser neuen Sicherheit konnte ich mein Herz anderen gegenüber immer weiter öffnen.

Und das ist eine der schönsten aller Freiheiten, die ich gewonnen habe.

- Ich begriff, dass es einzig und allein an mir lag, ob meine Grenzen gesehen und geachtet werden. Dazu musste ich mir ihrer bewusst werden. Wieder einmal half mir mein Körper dabei.
- Das Fundament meiner gesunden Grenzen ist die bedingungslose Liebe zu mir selbst. Die Achtung und Erfüllung meiner Bedürfnisse. So entließ ich die anderen aus der Verantwortung für mich. In der Liebe zu mir konnte ich anderen nun sehr viel liebevoller begegnen. Es war und ist eine Bereicherung für beide Seiten.
- Was ich tue, tue ich immer mehr, weil ich es möchte. Genau dann erwarte ich dafür keine Gegenleistung. Ich habe Menschen um mich herum, die ich mit Haut und Haaren will – nicht solche, von denen ich etwas zu bekommen versuche. So muss ich keine faulen Kompromisse mehr machen.

AUSSTIEG AUS EINEM URALTEN SYSTEM

Was ich übersehen hatte

Da stand ich also, leicht und frei? Ähm … naja, fast. Ich hatte die Rechnung ohne „die Anderen“ gemacht. Es gab Menschen in meinem Umfeld, die mich mit Nachdruck an meine Verantwortung ihnen gegenüber erinnerten. Und das setzte mir zu. Ich ertappte mich dabei, mich erneut herumzuquälen. Wieder und wieder musste ich mich sammeln: „Aha, da lief gerade das alte Spiel, aus dem ich schon glaubte ausgestiegen zu sein". Ich war genervt davon, dass dieses dämliche Spiel einfach nicht aufhörte. Hatte ich etwas übersehen?

Diese Menschen zeigten mir, in welchem Maß ich mich für andere verantwortlich fühlte. „Ich bin schuld, wenn es ihnen schlecht geht. Ich kann und darf sie nicht hängen lassen." So stand es bisher in meinem Drehbuch geschrieben. Ja, ich fühlte mich schlecht damit. Ich empfand Druck, Frust, Wut, Ohnmacht und Ablehnung, mir selbst und dem anderen gegenüber. Wenn ich jedoch jetzt meine Autorität, meine Verantwortung abgab, um einem anderen einen Gefallen zu tun, dann würde ich immer den anderen verantwortlich machen dafür, wie ich mich fühlte. Das war aber keiner von ihnen. Es ist meine Verantwortung. Und die hatte ich in den letzten Monaten richtig gut übernommen. ICH hatte neue Gedanken gewählt und diese in aller Konsequenz verfolgt. ICH hatte mich um die Mängel in mir gekümmert und mir geschenkt, nach was ich mich sehnte. ICH hatte meine Grenzen definiert und war dafür eingestanden. ICH hatte gelernt, dass einzig und allein ICH verantwortlich bin für meine Gedanken, meine Gefühle, mein Leben. Und endlich klingelte es bei mir. „Genau das gilt auch für die Anderen."

„Kann ich einen Menschen glücklich oder unglücklich machen?" „Liegt es an mir, wie er sich fühlt?" Nein. „Muss ich für ihn da sein und ihm seine Last abnehmen?" „Bin ich in der Verantwortung für ihn?" Nein, in der Verantwortung ist letztlich einzig und allein der andere selbst. Er kann seine Realität neu gestalten. Auch er kann sich neu entscheiden.

Und das gilt für alle Menschen, die erwachsen und bei klarem Verstand sind.

Und wo bin ich tatsächlich in der Verantwortung? Ich habe die Verantwortung für Kinder. Ich habe die Verantwortung für meinen Körper und mein Wohlbefinden. Ich bin verantwortlich dafür, eine Gegenleistung für mein Gehalt zu erbringen. Ich bin jedoch nicht für die Bedürfnisse anderer, ihre Gedanken, ihre Gefühle, ihr Leben verantwortlich. Meine übernommene Verantwortung war erlernt und antrainiert.

Was geschah, als ich mich aus dieser Verantwortung entließ? Wie die vielen Male zuvor verhielten sich die Menschen in meinem Umfeld anders. Die meisten probten nicht mehr den Aufstand, weil ich klar war in meiner Haltung. Wie immer gab es einige wenige Ausnahmen. Diejenigen hingen gerade selbst so in den Seilen, dass sie es für den Moment nicht verstanden. Sie machten mir Vorwürfe. Als ich jedoch mein Lernziel verinnerlicht hatte, endete die Tragödie nach einem Akt. Weil ich wusste, dass ich zwar Teil, aber nicht Ursache ihrer Tragöde war – dass es diese Form von Verantwortung gar nicht gab – und so konnte ich ruhig bleiben. Ich nahm meine Rolle in diesem Theaterstück nicht mehr ein. Nun begegnete ich Vorwürfen anders. Ich konnte mich abgrenzen, sie nicht mehr persönlich nehmen. Ich sah die kleinen, verletzten, bedürftigen Kinder in meinen Mitmenschen. Sie erlebten gerade die grauenvollen Gefühle ihres alten Drehbuchs. Ich wusste genau wie sehr mein inneres Kind gelitten hatte, bis ich ihm mit offenem Herzen beisprang. Ich empfand Liebe und Mitgefühl für die Menschen um mich herum und deren innere Kinder. Doch sie zu erlösen, lag nicht in meiner Macht.

Aber es war mir möglich sie zu unterstützen, indem ich meinen Platz nicht verließ. Ich konnte die Außenposition halten und ihnen Fragen stellen, die sie weiter brachten. „Kann es sein, dass du das, was du mir gerade erzählst, sehr lange kennst? Sind diese Gedanken und Gefühle vielleicht Teil deines Drehbuchs? Bin ich da in der Rolle des Darstellers für dich gelandet? Magst du dir das bitte mal anschaun?" Diese Fragen unterstützten jene Menschen, die bereits begonnen hatten sich aufzumachen. Bei anderen wusste ich, dass sie noch nicht an diesem Punkt waren. Für sie formulierte ich meine Grenzen neu: „Nach unserem letzten Gespräch habe ich gemerkt, dass ich noch nicht klar war. Danke, dass du mir das gezeigt hast. Ich weiß, du kämpfst gerade mit dir. Es ist deine Verantwortung, wie du damit umgehst. Meine Grenze ist hier. Und die ist nicht verhandelbar. Ich stehe für dieses Thema nicht weiter zur Verfügung." Das meinte ich so, wie ich es sagte. Einige Male blickte ich in verdutzte Gesichter. Doch waren ab diesem Moment die Verhältnisse geklärt. Da gab es keinen Verhandlungsspielraum. Es gab nichts zu diskutieren. *Fragst du dich, ob sie sich daraufhin aus meinem Leben verabschiedet haben?*

Ein paar haben sich zurückgezogen und für einige Zeit den Kontakt eingeschränkt. Wir haben uns später, als wir Beide soweit waren, neu gefunden. Andere waren daraufhin wie erlöst, weil sie sicherlich spürten, dass ich sie nicht mehr verantwortlich machte. Ich gehe davon aus, sie hatten sich zuvor ebenso schuldig gefühlt wie ich. Nach diesen klärenden Gewittern konnte ich ihnen unbefangen begegnen. Ich musste nicht mehr um meine Grenzen fürchten. Die gegenseitige Verantwortung war für uns alle anstrengend gewesen. In dem Moment, als wir uns frei ließen, wurden wir frei – und konnten uns auf einer neuen und liebevolleren Ebene wiederfinden.

- Durch viele Begebenheiten hatte ich mich im Laufe der Jahre verletzt gefühlt. An ihnen hatte ich lange zu knabbern, bis ich begriff, dass auch diese nur Szenen meines sich wiederholenden Drehbuchs waren. Ich erkannte, dass die anderen lediglich Darsteller-Rollen in diesem Buch ausfüllten. Ich entließ sie aus ihren Rollen und entschied mich, auch ihren Drehbüchern nicht mehr zu dienen.
- In dem Moment, in dem ich ausstieg, wandelte sich auch mein Umgang mit schwierigen Situationen. Ich war in der Lage echte Hilfe zur Selbsthilfe anzubieten.
- Wir alle sind ein Leben lang Übende auf dem Weg zu unserer eigenen Meisterschaft. Indem wir uns gegenseitig nicht bemitleiden oder nur trösten – bieten wir echte Hilfe und machen uns gegenseitig größer und kraftvoller – unterstützen einander.

AUSSTIEG AUS EINEM URALTEN SYSTEM

Das Geschenk meiner größten Herausforderung

Um meine alten Systeme wirklich hinter mir zu lassen, half mir meine größte Herausforderung. Mit schlotternden Knien stand ich vor ihr, voller Angst, sie nicht bewältigen zu können. Doch durch sie durfte ich eine Erfahrung machen, die meine Welt nachhaltig zum Positiven veränderte. Sie machte mir klar: Ich konnte mich verletzt fühlen. Meine Seele ist jedoch im Grunde unantastbar.

Ich kann mir vorstellen, dass dich meine Worte irritieren, vielleicht sogar verunsichern. Wahrscheinlich überlegst du gerade, welche Verletzungen eine Seele unwiderruflich verwunden könnten. Falls du das tust, wirst du bei physischem oder psychischem Missbrauch landen. Volltreffer. Auch ich dachte, solch eine Wunde könne niemals heilen. In der Welt, aus der ich kam, würde Missbrauch einen irreparablen seelischen Schaden zurücklassen. Eine Verletzung, die so groß ist, dass man kaum darüber hinwegkommen könne. Mein Coach, eine Psychotherapeutin, hatte mir viele Jahre zuvor gesagt, meine Blasengeschichte könne auf missbräuchliche Erfahrungen in meiner Kindheit hindeuten. Ich hatte es stoisch abgelehnt. „Das würde ich doch wissen. Ich lass mir sowas nicht einreden. Punkt, aus, vorbei." Augenblicklich hatte ich die Schotten dichtgemacht. So ein Wahnsinn würde mein ganzes Leben beeinflussen.

Dort, wo der Einfluss mitunter offensichtlich war, ignorierte ich ihn mit aller Entschlossenheit. Hatte ich Sex, so tauchten jedes Mal negative Gefühle auf. Und ich bekam mit an Sicherheit grenzender Wahrscheinlichkeit eine Blasenentzündung. Den logischen Grund dafür hatten mir meine Urologen geliefert. Eine Anomalie meiner Harnröhre. Dass es einen anderen Ursprung dieser körperlichen Reaktion gab, einen, der sich lösen ließe, glaubte ich nicht. Im Nachgang des Gesprächs mit meinem Coach war ich damals völlig aufgewühlt gewesen, hatte voller Angst darüber nachgedacht und das weit, weit von mir weggeschoben. Erst als mir meine Blase mit ihren permanenten Entzündungen zusetzte, war ich soweit, mich auch dem zu stellen.

An Missbrauchserfahrungen konnte ich mich nicht erinnern. Bildlich gesprochen, hatte meine Seele diesen Schmerz in einer Kiste verschlossen. Diese Kiste war bombenfest gesichert. Und sie ließ sich nicht auf Anhieb öffnen. Mein inneres Kind musste erst genug Vertrauen zu mir fassen. Es brauchte also Zeit, Geduld und Vertrauen. Etwas, was mir sehr schwer fiel. Während ich nicht wusste was war, hatte ich das Gefühl durchzudrehen. In meiner Vorstellung malte ich mir die schrecklichsten Dinge aus. Immer und immer wieder landete ich in Angst. Es war die Angst des Kindes, doch ich wertete sie mit meinem erwachsenen Verstand. Als Angst, dass es wahr würde, wenn ich mich darauf einließe, und ich niemals darüber hinwegkommen könnte. Sexueller Missbrauch eines Kindes war ein abscheuliches, verurteilenswertes Verbrechen. Mir sollte das passiert sein? Der blanke Horror tobte in meinen Kopf. Es war als würde mein Gehirn pausenlos nach Bildern suchen. Solchen, die ich z. B. in den Medien gesehen hatte. Ich rief mich zur Fasson. „Was wirklich war, weißt du nicht. Mit deinen Gedanken machst du dich verrückt. Stopp. Du fühlst Angst, die ist alt. Du spürst, wie unfassbar das damalige Kind in dir leidet. Die kleine Susanne braucht dich dringend als Erwachsene, die für sie da ist.“

An was ich mich bewusst erinnerte war, wie oft ich mich in Partnerschaften von Männern ausgenutzt gefühlt hatte. Ihnen gegenüber hatte es mir immer an Vertrauen gemangelt. Nicht ein einziges Mal hatte ich mein Herz für sie richtig aufmachen können. Entweder wählte ich Männer wegen Kleinigkeiten ab oder aber ich verliebte mich Hals über Kopf und wurde verlassen. Ich fühlte mich ausgenutzt und fallen gelassen, als würde man mich nicht wollen. Voller Enttäuschung und Wut war ich schnell bei meinen Urteilen: „So ein Arsch. Der war eh nur auf das Eine aus. Was denkt der sich eigentlich. Der kann mir gestohlen bleiben.“ Damit tat ich es ab. Dabei hätte ich die Gelegenheit beim Schopf packen und dem Ursprung der Misere längst auf den Grund gehen können. Indem ich ihnen den schwarzen Peter zuschob, hielt ich daran fest. Egal, was genau dahintersteckte. Ich musste mir eingestehen, dass in meinem Drehbuch Szenen standen, die für mich hinderlich und schmerzhaft waren.

Als ich soweit war damit umzugehen, gab meine Seele die Bilder frei. Ja, es war unheimlich schmerzlich dorthin zu sehen. Ich fühlte alles, was das fünfjährige Kind gefühlt hatte, noch einmal. Wellen blanken Hasses auf diesen Mann erfassten mich. Eine Emotion, die ich bis dato nicht kannte. „Dieses Schwein hat mir das angetan. Ja, das war falsch. Das hätte der nicht tun dürfen. Nichts auf der Welt rechtfertigt das." Ein uraltes Meer aus Tränen erlöste sich endlich. Es war grauenvoll. Ich fragte mich, ob nicht alles besser gewesen war, als ich mich noch nicht mit meinen Baustellen auseinandergesetzt hatte. Das tat ich übrigens viele Male auf diesem Weg. Doch das war es nicht. Im tiefsten Tal meiner verletzten Gefühle erreichte ich den Nullpunkt. Jenen neutralen Ort, an dem ich wieder handlungsfähig wurde. Ich sagte ja, zu dem Hass, der Ohnmacht, der hilflosen Verzweiflung und der Angst. Ja, zu den Gefühlen von Scham und Erniedrigung. Doch jetzt war es vorbei! Ich stand dem Kind von damals liebevoll zur Seite. Die weit zurückliegenden Emotionen bäumten sich noch mehrfach auf. Jede einzelne Träne durfte abfließen. „Alles ist gut meine Kleine, ich bin da. Es ist jetzt vorbei. Dein Körper hat das erlebt. Du bist immer noch Du, du bist genauso einzigartig, liebenswert und wunderbar wie zuvor und ich liebe dich über alles. So, wie du bist, bist du wertvoll und richtig. Ich lasse dich nie wieder alleine. Und ich sorge dafür, dass dir kein Leid mehr geschieht." So verwandelte ich das kindliche Ausgeliefertsein in die volle Verantwortung für mich selbst. Als ich durch war, konnte ich fühlen: Meine Seele, meinen innersten Kern, kann niemand verletzen. Mein Kern gehört nur mir, er ist heil, ganz, unversehrt. Das bin immer noch ich.

Den gewaltigen Hass wandelte ich in pure Liebe zu meinem inneren Kind. Was geschehen war, war unentschuldbar. Aber es war vorbei. Wir konnten bei dem Hass bleiben oder uns aber neu entscheiden. Er gehörte zu mir, wie meine Liebe. Und die entsprach mir weitaus mehr. „Du bist der wichtigste, wertvollste Schatz auf der ganzen Welt für mich. Ich verspreche dir, dich niemals mehr zu verraten oder zu übergehen. Nie lass ich dich im Stich.“ Schritt für Schritt half ich meinem kleinen Ich zu lernen, dass es sich mit hunderttausendprozentiger Sicherheit auf mich verlassen konnte. Und wir nahmen unsere Würde, unseren wahren Platz, wieder für uns ein. Meinen Körper, den ich als Jugendliche so ablehnte, dass ich ihn hungern ließ. Der für uns all den Schmerz zum Ausdruck gebracht hatte, den ich nicht hatte sehen wollen. Bei dem ich zuließ, dass er nicht in größter Achtung und mit dem gebührenden Respekt behandelt wurde. Den ich zum Hassobjekt degradierte, weil ich ihm die Schuld gab. Er wurde zu meinem Zuhause, geachtet und geliebt. Er hatte nicht einen Moment lang gegen mich gearbeitet. Er hatte mich geschützt. Meine Seele war der Antrieb, er lediglich der Ausdruck. Nachdem die vielen ungeweinten alten Tränen erlöst waren, fand meine Blasengeschichte ihr Ende. In den darauffolgenden Monaten kam ich noch einige Male an den Punkt, an dem sie sich bemerkbar machte. Doch sie entzündete sich nicht auch nur noch ein einziges Mal.

Für mich beinahe herzzerreißend war der Grund, warum ich mich als Kind meinen Eltern nicht anvertraut hatte. Ich schämte mich dafür. Ich gab mir selbst die Schuld. So als hätte ich etwas dazu beigetragen, dass mir das widerfahren war. Ich habe lange überlegt, ob ich mich dir, als meiner Leserin/meinem Leser, in solch einem Ausmaß offenbaren sollte. Bis ich erkannte, welchen Wert es hat, das zu tun. Es ist grauenvoll, dass es diese Übergriffe gibt. Die US-amerikanische Studie ACE („Adverse Childhood Experiences"[1]) über Traumata in der Kindheit sagt, bis zum achtzehnten Lebensjahr betrifft dies jedes vierte Mädchen und einen von sechs Jungen. Die Dunkelziffer ist sicher riesig. Weil sich die meisten dieser Kinder schämen und sich selbst die Schuld daran geben. Das ist normal. Und doch stimmt es nicht. Was da passiert ist, ist falsch. Kein Kind hat es je provoziert oder auch nur im Ansatz dazu beigetragen. *Solltest du es erlebt haben: Du hast es nicht verdient. Es war nicht deine Schuld. Du kannst nichts dafür. Es war falsch. Das ist kein Stigma. Nichts, wofür du dich schämen müsstest. Du und dein Körper, ihr seid es wert, geehrt und geachtet zu sein. Nichts anderes.*

Über Jahrzehnte hatte ich mich hinter der Maske der schlagfertigen, starken, lächelnden jungen Frau versteckt. Endlich ließ ich sie fallen. Mich meiner eigenen Verletzlichkeit zu stellen, brachte mich aber nicht dazu schwach zu sein. Im Gegenteil. Ich öffnete mich meinem eigenen Mut und meiner Kraft. Es war verdammt mutig gewesen sich dem zu stellen. Es hat mich Kraft gekostet, doch aus der Raupe wurde ein Schmetterling. Stück für Stück wurde ich mir der Fäden dieses Kokons bewusst und wickelte sie ab. Aus alter Angst heraus hatte ich meine Partnerschaften sabotiert. Wenn es um körperliche Nähe gegangen war, so hatte ich mich nie wohl gefühlt. Über dieses Gefühl war ich jedoch hinweggegangen. Ich hatte nicht „nein" gesagt, sondern mitgemacht. Das Gefühl aufsteigender Panik schob ich auf die

Erwartung einer mit Sicherheit folgenden Entzündung meiner Blase. Ich erkannte, dass ich es gewesen war, die ihr Herz mit beiden Händen fest zugehalten hatte – und meinen Männern stets die Schuld am Scheitern der Beziehung gegeben hatte. Im Nachhinein kann ich es ihnen nicht verdenken, dass sie sich von mir verabschiedeten. Auch sie hätten es verdient gehabt, aufrichtig geliebt zu werden.

Ich konnte mein Selbst-Sabotage-Programm deutlich sehen. Das Kind hatte beschlossen „Das passiert mir nicht nochmal." Mein Körper hatte diesen Beschluss lediglich mit den Entzündungen meiner Blase ausgeführt. Und ich wählte mir stets die Männer, die in mein Schema passten und meine Überzeugungen bedienten. Mein altes Drehbuch so deutlich vor Augen, konnte ich klar sehen: Was ich da erlebt habe, war kein Zufall. Weder die Reaktion meines Körpers, noch das Verhalten meiner Partner, durch das ich mich so sehr verletzt gefühlt hatte. Meine Gefühle fuhren Karussell. Erst freute ich mich. Das alles ließe sich ändern. Dann wurde ich traurig. All diese Erfahrungen hätte ich mir sparen können. Ich hatte mich gewaltig geirrt. Hieße das, am Ende müsste ich mir selbst die Schuld dafür geben, wie es gelaufen war? Doch auch das würde mich nicht weiterbringen. Wertung und Verletzung – Schuld und Schuldige – Opfer und Täter jedes dieser Systeme führte mich in die Sackgasse. So begann ich, mir die alles verändernde Frage zu stellen, mit der sich endgültig das Geschenk dieser Herausforderung zeigte.

„Frieden ist nicht etwas, was du dir wünscht. Es ist etwas, das du machst, etwas, das du tust, etwas, das du bist und etwas, das du weitergibst. "
– John Lennon –

- Es gab Dinge, die ließen sich gar nicht oder nicht sofort ändern. Auch mit denen galt es, Frieden zu schließen und sie als Teil meines Lebens anzunehmen, um dann zu sehen, welche Möglichkeiten ich hätte, anders damit umzugehen oder sie ganz hinter mir zu lassen.
- Der sicherste Weg aus meinem Dilemma hinaus war die Bereitschaft, alle Facetten dessen zu betrachten und zu bearbeiten. Oft war es ungeheuer schmerzhaft – aber immer lohnend. Denn es war der Weg in meine volle Kraft.

Egal ob du glaubst, dass du es kannst oder glaubst,
dass du es nicht kannst, du behältst auf jeden Fall Recht.
– Henry Ford –

AUSSTIEG AUS EINEM URALTEN SYSTEM

Wenn ich kein Opfer bin, wohin mit meinen Tätern?

Durch meine Missbrauchserfahrungen wurde mir bewusst, was es bedeutete, sich als Opfer zu fühlen. Immer und immer wieder zog es mich so in die bedrückendsten Gefühle zurück. Doch als Opfer waren mir die Hände gebunden. In dieser Haltung konnte ich nichts tun. Ein anderer war übermächtig und ich blieb ohnmächtig zurück. Was geschehen war, konnte ich nicht rückgängig machen. Um dieses Kapitel endgültig hinter mir zu lassen, müsste ich Frieden finden. Was, wenn ich kein Opfer mehr bin? Was, wenn ich das in aller Konsequenz für mich annehmen könnte? Dann wäre ich frei und unabhängig. Dann läge meine Geschichte hinter mir und ich könnte mir – egal was war – eine neue schreiben. Und genau da wollte ich hin.

Als Kind war ich schutzbedürftig, hatte nichts tun können. Jetzt stand ich wie ein Fels in der Brandung vor diesem Kind. Niemand hatte mehr Macht über uns. Ich war die Person, die die Macht nicht mehr abgab. Ich spürte meine kindliche Unsicherheit. „Was, wenn das nochmal passiert? Wenn mir das wieder jemand antut?“ Ich war mir sicher: „Meine Kleine, das passiert dir nicht nochmal. Ich bin da und ich lass dich niemals allein. Ich gebe gut auf dich acht, trage Sorge dafür, welche Erfahrungen wir machen.“

Was der Mann, der mich missbrauchte, getan hat, war falsch. Daran gab es nichts zu rütteln. Der Schmerz daraus hatte sich für mich auflösen lassen. Als Kind war ich ein Opfer, da hatte ich wenig oder gar keinen Einfluss darauf, was mir geschah. Auf die Erwachsene traf das jedoch nicht mehr zu. Wann immer ich mich für schwach hielt, machte ich mich zum Schwächling und damit zum Spielball. Wenn ich mich selbst als hilflos oder ohnmächtig sah, dann machte ich mich jedes Mal ein bisschen kleiner und gab meine Macht an andere ab. Wenn ich daran glaubte, Menschen oder Lebensumstände würden meine Emotionen verursachen, gab ich ihnen die Macht, genau das zu tun. Und ich lieferte mich ihnen aus. Ich konnte die Opfer-Rolle lediglich aufrechterhalten, indem ich sie mir selber gab. Und ich dadurch weiter die zugehörigen Gefühle schürte, die mir nicht gut taten. Es war aber vorbei – vorbei und vorüber. Und doch ließ mich nicht los, dass ich das hatte mitmachen müssen. So viel sinnloses Leid. Dass mich ein anderer Mensch, indem er mir das angetan hatte, vor solche Herausforderungen stellte. Moment! Hatte ich nicht all dem längst einen Sinn gegeben, auch wenn es hart war?

Letztlich war es genau diese Erfahrung, die mich meine volle Größe entfalten ließ. Ich war gezwungen über mich hinauszuwachsen, wenn ich mich dem Leben wieder eigenverantwortlich stellen wollte. Genau sie war es, die mir gezeigt hat, welche Kraft in mir steckt. Und ich bin mir dieser Kraft so sicher geworden, dass ich mich zukünftigen Herausforderungen gewachsen fühle. Das war ein Geschenk.

Bitte versteh mich nicht falsch, es liegt mir fern, Unrecht zu legitimieren oder den damit verbundenen seelischen Schmerz klein zu machen. Ich weiß wie es ist, sich schwer verletzt zu fühlen. Auch, dass es Menschen gibt, die Unfassbares erfahren haben, ganz anderes als das, was mir als Kind widerfahren ist. Es klingt brutal, nicht von Schuld, Verletzung oder Täter zu sprechen. Ich könnte verstehen, wenn du dieses Buch packst und in die Ecke feuerst. Aber wenn du es bis hierher geschafft hast, dann lies dieses Kapitel bitte noch zu Ende. Welchen Wert hätte es für dich, deine Einstellung zu ändern – neue Haltungen zu finden, durch die du dich weniger verletzt fühlst, Haltungen, die dein Leben lebenswerter und schöner machen – und es dir erlauben, vielleicht sogar mit Tätern (sofern es in deinem Leben welche gab oder gibt) Frieden schließen zu können?

Ich kann nur von mir sprechen und möchte dir meinen Weg aus einer anderen Perspektive zeigen. Am Ausgangspunkt war ich weit davon entfernt, mich nicht als Opfer zu sehen. Das tat ich an allen Ecken und Enden – auch wenn ich das nie und nimmer so formuliert hätte. Ich doch nicht. ;) „Das macht man nicht." Ich tat das aber sehr wohl. Bei einem schweren Unfall als Kind, für den ich nichts konnte, dem unerträglichen Schmerz, der mir den Schlaf raubte, Ärzten, durch die ich mich nicht für voll genommen oder abgekanzelt fühlte, einem lückenhaften System, von dem ich im Stich gelassen wurde. Die Liste ließe sich ellenlang weiterführen. Es war einfacher, Schuldige zu haben, meine Hände in den Schoß zu legen und mich in mein Unglück zu ergeben. Auch mal schön, in den Arm genommen und getröstet zu werden. Leichter, mich als guten Menschen oder andere als schlechte zu sehen. „Der/die hat sich unmöglich verhalten. Ich hab nichts damit zu tun, wie blöd das läuft. Ich kann nichts dafür, die sind schuld." All das war maximal ein Trostpreis, der mein Leid kurz linderte – es verschwand aber nicht. Ich wollte Veränderung und solange ich jemandem oder etwas die Schuld zuwies, gab es keine Veränderung für mich. Denn es würde immer wieder Situationen im Leben geben, durch die ich mich gekränkt oder benachteiligt fühlte. Nicht ausgeschlossen, dass mir nochmal Veränderungen unterkommen würden, die mich vor neue Herausforderungen stellten. Sich auch mal verletzt oder schwach zu fühlen, gehörte zum Leben dazu. Auf Dauer zu leiden ging nur in meiner Bereitschaft dafür. Wem oder was auch immer ich die Schuld gab, dem gab ich die Macht über mich und mein Leben. Mir blieb nur übrig, meine eigene Einstellung zu ändern.

Ganz ehrlich, leicht war es nicht, doch wieder einmal half mir, mich selbst und damit auch andere besser zu verstehen. Jeder Mensch trug alte Gefühle von Verletzung mit sich herum. Solche, die ich in der Regel nicht kannte. Manche tiefer als ich sie mir vorstellen konnte. Sicherlich gerade auch meine Täter. Und wie oft hatte ich mich selbst so verhalten, dass sich andere verletzt fühlten. Wie oft war ich aufgrund dessen in Schuldgefühlen gelandet. Mal waren wir alle – ohne Ausnahmen – „Opfer", mal „Täter". So hörte das aber nie auf. Ich könnte weiter alle Männer als Bedrohung betrachten. Andere abstrafen für das, was mir einer zugefügt hatte. Mir entgehen lassen, was es mit ganz wundervollen Männern da draußen zu erleben und erfahren gab. Oder aber, ich machte mir den Weg frei, um das perfekte Match für einen von ihnen zu sein – für einen großartigen Menschen an meiner Seite.

Ohne, dass ich mich als Erwachsene zum Opfer machte, gab es kein Gefangensein in Ohnmacht, kein Bestrafen und auch kein Sichschuldigfühlen. Stattdessen ging ein Kreislauf, der sich ansonsten ständig wiederholen würde zu Ende. In einem System von Opfer und Täter bleiben am Schluss nur Opfer übrig. Offene Wunden. Menschen, die leiden und nicht geben können, was sie zu geben hätten.

Ich fand eine Haltung, die mir half, in alltäglichen Situationen mit den kleinen oder großen Stichen ins Herz anders umzugehen. Im Laufe der Zeit konnte ich anerkennen, was andere für mich taten (und tun). Jeder Einzelne von ihnen stellte sich mir in meinem Erwachsenenleben zur Verfügung, um eine Situation zu erschaffen, die mich darin unterstützte, zu wachsen. Nur durch sie konnte ich spüren, wo mich etwas schmerzt. Sie waren es, die mich mit der Nase auf meine Irrtümer und Fehlbewertungen stießen. Zuverlässig spiegelten sie mir meine Innenwelt wider. Heute nenne ich sie Entwicklungshelfer, denn sie geben bei Bedarf Hilfe zur Selbsthilfe. Und genau das taten meine Entwicklungs-Helfer. So lange, bis ich sie nicht mehr brauchte. Deshalb bin ich ihnen heute dankbar.

Verrückte Idee? Um dir zu zeigen, warum es sich lohnt mit diesem Gedanken zu spielen, möchte ich dich daran teilhaben lassen wobei mir meine geholfen haben:

Ein Unfall, der mich fast das Leben kostete, hat mir mitgegeben, wie wertvoll dieses Leben ist. Jeden neuen Tag als Geschenk zu betrachten, ihn zu feiern und nicht einfach vorbeiziehen zu lassen.

Meine Schmerzen waren mir die besten Helfer, mich auszurichten und zu fokussieren. Durch sie erkannte ich, dass ich jeden Tag ein gewisses Maß an Energie zur Verfügung habe. Wie wichtig es ist, mit ihr zu haushalten und gut für mich zu sorgen. Keine faulen Kompromisse mehr zu machen und achtsam zu werden, womit ich meinen Kopf und meine Seele füttere, was ich von anderen Menschen bereit bin anzunehmen oder ihnen zu geben und welche Haltung ich ihnen gegenüber an den Tag lege.

All Jene, die bei mir als Erwachsene meine Knöpfe zu drücken wussten, so dass sie mich in Angst, Verzweiflung, Ohnmacht, Schuld, Scham, Trauer, Neid, Eifersucht und Wut versetzten, waren letztlich nur Darsteller in meinem kindlichen Drehbuch. Nicht mehr und nicht weniger. Sie erfüllten die Rollen, die ich ihnen unbewusst auftrug, bis ich sie daraus entließ. Letztlich lehrten sie mich, nicht mehr im Außen zu suchen, sondern ALLES, nach was ich mich sehnte, IN MIR zu finden.

Auch diese Liste ließe sich unendlich weiterführen. Jeder von ihnen hat mir zu etwas verholfen. Hinter dem Gefühl von Verletzung lag immer Frieden. *Erinnere dich bei Gelegenheit an die Erkenntnis meines letzten Kapitels: Meinen innersten Kern konnte niemand verletzen.*

Was übrig blieb, als ich sogar mit meinem schlimmsten Täter Frieden schloss, war enormes Mitgefühl mir selbst gegenüber. Achtung vor mir und meinen Erfahrungen. Kein entwürdigtes, gebrochenes Herz im Überlebensmodus, sondern eines voller Liebe – ein Leben, das wieder vollkommen mir gehört.

Ich werde nicht müde dankbar zu sein. Dankbar für einen Weg, den ich selbst für unmöglich hielt. Für die unglaubliche Liebe, die ich für mich selbst empfinden konnte. Dank ihr kann ich heute mit offenem Herzen geben und annehmen. Sie versetzt mich in die Lage eine Partnerschaft in vollem Commitment einzugehen und sie mit all ihren Facetten zu genießen. Ich bin dankbar für mein Wachstum, das meine Welt zu einem herrlichen und sicheren Platz gemacht hat. *Und du weißt inzwischen: Dankbarkeit ist ein echter Game-Changer.*

Als meine ehemaligen Täter ausgedient hatten, entließ ich sie aus ihren Rollen. Wir sind frei geworden. Frei zu entscheiden, ob wir uns gegenseitig noch etwas zu geben haben. Was wir teilen und tauschen wollen: Freude, Liebe oder Leid. Welche Partys wir zusammen feiern: die mit knallenden Korken und Feuerwerk oder einen Bombenstreit. Viele von ihnen sind geblieben und bereichern mein Leben auf eine neue Weise. Menschen und schmerzliche Erfahrungen, die ich als Kind erlitt, sind Teil meiner Vergangenheit, doch sie bestimmen nicht mehr, wie mein Leben aussieht – ich habe mich freigelassen.

- Mit der Entscheidung meine Opferrolle aufzugeben, habe ich mir den Weg nach vorne frei gemacht.
- Als ich alles aufgelöst hatte, sah ich meine Täter mit anderen Augen: Sie hatten mir geholfen und sich mir als Entwicklungs-Helfer angeboten. Dafür danke ich ihnen. Denn: ohne sie hätte ich mich niemals auf diesen Weg gemacht – ohne sie hätte ich nicht gewusst, was ich zu

bearbeiten hatte – ohne sie wäre ich heute nicht da, wo ich bin. Mein Dank machte mir und ihnen den Weg frei in eine andere, neue und teilweise gemeinsame Zukunft.

- Heute gestalte ich bewusst, wie meine Beziehungen zu anderen aussehen. Alte Beziehungen haben sich verändert und ganz viele wundervolle neue sind dazugekommen.

Alles begann mit einer Entscheidung

AUSSTIEG AUS EINEM URALTEN SYSTEM

Der Zauberschlüssel

Jeder Mensch steht früher oder später vor besonderen Herausforderungen in seinem Leben. Jedem Einzelnen würde ich es gönnen, wenn es nicht so wäre. Aber eine Welt mit Feenstaub und rosa Einhörnern wird es nicht geben. Genauso wenig eine Auszeichnung für Leiden am Ende eines Lebens. Da wird niemand stehen und sagen: „Gut gemacht! Du bekommst eine Auszeichnung für das, was du ertragen hast.“

Warum ich das hier schreibe? Weil jeder von uns Entscheidungsfreiheit hat. In meiner Welt gibt es schicksalhaftes Leid nicht mehr. Ich konnte im Leid sitzen bleiben oder neu anfangen. Ich war in der Freiheit zu entscheiden. Was mir meine letzten Etappen zeigten war: Solange ich als Erwachsene das Verhalten anderer als solches gegen mich werte, fühle ich mich weiter verletzt. Sehe ich mich selbst als Opfer, tue ich mich schwer damit abzuschließen und weiter zu gehen. Es war meine Entscheidung dies aufzugeben. Ich habe stattdessen eine Haltung angenommen, die sich leichter anfühlt: Das Lernspiel Leben hat mich immer wieder eingeladen zu wachsen. Dafür stellte es mir die besten Lehrer/Entwicklungshelfer zur Seite. Vielleicht haben Seelen eine Art Verabredung, die sie miteinander erfüllen. Durch Wachstum bekam alles Alte für mich seinen Sinn und ich erlangte mehr und mehr Handlungsfreiheit, um mein Leben aktiv so zu gestalten, wie ich es will.

Ich sehnte mich aus vollstem Herzen nach einem leichteren, glücklicheren Leben. Also beschloss ich, jenes als Lernspiel anzunehmen, es spielerischer zu sehen. Das alte Blatt, das ich in Händen hielt, abzulegen und stattdessen mein Glück in meine eigenen Hände zu nehmen.

Doch was bedeutete Glück eigentlich? Ich sah nochmal genauer hin. Alles drehte sich um meine Empfindungen. Glück schien ein Sammelsurium positiver Gefühle zu sein. Einige meiner Gedanken drehten sich um Geld, um vermeintliche Sicherheit. Ich fühlte mich sicher, wenn ich wusste, dass jeden Monat ein fixer Betrag auf mein Konto einging. In einer Zeit von Inflation und Krisen war das wohl der größte Irrtum. Wahre Sicherheit gab mir meine eigene Kraft. Was also wollte ich wirklich? Die Antwort folgte auf dem Fuß: „Ich will frei sein." Mein Glück nicht mehr abhängig machen von meiner Vergangenheit, Menschen, Geld, meinen Schmerzen und Bedingungen im Außen. Wie also würde ich frei von alledem, um mich glücklich zu fühlen?

Freiheit bedeutete, nichts und niemanden mehr verantwortlich zu machen für mein Befinden. Bewusst hinzuschau'n, mit welchen Glaubenssätzen ich mich bremste, mit welchen Gedanken ich mich meines Glücks beraubte. Meine alten Learnings als Teil von mir anzuerkennen, um dann weiter zu gehen. Erst seit ich aktiv geworden war, waren jede

Menge positive Veränderungen eingetreten. Die hatten sich nicht einfach nur so ergeben, indem ich darauf gehofft hatte. Ich habe sie erzeugt, indem ich hinsah, bewusster wurde und neue Entscheidungen traf. Glück stand mir – wie alles andere auch – zu.

Was Glück letztendlich für mich bedeutet ist: Im Frieden zu sein mit mir, dem was war und jetzt in meinem Leben da ist. Liebe und Zufriedenheit tief drin in mir, das Gefühl richtig zu sein und mich verbunden zu fühlen. Meinen eigenen Weg gehen zu können. Glück ist für mich, wenn mein Kopf, mein Herz und meine Intuition im Einklang sind. Wenn die Nadel meines inneren Kompasses ruhig steht, Lebensfreude und Kreativität fließen können. Und ich, was ich tue, als richtig und wichtig empfinde. Glück in kleinen Dingen zu finden und dennoch annehmen zu können, dass auch Großes möglich ist. Gestaltungsspielraum zu haben – selbst Einfluss nehmen zu können – gerade wenn das Glück mal Pause zu machen scheint. Eben das ist die Art von Glück, von der ich hier spreche. Und ich begriff endgültig, dass Glück etwas ist, was jeder für sich selbst herbeiführen muss.

Wie sieht es mit dir aus? Von was wünschst du dir mehr? Lebensqualität/-freude, Leichtigkeit, … Glück? Dann, bitte mach dir bewusst: Hast du das an Bedingungen geknüpft? Ich selbst hätte einige Zeit zuvor geantwortet: Glücklich bin ich, wenn meine Schmerzen weg sind. Jedoch war ich ohne sie nicht zwangsläufig glücklich gewesen.

Falls du dich noch fragen solltest: „Wo nur ist der Zauberschlüssel?" Ich kann dir sagen, worin ich ihn fand: für mich heißt er uneingeschränkte Eigenverantwortung. Magst du das für dich annehmen, so hältst du den Zauberschlüssel in deinen Händen. Du kannst die Anderen nicht ändern. Was du änderst, ist deine Einstellung der Welt und ihren Menschen gegenüber. Damit erschaffst du deine eigene, glücklichere Welt. Und damit wirst du die Welt verändern. Erst im Kleinen und dann immer weiter.

Es geht nicht darum, Glück zu erzwingen, alles Negative auszublenden oder gar unter größter Anstrengung sich selbst zu „optimieren". Vielmehr bewusster zu werden, Altes hinter sich zu lassen und sich weiterzuentwickeln – Neues zu lernen. Aus Eigenverantwortung heraus Glück wieder in seinen natürlichen Fluss zu bringen. Nicht nur für uns, sondern zum Besten aller. Im Füreinander, statt Gegeneinander. Würden wir uns immer mehr mit offenen Herzen begegnen und im Frieden mit uns sein, dann wäre es doch beinahe unmöglich, dass sich Einzelne durchsetzen mit Gewalt und Krieg. Gerade jetzt haben wir uns vielen neuen Herausforderungen zu stellen. Ich bin überzeugt, das alles wird uns noch besser gelingen, wenn wir in einem sinnvollen Miteinander zusammenstehen. Wenn wir uns entscheiden für neue Wege, und nicht nur das tun, was wir kennengelernt haben. Gemeinsam können wir kreative Lösungen finden, besser als wir sie jemals gesehen haben. Was wäre, wenn immer mehr Menschen genau das tun?

Die Entscheidung dafür kann jeder Einzelne von uns treffen. Ich wünsche mir von Herzen, dass wir unser „Schicksal" in die Hand nehmen, lernen uns nicht mehr in Angst und Ohnmacht zu ergeben, sondern alle zusammen einen verantwortungsvollen, friedlichen Umgang miteinander finden. Mit dem wir einen Planeten erhalten, der unsere Lebensgrundlage ist und ihn nicht weiter zerstören. Und wir als Menschheit zusammenwachsen zu einer Gemeinschaft, die sich gegenseitig unterstützt und trägt. Weil wir alle – ausnahmslos – aus demselben Holz geschnitzt sind. Fühlende Menschen mit alten Erfahrungen, Mängeln und Verletzungen. Und beinahe jeder von uns bringt mit, was er braucht, um seinen Ballast hinter sich zu lassen.

Frieden fängt für mich in den kleinsten Einheiten an: mit uns selbst, in unseren Ursprungs-Familien und in unseren Partnerschaften. Was nicht heißt, dass ich es für sinnvoll halte, einen Scheinfrieden aufrechtzuerhalten. Viel mehr ihn gerade hier auf ehrliche, gesunde Beine zu stellen – auch wenn es gerade in familiären Verstrickungen herausfordernd sein kann, einen Knoten, der sich über Jahrzehnte zugezogen hat, zu lösen. Wir können liebevoll miteinander verbunden sein und aus freien Stücken geben, was wir geben wollen. Oder, uns in Frieden ziehen lassen.

„Der Zauberschlüssel steckt niemals in den Taschen anderer."

- Eine neue Sicht auf die Dinge – mein Zauberschlüssel: In der vollen Verantwortung für mich, gab ich mir selbst Chancen: Altes loszulassen und Raum für Neues zu schaffen. Meine eigenen Grenzen zu verschieben und meiner Freiheit, Stück für Stück, entgegenzugehen in Richtung grenzenloser Möglichkeiten. All das bedurfte meiner Entscheidung.
- Für maximalen Lernerfolg bekam ich im Lernspiel Leben die besten Lehrer/Entwicklungshelfer zur Seite gestellt. Das Blatt, das ich in Händen hielt, konnte einzig und allein ich selbst ablegen, mein Glück immer weniger abhängig machen – es in die eigenen Hände nehmen.

- Was ist denn nun der eine Weg zum Glücklichsein? Ich glaube den gibt es nicht. Dass Glück abhängig ist vom Standpunkt des Betroffenen und Glück selbst ein Weg ist.

Von Menschen und Mäusen – neue Erkenntnisse der Epigenetik

Jeder von uns ist beeinflusst von seinem Umfeld, seinen Erfahrungen, seinen Gefühlen, seiner Ernährung, der Qualität der Luft usw. – kurz, von seiner Umwelt und Umweltfaktoren. Mit diesen Dingen beschäftigt sich die Epigenetik. Sie untersucht den Effekt der Umwelt auf das Genom (die DNA-Sequenz – das Erbgut) eines Lebewesens. So hilft die Forschung immer besser zu verstehen, welche konkreten Auswirkungen unsere Umwelt und unser Verhalten (als Einzelne/r oder im Kollektiv) auf unsere Gesundheit haben. *In diesem Kapitel möchte ich dir die Epigenetik und eine beeindruckende Wissenschaftlerin vorstellen.*

Isabelle M. Mansuy – Professorin für Neuroepigenetik an der Universität Zürich und der Eidgenössische Technische Hochschule (ETH) Zürich, Co-Direktorin des Hirnforschungsinstituts der Universität Zürich, Co-Leiterin des Instituts für Neurowissenschaften an der ETH – ist eine Pionierin auf ihrem Gebiet. Mit ihrem Team forscht sie an Mäusen. Zur Vererbung von Traumata und Trauma-Überwindung machten die Wissenschaftler in ihren Studien bahnbrechende Beobachtungen. Beim Umgang mit den Tieren gelten hohe Auflagen und die Forscher betonen, dass diese mit größter Sorgfalt und Respekt behandelt werden.

Liebe Frau Prof. Dr. Mansuy, ich bin dankbar, dass Sie Teil dieses Buches sind. Würden Sie uns den Aufbau Ihrer Studien beschreiben?

„Zwanzig Jahre Forschung zusammenzufassen ist nicht ganz leicht. Kurz gesagt entwickelten wir ein Forschungsmodell an Mäusen. Das Modell basiert auf traumatischem Stress für die Mütter und die Mäusejungen im frühen Leben. So untersuchen wir, welche Auswirkungen chronischer Stress auf die Tiere im Erwachsenenalter hat. Wir beobachten Effekte auf die Tiere, die dem direkt ausgesetzt waren, sowie auch auf deren Nachkommen – bis zur sechsten Generation. Molekulare, epigenetische und funktionelle Analysen werden durchgeführt, um die Konsequenzen von traumatischem Stress auf den Körper und die Gesundheit festzustellen."

Welche Effekte durch schwerwiegende Stresserfahrungen im frühesten Alter konnten Sie bei den Mäusen beobachten?

„Die Tiere zeigten sich risikobereiter und waren weniger sozial. Darüber hinaus traten Symptome von Depression und Gedächtnisstörungen auf. Auf körperlicher Ebene konnten wir mitunter Veränderungen im Stoffwechsel, beim Blutzuckerspiegel und bei kardiovaskulären Funktionen (das Herz und die Gefäße betreffend) beobachten. Auch das Immunsystem war beeinflusst. Insgesamt stellten wir vielseitige negative Auswirkungen fest."

Sie fassten in einer Medienmitteilung der ETH Ihre Erkenntnisse wie folgt zusammen: 'Die Umwelt hinterlässt ihre Spuren im Gehirn, den Organen und auch in Keimzellen. So werden diese Spuren teilweise an die

nächste Generation weitergegeben.[1]' Bis zu welcher Generation zeigten sich Übertragungen auf die Folgegenerationen?

„Nicht alle übertrugen sich bis zur sechsten Generation. Die erhöhte Risikobereitschaft beobachteten wir vor allem bis zur fünften Generation (in Ausnahmen bis zur sechsten). Depression bis zur dritten Generation, nicht mehr ab der vierten. Gedächtnisdefizite haben wir bis zur dritten Generation überprüft, wo sie noch immer nachweisbar waren."

'Bisher war einzig bei pharmakologischen Medikamenten bekannt, dass sie epigenetische Veränderungen, die das Verhalten beeinflussen, korrigieren können.[2]'

Sie konnten jedoch sehen, dass die epigenetischen Veränderungen reversibel waren – aufgehoben wurden und das auf natürlichem Wege. Wodurch wurde diese Aufhebung auf körperlicher bzw. Verhaltensebene ausgelöst?

„Wiederum durch epigenetische Einflüsse. Wir kennen noch nicht alle Details.

Aufgrund von chronischem Stress ergeben sich epigenetische Veränderungen. Die Umkehrung beinhaltete ebenfalls epigenetische Faktoren. Es handelt sich damit um eine Korrektur epigenetischer Veränderungen. Diese sind biochemischer Natur – d. h. es vollziehen sich chemische Vorgänge im Lebewesen. Wir setzten die Tiere in eine bereichernde, abwechslungsreiche Umgebung – schufen gute Lebensbedingungen. Sie lebten in sozialen Gruppen, großen Käfigen auf zwei Etagen und konnten körperlich aktiv sein.

So zeigte eine emotionale, körperliche und soziale Stimulation viele positive Einflüsse auf allen Ebenen."

Hoben sich die Veränderungen damit auf, so dass sie nicht mehr an den Nachwuchs vererbt wurden?

„Bei einigen Veränderungen konnten wir tatsächlich bereits beobachten, dass sie korrigiert und nicht mehr übertragen wurden. Eine allgemeingültige Aussage können wir bislang noch nicht machen. Das bedarf noch weiterer Untersuchungen."

Inwieweit lassen sich die Erkenntnisse Ihrer Studien auf den Menschen übertragen?

„Wir tun alles, was wir können, um unsere Ergebnisse auf den Menschen übertragen zu können. Beispielsweise führen wir Kohortenstudien* mit traumatisierten Menschen durch, um Erkenntnisse zu gewinnen.

Nicht alles ist exakt gleich, doch wir konnten bereits viele unserer Ergebnisse validieren – dieselben Veränderungen bei Menschen feststellen."

*(In einer Kohortenstudie werden Personengruppen (Kohorten) über eine bestimmte Zeitspanne beobachtet, um zum Beispiel das Auftreten einer bestimmten Erkrankung/einer bestimmten Veränderung innerhalb einer Gruppe festzustellen.)

In der Psychologie/Psychiatrie weiß man schon lange: Menschen, die in ihrer Kindheit traumatische Erlebnisse, chronischen Stress, verbale, physische, sexuelle Gewalt oder emotionale Vernachlässigung erfuhren, haben ein erhöhtes Risiko emotionale oder kognitive (das

Wahrnehmen/Erkennen betreffende) Störungen zu entwickeln. Selbst wenn deren Kinder keinen solchen Stress erfahren haben, können sich negative Folgen eines Traumas auch bei ihnen bemerkbar machen. Ist das denn immer so?

„Nein, das ist sehr individuell und abhängig von Lebenserfahrungen. Hat ein Kind beispielsweise eine psychisch kranke Mutter/kranken Vater, der andere Elternteil ist jedoch sehr liebevoll und kann dies kompensieren, kommt zusätzlich eine tolle Schule dazu, wundervolle Großeltern, ein gutes Sozialleben, das Spielen eines Instruments oder Sport z. B., so muss dieses Kind nicht selbst depressiv oder psychisch krank werden. Das ist alles eine Frage der Zusammenhänge und auch abhängig von der Umwelt. Kinder, die eine schöne Kindheit haben – mit positiven Lebenserfahrungen – entwickeln weniger wahrscheinlich psychische Erkrankungen, sogar wenn die Eltern psychisch krank waren."

Die Erkenntnisse Ihrer Studien lassen also folgende Schlussfolgerung zu: Aufgrund der Tatsache, dass ganze Generationen vor uns Kriege erfahren haben, könnte es auch für uns sehr wichtig sein aktiv zu gestalten, wie unser Leben aussieht – und darauf zu achten, welche neuen Erfahrungen wir uns schaffen.

„Dazu brauchen wir nicht mal Krieg. Wenn wir über Stress und Trauma sprechen, so sehen wir das überall in unserer Gesellschaft.

Viele Kinder und Frauen erfahren sexuellen Missbrauch und diese Erfahrungen sind nicht weniger dramatisch für die Betroffenen als Krieg. Krieg ist ein kollektives Trauma.

Missbraucht zu werden, vielleicht auch noch von einer Vertrauensperson, ist etwas sehr Persönliches.

Die Bedeutung von Forschungsergebnissen wie unserer ist so groß, weil wir Auswirkungen überall in der Gesellschaft sehen – auf allen Ebenen."

Durch die Genetik (Vererbungslehre) herrschte lange Zeit die Ansicht vor, dass Gene schicksalhaft über uns bestimmen. Ist dieses starre Bild aus Ihrer Sicht noch haltbar?

„Ja und nein. Wir sehen z. B. so aus, weil wir die Gene unserer Eltern geerbt haben. Das können wir nicht verändern (nicht auf natürlichem Weg). Aber Ihre Physiologie (die Abläufe in Ihrem Körper), Ihre Stimmung, Ihren Charakter, Ihre Persönlichkeit – die können sich verändern, je nach Ihren Erfahrungen. Oder Ihr Körper, wenn Sie z. B. Sport machen. Sie können einen grundsätzlich sportlicheren Körper aufgrund ihrer Gene haben. Und doch können Sie auch Ihren Körper mit Sport modifizieren, ganz unabhängig von Ihrer DNA-Sequenz. So ist es die Kombination von Genetik und Einflüssen, wie dem sozialen Milieu in dem wir leben, unserer Ernährung oder körperlicher Betätigung, die die Aktivität unserer Gene beeinflussen. Das wusste man im Prinzip schon immer. Gene reichen nicht aus, um persönliche Merkmale eines Menschen zu erklären."

Also beeinflussen auch Faktoren abseits von Traumata und Stress die Aktivität unserer Gene. Haben somit epigenetische Mechanismen Einfluss darauf, ob wir gesund bleiben oder genetische Veranlagungen für Krankheiten zum Tragen kommen?

„Epigenetische Mechanismen sind Teil unseres Körpers. Sie arbeiten jeden Tag, jederzeit – jede Sekunde, also ja. Das ist die Art und Weise, wie Zellen funktionieren. Was auch immer Sie essen oder tun, wird epigenetische Mechanismen beeinflussen. Epigenetische Mechanismen erklären eine großen Teil der Biologie von Zellen."

Haben sogar unsere Gefühle und Emotionen Einfluss?

„Ja, sehr wahrscheinlich. Neuronale Zellen (Gehirnzellen) – haben ein Genom (Erbgut eines Lebewesens) und ein Epigenom (chemische Verbindungen und Proteine) drumherum. Um Emotionen fühlen zu können, tritt Ihr Gehirn in Verbindung mit Ihrer Physiologie – alles steht in Verbindung zueinander – auch zu epigenetischen Mechanismen."

Ich frage mich, ob jede neue Erfahrung eines Menschen Einfluss auf seine Genexpression haben kann?

„Mehr oder weniger, ja. Was Sie essen, ob Sie Sport machen beispielsweise, kann epigenetische Mechanismen oder Ihre Physiologie beeinflussen. Einige dieser Veränderungen sind flüchtig, so dass sie nur für ein paar Minuten oder Stunden anhalten. Während andere Veränderungen, wie durch chronischen Stress oder nach einem Trauma, länger anhalten können. Natürlich unterliegen wir Veränderung. Es kommt immer auf die Tragweite dessen an. Manche Veränderungen sind sinnvoll, andere haben keine große Bedeutung für uns. Aber, wenn Sie z. B. jeden Tag Fast Food essen, sind am ersten Tag die Veränderungen minimal, am zweiten schon ein klein bisschen größer, nach Wochen dramatisch und nicht wieder umkehrbar."

Nun möchte ich noch gerne auf das menschliche Gehirn zu sprechen kommen. Bildet unser Gehirn laufend neuronale Strukturen?

„Nicht bei allem. Andernfalls wäre es unmöglich das zu managen. Neuronen stehen in Verbindung miteinander, sie tauschen Signale aus, aber sie verändern nicht laufend ihre Struktur. Natürlich ist das Gehirn plastisch – bildet und verliert Verbindungen. Wenn Sie beispielsweise anfangen Geige zu lernen, werden bestimmte Gehirnregionen (die Bewegung kontrollieren oder wo Musik verarbeitet wird) größer werden. Wenn Sie einmal ein Gedicht lesen, wird das nicht Ihre Gehirnstruktur verändern.

Neuroplastische Veränderungen sind abhängig von der Intensität, der Wiederholungshäufigkeit und wie Sie etwas tun.

Vor Jahren gab es eine Studie mit Taxi- und Busfahrern. Busfahrer nehmen immer denselben Weg, für Taxifahrer bedeutet jeder Fahrgast eine andere Strecke. Wie sich das Gehirn daran anpasst, ist unterschiedlich."

Ich kenne diese Studie/n. Die Taxifahrer mussten den Stadtplan Londons auswendig lernen – ein Netz aus über zwanzigtausend Straßen kennen. Bei ihnen wuchs jene Hirnregion, die für räumliche Erinnerung/Orientierung zuständig ist und als sie in Rente gingen, verkleinerte sich diese Hirnregion wieder.

„Ja, genau. Das ist wie mit beinahe allem. Wenn Sie gewöhnlich jeden Tag eine Stunde laufen gehen und dann damit aufhören, schwindet Ihre Beinmuskulatur. So ähnlich ist das auch mit unserem Gehirn."

Alles eine Frage des Trainings?

„Absolut. Wenn Sie jeden Tag eine Fremdsprache sprechen, behalten Sie den Wortschatz, andernfalls werden Sie ihn vergessen."

Kann Meditation Veränderungen im Gehirn bewirken?

„Dazu gibt es viele Studien – z. B. eine Studienreihe mit Mönchen des Dalai Lama. Einer der Teilnehmer war Matthieu Ricard, der selbst Wissenschaftler (Biologe) war, bevor er Mönch wurde. Die Studien wurden durchgeführt mit Menschen, die in Meditation sehr geübt sind und mit anderen, die nicht wussten, wie man meditiert. Durch fMRT (funktionelle Magnetresonanztomographie) beobachtete man das Gehirn der Teilnehmer vor, während und nach der Meditation. Die Forscher konnten Regionen feststellen, die während der Meditation aktiviert bzw. unterdrückt wurden. Die Amygdala – die für Emotionen zuständig ist und z. B. bei Stress aktiviert wird – war während der Meditation unterdrückt.

Was klar wurde ist, dass es signifikante positive Veränderungen im Gehirn durch Meditation gibt. Jeder, der meditiert weiß aber auch, das braucht viel Training."

Wie lange kann sich das menschliche Gehirn verändern?

„Das Gehirn kann sich bis zu jedem Alter verändern abhängig von Ihrem sozialen Umfeld, Ihren Aktivitäten, was Sie essen ..."

Wir sind wirkliche Wunder – oder?

„Ja, das sind wir. Auch unser Körper.

Wenn Sie achtzig Jahre alt sind und nicht mehr aus dem Stuhl aufstehen, verlieren Sie Funktionen. Aber eine hundert Jahre alte Person kann noch laufen oder schwimmen und denken."

Ich muss rückblickend sagen, mein Denken hatte immense Auswirkungen. Da waren so viele Überzeugungen, von 'Ich kann das nicht machen. Ich hab Angst, dann …' Also ließ ich Bewegungen sein. Und das war nicht gut für mich. Denn heute nutze ich dieses Bewegungsspektrum wieder – und es geht.

„Oh ja, psychosomatische Effekte können sehr stark sein. Es gibt auch Menschen, die ihre Vision verlieren.

Das Gehirn kann sehr kraftvoll sein."

Ihr Buch 'Wir können unsere Gene steuern!' fand ich überaus interessant. Auf dessen Einband fassen Sie so schön zusammen 'Wir sind mehr als unsere Gene[3]'.

Ich finde das wichtig zu verstehen, denn Wissenschaftler der Epigenetik wie Sie zeigen uns, dass Erfahrungen, die wir machen und unser Lebensstil, unser Erbgut steuern können. Dass Stress, Traumata, Ernährung und Umwelteinflüsse entscheidend darauf wirken, ob unsere Gene aktiviert oder deaktiviert werden. Und wir dadurch sogar in gewisser Weise unser eigenes 'Schicksal' und das unserer Kinder und Enkelkinder mitbestimmen. Möchten Sie unseren Lesern noch etwas ans Herz legen?

„Der menschliche Körper ist kompliziert, wir verstehen lange noch nicht alles. Der Fortschritt in der Forschung gibt jedoch Hoffnung, dass wir komplexe Erkrankungen immer besser verstehen können. Dazu braucht es viel Arbeit, Geld und auch die Arbeit mit Tieren. Forschung ist wichtig, und in der Forschung tätig zu sein, ist oft eine Herausforderung: Es ist auch manchmal frustrierend. Forscher studieren sehr lange, brauchen viele Abschlüsse und arbeiten sehr viel, aber es ist sehr schwer, eine Professur zu bekommen. Grundlagenforschung wie die unsere, die mit Dogmen bricht, wird in der Regel nicht durch klassische staatliche Finanzierung unterstützt, die lieber konventionelle Forschung fördert. So müssen wir ständig nach finanziellen Mitteln suchen. Wir kämpfen laufend, um erfolgreich zu sein.

Ich würde mir Bewusstsein wünschen. Dass Menschen, die ein Medikament nehmen oder eine Behandlung gegen eine Erkrankung bekommen, sich dessen bewusst sind: Das ist das Ergebnis aus der Arbeit vieler, vieler Forscher."

Liebe Frau Prof. Dr. Mansuy, ich möchte mich bei Ihnen bedanken für dieses Interview. Und dafür, dass Sie und so viele andere diese Arbeit für uns alle machen. Sie wissen bereits, wie sehr mich Ihre Studien begeistern. Die Epigenetik wird in Zukunft noch viel mehr Prävention in der Medizin ermöglichen. Davon, was Forscher unter persönlichem Einsatz leisten, profitieren alle Menschen. Ich denke, das verdient unser aller Wertschätzung.

Eine spannende Studie

Naomi Eisenberger, eine Hirnforscherin an der University of California in Los Angeles, führte einen Versuch mit Probanden durch, die Videobrillen aufgesetzt bekamen.[1] Diese nahmen an dem Ballspiel Cyberball teil. Klingt erstmal völlig harmlos.

Dazu erzählte man den Teilnehmern, sie würden mit zwei anderen Personen zusammen online spielen. Cyberball startete, als sie in Röhren von sogenannten fMRI-Scannern (funktionelle Magnetresonanztomographie) lagen. So konnte das Forscherteam beobachten, was im Gehirn während des Spiels passierte.

In Wirklichkeit gab es gar keine anderen Mitspieler bei Cyberball. Es lief ein Computerprogramm, das darauf programmiert war, die Probanden immer mehr auszuschließen. Während ihnen am Anfang der Ball noch zugespielt wurde, bekamen sie ihn irgendwann gar nicht mehr. Die Person im Scanner musste annehmen ausgeschlossen zu werden. Fünfundvierzig Mal Ball abgegeben, ohne ihn selbst auch nur noch ein einziges Mal abzubekommen. Ganz schön fies, oder?

Die Hirnscans zeigten, dass die überwiegend gleichen Bereiche im Gehirn aktiviert wurden, die auch bei körperlichen Schmerzen aktiv sind (z. B. bei einem Beinbruch). Sogar nachdem man den Versuchsteilnehmern mitteilte, dass keine anderen Menschen im Spiel involviert waren, beruhigten sie sich nicht sofort. Sie blieben weiterhin aufgebracht, als wären sie ausgeschlossen, abgelehnt, nicht gemocht worden. Es reichte, dass die Teilnehmer sich das vorstellten. Sie hätten auch die Brille abnehmen und denken können „alles nur ein Spiel".

Ich muss gerade zurückdenken an meine Geschichte und an das, was ich bei so vielen Betroffenen sehe. Mit Schmerzen können wir uns isolieren und einsam fühlen. Ausgeschlossen oder abgelehnt kommen wir uns in der Regel durch andere Menschen vor. Mir passierte es durchaus, dass ich das Verhalten anderer so bewertete, dass für mich ein „die/der will mich nicht" daraus wurde. Dabei sagte mir das derjenige gar nicht, ich nahm es an, ohne zu wissen, was ihn bewegte. Es war meine Bewertung, mit der ich mir eine Realität erschuf, die gar nicht der Wahrheit entsprach.

Diese Studie legt nahe, dass unser Gehirn – wo wir Schmerzen überhaupt erst wahrnehmen – nicht gut unterscheiden kann zwischen physischem und psychischem Schmerz. Und dass seelisches Leid durchaus zu körperlichen Schmerzen beitragen – weh tun – kann.

MEINE NEUE ZUKUNFT

Wie ich mich selbst „überlistete" – wertvolle Tools auf meinem Weg

Auf jedem Weg gibt es Schritte zurück. Und auf jedem Weg braucht es Hilfsmittel, um seine Richtung beizubehalten. Auch ich war nicht gefeit vor Rückschlägen. Doch ich hatte Tools, die mir halfen. Und ich wurde immer besser darin mein Leben aktiv zu gestalten. Meine Schmerzen waren auf ein Maß zurückgegangen, mit dem ich an sich hätte leben können – jedoch mit Einschränkungen. Genügsam aber war gestern … ich wollte mehr als das haben.

Wobei ich mich ertappte: Morgens öffnete ich die Augen und spürte als erstes, wie zur Bestandsaufnahme, in meinen Körper hinein. Entdeckte dabei ein Ziehen und Zwicken an Ecken und Enden. In der Mittagspause ging ich spazieren, um Schmerzen vorzubeugen, unterschwellig damit beschäftigt auf unangenehme Körperwahrnehmungen zu achten. Abends dehnte ich meine Muskeln, um die Missempfindungen zu lindern. Immer wieder richtete ich meine Aufmerksamkeit auf Schmerz oder seine Vermeidung – so wie ich es bislang getan hatte. Meine „Gewohnheiten" spielten mir einen Streich. Wie also könnte ich diesen Kreislauf dauerhaft verlassen? Wie Altes leichter sein lassen?

Eigentlich ganz einfach: ich bräuchte wieder einmal ein neues „hin zu". Ein Bild, so kraftvoll und energiegeladen, dass es mich mehr und mehr trug. Leichtigkeit anstelle von

Druck – „mich tragen lassen“ fühlte sich richtig gut an. Es hatte mir immer geholfen, mich in meiner Vorstellung zurück auf die Inseln zu beamen. Das nutzte ich auch jetzt. Wo wollte ich hin? Komplett schmerzfrei sein. Sogar mehr als das! Mich rundherum wohlfühlen, ein kunterbuntes und erfülltes Leben haben. Das war mein Ziel. Wie sähe meine Zukunft komplett ohne Schmerz aus? Wie wäre mein Leben? Welche Gefühle hätte ich? Mein Verstand meldete sich sofort zu Wort. Ich musste ihm einfach nur zuhören, welche Widersacher sich zeigten. Im ersten Durchlauf schloss ich meine Augen und beobachtete, was zu Tage kam: Abends wieder mit Freunden in einem Biergarten sitzen und ausgelassen lachen. Nichts passierte, außer, dass ich dachte: „Kannst du nicht wirklich, stundenlang auf der harten Bierbank sitzen. Das mag dein Rücken nicht.“ Ja, das konnte ich just in diesem Moment nicht. Was aber in einem Jahr sein würde, konnte ich nicht wissen. Dass ich mir jedoch alles – wirklich alles – mit meiner Vorstellungskraft zum Leben erwecken konnte, das wusste ich. Also nochmal. „Jetzt ist jetzt – was ist in einem Jahr? In einem Jahr sitze ich auf meinem Po gemütlichst auf einer Bierbank mit Freunden. Wir schnattern und lachen zusammen. Und es macht mir einen Heidenspaß!“

Das war er. Diesen Gedanken konnte ich annehmen. Also blieb ich fürs Erste dabei, mir diese Szene auszumalen. Wie wir herumalbern, anstoßen, laut lachen würden. Wie ich stundenlang dabeisäße, teilhaben würde und es wär für mich die normalste Sache der Welt. Völlig natürlich – selbstverständlich. Mein Leben in einem Jahr, wie sähe das aus? Wieder in Bewegung sein. Große und kleine Reisen machen. Auch weite Strecken fahren und sie mit links absitzen –

überhaupt kein Problem. Ich hätte mein ganzes schmerzliches Drama komplett hinter mir gelassen. Das wäre gar nicht mehr da. In einem Jahr gäbe es vor allem Freude, Spaß, Liebe, Leichtigkeit – die pure Fülle eines erfüllten Lebens. Und ich wäre unheimlich dankbar. Ich würde zurückschauen auf ein Jahr mit wundervollen Begegnungen, Erlebnissen und umgesetzten Plänen.

Dies malte ich mir über Wochen immer detaillierter aus. Dabei schrieb ich mir alle auftauchenden Widersacher-Gedanken dazu auf. Die nahm ich mir dann nach jedem Durchlauf vor: „Bilde dir doch nichts ein!" wurde zu „Aha, ich kann doch gar nicht wissen, ob ich mir das nur einbilde oder tatsächlich schaffen werde. Ich finde es raus, indem ich es versuche!" Statt „Ist es nicht einfach nur naiv zu denken, das könnte dir gelingen?" formulierte ich „In allererster Linie ist es mutig. Ich bin stolz auf mich."

Damit veränderte sich mein Gefühl. Ich räumte nach und nach jedes „aber" aus, bekam weiter Auftrieb. Mit jedem Tag tauchte ich immer mehr ein in mein zukünftiges Leben. In meinen Gedanken sah ich es, ich roch, schmeckte, hörte, fühlte und erlebte es. Und ich steigerte mich, malte mir mein schönstes Bild in den buntesten Farben aus. So emotionsgeladen wie nur möglich. Das Bild meiner unwiderstehlichen Zukunft, um sie mehrmals täglich schon jetzt zu erleben: Ich bin zurück auf Bali. Vor mir das Meer, hinter mir Palmen, die sich im Wind wiegen. Die Sonne kitzelt meine Nasenspitze, der Wind streicht sanft über meine Beine und Arme. Ich rieche das Salz in der Luft. Diesen Geruch, den ich liebe. Tief sauge ich die Luft in meine Lungen, schau dem Sauerstoff zu wie er sich in meinem Körper verteilt und ihn versorgt. Mein Körper tut alles für mich was es braucht. Ich fühle mich zu

Hause in ihm, rundum wohl. Im Hintergrund höre ich sachte die Wellen und diesen ganz speziellen „Tropensound", den es nur auf Bali gibt. Meine Zehen drücken sich in den Sand. Ich fange an zu laufen, jage den Strand entlang, hüpfe, juble und springe. Meine Fäuste ballen sich. Ich hab's geschafft. Ich bin da wo ich hingehöre – in absolutem Wohlbefinden. Ich spür meine kräftigen Muskeln, sie spannen sich an und entspannen wieder. Mein Körper ist im Gleichgewicht, fühlt sich rundherum gut an. Mein Zuhause, mein gesunder Körper. An meiner Hand läuft die kleine Susanne. Ich schau ihr in die Augen, fühle all das Vertrauen, unsere Liebe, unsere Verbundenheit. Sie sieht so glücklich aus. Freude überwältigt mich. Ich hab's geschafft. Ich könnte platzen vor Glück. Danke dafür, dass ich es geschafft habe – dass ich, Susanne da bin, dieses Leben habe. Ich will dieses Geschenk annehmen, es nutzen und auskosten. Ich nehme wahr wie sehr ich strahle. Für mich ist alles da. Ich bin vom Leben getragen …

Wann immer ich in mein Zielbild eintauchte, ließ das keine Zweifel. Ich war voller Zuversicht, denn in diesem Moment erfuhr ich das, konnte es fühlen. Es hatte sich bereits erfüllt. Erst gelang es mir nur für Minuten dies zu halten, später immer länger. Ich fing an noch mutiger zu werden, mir mein neues Leben nicht nur auszumalen, sondern immer mehr davon in die Tat umzusetzen. Und ich begann kleine Gewohnheiten zu verändern, so dass sie zu meinem großen Ziel passten.

Wie wollte ich es beispielsweise ab jetzt mit meinen Spaziergängen halten? Wie machte ich es bisher? Wie ging das noch besser? Ich stellte mir meinen nächsten Spaziergang vor: Wie ich laufe, sicher Schritt für Schritt. Wie meine Muskeln von den Zehen bis zum Kopf meinen Körper stabil halten. Wie sich meine Wirbelsäule in Bewegung ausbalanciert. Sicher Schritt für Schritt. Wie leicht und dennoch kraftvoll sich mein Körper anfühlt … In diesen Vibes wollte ich über Stock und Stein laufen. Nicht, um Schmerzen vorzubeugen. Sondern weil ich Freude daran hatte mich auszuprobieren, mich zu bewegen. Weil es schön war in der Natur zu sein und meiner Gesundheit zuträglich. Also nahm ich genau diese Ausrichtung in meine echten Spaziergänge mit. Ich tat dasselbe wie zuvor – spazieren gehen – und doch ganz anders: meine Aufmerksamkeit in Richtung meines Ziels gelenkt. Plante ich nach Berlin zu fahren war ich auch nicht nachlässig mit der Programmierung meines Navis. Ich wollte schließlich in die Hauptstadt Deutschlands, nicht in die Nähe von Bad Segeberg. Fun Fact: da gibt es auch einen Ortsteil namens Berlin. Also fing ich an bewusst auf mein Ziel zuzuhalten.

Meine Strategie verhalf mir dazu, mich immer mehr auszurichten auf: Wohlbefinden und erfüllte Momente. Zu wissen, was genau ich will und das immer mehr zu erleben. Freude auf und an Erlebnissen verdrängte meine Angst aus alten Erfahrungen. Im mich Ausprobieren stellte ich fest, dass ich Sachen machen konnte, die ich mich vorher gar nicht getraut hätte. Welch eine Freude mir die vielen kleinen Erfolge machten und Lust auf noch mehr. Meine Stimmung hob sich mit jedem Tag, denn sie waren mehr und mehr ausgefüllt mit schönen Erlebnissen. Ob da eine unangenehme Körperwahrnehmung war oder nicht, war gar nicht mehr wichtig. Ich suchte mir im Internet die Bilder gesunder Organe und Gelenke. Das war es, was mein Verstand brauchte. Das gesunde Bild, nicht mehr das kranke.

- Trotz aller Errungenschaften auf meinem Weg erlebte ich auch Rückschläge. Aus Gewohnheit richtete ich meinen Fokus immer wieder auf Schmerzen oder ihre Vermeidung. Mir ein Leben – nicht nur ohne sie, sondern im völligem Wohlbefinden in allen Facetten auszumalen, half mir mich selbst zu motivieren. So konnte ich erleben, bevor es soweit war – wissen, wo genau ich hinwollte. Ich wurde vom Nein-Sager zum Macher und bekam immer mehr Erfolgserlebnisse.
- Heute bin ich aus tiefstem Herzen überzeugt: Jedem von uns steht Glück, Liebe, Wohlbefinden – ein erfülltes Leben zu. Und es macht Sinn, sich tagtäglich genau dahin auszurichten.
- Ziele und Visionen trugen mich weiter. Es tat mir unwahrscheinlich gut, den ein oder anderen Menschen um mich zu haben, der ohne Zweifel an mich glaubte – mich bestärkte und mir Mut zusprach, falls meiner mal absackte.

MEINE NEUE ZUKUNFT

Meditation statt Morphium

Was ich ganz klar wahrnehmen konnte, war: Hohes Gefühls-Level = hohes Maß an Wohlbefinden. In regelmäßigen Abständen konnte ich beobachten, wie mir mein „ich muss funktionieren"-Modus noch in die Quere kam. Auch hier regierte die „Macht der Gewohnheit" und ich versuchte immer noch, vieles mit dem Kopf zu regeln. Es war ja gut, dass mein Gehirn funktionierte. Doch jetzt war es Zeit, die Denkmaschine noch mehr zurückzufahren. Ich brauchte ein Tool, um mein Level hoch zu halten. Mehr neuer Flow, statt alte Gewohnheiten.

Ich weiß, die Überschrift meines Kapitels ist reißerisch, passt aber zu meiner Erfahrung. In der Akutphase meiner Blasenentzündungen und Nervenschmerzen hatte ich meditiert. Ich lag weinend in der warmen Badewanne und lauschte mit geschlossenen Augen einer sanften Stimme. Sie leitete mich an, in den kranken Teil meines Körpers hinein zu zoomen, die Zellen zu betrachten, jede einzelne mit einem kleinen Verband zu versorgen und sie mit Licht zu fluten. Klingt komisch? Funktionierte aber! Tatsächlich hatte ich mein Schmerzempfinden dadurch dämpfen können und das ganz ohne Nebenwirkungen. Ich entschied mich jetzt täglich zu meditieren. Doch woher die Zeit nehmen? Schließlich war ich kein tibetischer Mönch. So stand ich eine Stunde früher auf, um es auszuprobieren. Mich hinsetzen und in Meditation versinken war der Plan. Also einfach nichts zu denken. Doch …

Irre, wie viele Gedanken unentwegt durch meinen Kopf schwirrten – ununterbrochen. Gedanken an den Tag, an Dinge, die es zu erledigen gab, an völlig belanglose Sachen und daran, dass ich viel lieber noch im Bett liegen und schlafen würde. Es ist anstrengend, aktiv zu versuchen, passiv zu sein, also nichts zu denken. Ein Zielbild zu visualisieren ist eine Sache. An möglichst nichts zu denken eine ganz andere. Das ging viele Wochen so weiter. Mein Körper und mein Geist versuchten beim Meditieren unentwegt die Kontrolle zu übernehmen, über das ungewohnte „Nichts“. Schließlich hatten sie über dreißig Jahre lang den Ton angegeben. Doch ich gab nicht auf. Ich probierte verschiedene Arten von Meditationen, solche, in denen ich mit einem Fahrstuhl Stock für Stock tiefer sank. Welche, in denen ich angeleitet wurde, mein Herz zu öffnen und mit positiven Affirmationen zu arbeiten oder die mich in eine „offene Weite" entließen. Und dann passierte es. Für Minuten, in denen Stille in meinem Kopf herrschte, glitt ich in tiefe Entspannung. Erst war ich verzückt, ich wollte das wieder erleben. Dann bekam ich immer mehr Kopfschmerzen beim Meditieren. Doch ich verstand: Mit diesen Meditationen betrat ich ungewohntes Terrain. Das, was ich bislang den Großteil der Zeit gelebt und gefühlt hatte, war mir vertraut. Meditieren fühlte sich anders an, unkontrolliert. Es machte mir anfangs ein mulmiges Gefühl und Druck half mir hier gar nicht. Mit verschiedenen Strategien versuchte ich meine Denkmaschine auszuschalten. Und ich entdeckte die richtige für mich. Es wurde immer stiller in mir. Ich fand absolute Ruhe in der Meditation. Als wäre ich durch eine Tür gegangen, gelangte ich damit in einen völlig neuen Raum. Einen, in dem ich meine Akkus nur so aufladen konnte mit Energie. Nun musste ich mich nicht mehr zwingen. Ich wollte nicht mehr darauf verzichten, diesen gelösten Zustand mehr und mehr zu erleben.

Meine Akkus lud ich mit jedem Übungslauf weiter auf. Schaffte es den Raum meiner meditativen Ruhe immer mehr auszudehnen und ihn in den Alltag zu integrieren. So dass er nicht mehr so schnell zusammenbrach. Allmorgendlich wiederholte ich Resignation im positivsten aller Sinne – Hingabe. Ich übte echtes „sein lassen, sich ergeben". Im absoluten Moment – im Hier und Jetzt – spielten meine alten Erfahrungen und Gewohnheiten keine Rolle. Ich war einfach stiller Beobachter. Erst kam „die Leere" in meinem Kopf, dann sprang ich inzwischen in Sekundenschnelle in meine phänomenale Zukunft – in Bilder und Gefühle, wie ich sie haben wollte. Mein Navi war exakt programmiert und ich wurde immer besser darin loszulassen. Der Film, der ablief, verselbständigte sich … Ich stand da und blickte zurück auf Jahre voller Gesundheit, mein erfülltes und glückliches Leben.

In diesem Zustand konnte ich sein, was auch immer ich wollte: gesund, reich, perfekt in Form. Lach' ruhig mit mir. Mein Bewusstsein hat mit Wahrscheinlichkeitsrechnung nichts am Hut. Oft liefen während der Meditation Freudentränen über mein Gesicht, so real fühlte es sich an – als hätte ich tatsächlich diese Erfahrung gemacht. Da gab es überhaupt keinen Druck mehr. Ich war einfach nur da und es fühlte sich gut an, richtig, selbstverständlich – völlig normal. *Ob du es glaubst oder nicht. In meinen Meditationen habe ich die berauschendsten Gefühle erlebt.* Drogen habe ich (medizinisches Marihuana ausgenommen) nie versucht, aber so stelle ich mir einen Trip vor. Wie gesagt, ganz ohne Nebenwirkungen. Und :) ohne „die Bodenhaftung" verloren zu haben.

Mit der Zeit war es gar nicht mehr so wichtig, einer angeleiteten Meditation zu lauschen. Es konnte meditativ sein abzuspülen, zu gehen oder unter der Dusche zu stehen. Ich wurde besser darin, das „Gedankengemurmel" in meinem Kopf abzustellen, klarer in meiner Wahrnehmung. Im Prinzip war es wie bei allen Dingen, die ich neu lernte. Am Anfang war es hart. Durch konsequentes Training wurde ich besser. Ich wurde präsenter, konnte den Punkt wahrnehmen, an dem ich beispielsweise in meinen „ich muss funktionieren"-Modus verfallen wäre und die Richtung ändern. Ich trainierte weiter. Mit der Zeit machte ich ein ganz neues Energielevel zu meinem „Normalzustand".

Sobald ich merkte, dass mein Energielevel abfiel, hielt ich einfach kurz inne. Das ging beim Schreiben eines Buches genau so gut wie im Zug oder in einer Besprechung. Mit Übung gelang es mir schneller und schneller. Es brauchte nur die Aufmerksamkeit es zu bemerken und meine Entscheidung. Im „sein lassen" musste ich nicht mal viel dafür tun.

Natürlich habe ich auch Tage, an denen ich mit dem falschen Bein aufstehe oder „in alte Fallen" tappe. Aber hey ;) wir alle sind Übende auf einem Weg.

- Meditation war das letzte Werkzeug, das ich brauchte. Mit ihr konnte ich meine Gedanken zum Schweigen bringen, mir ein neues Energie-Level für meinen Alltag aufbauen und es immer besser halten. Meditation war „Morphium für mein System", sie katapultierte mich in einen Zustand, in dem ich meiner Zeit voraus war. Und wie auch schon zuvor, galt auch hier: Erst Übung machte den Meister.
- Das bedeutet übrigens nicht, dass ich die Welt aus Feenstaub mit rosa Einhörnern doch gefunden habe. Auch Gedanken und Gefühle tauchten auf, die nicht „phänomenal" waren. Ich nahm (und nehme) sie ernst, egal, ob es die „der Großen" oder „des Kindes in mir" waren. Die Kleine Susanne habe ich – wie versprochen – nie mehr im Stich gelassen. Ich habe gelernt gut für mich zu sorgen.
- Nach vielen Jahren Dauerschmerz ist Wohlbefinden heute wieder mein Normal. Ich freue mich darauf das Bild meiner unwiderstehlichen Zukunft in die Tat umzusetzen – viele, viele Stunden im Flieger abzusitzen und

endlich wieder nach Bali zurückzukehren. Und glaube mir :) Ich werde wie von der wilden Hummel gestochen, mit geballten Fäusten am Strand auf und ab hüpfen. ;) Ich habe es geschafft. Meine Seele hat ihre Flügel zurück.

Die Vergangenheit können wir alle nicht ändern, doch

… unser Hier und Jetzt gestalten.

Nun sind wir am Ende meiner Geschichte angekommen. Auch wenn ich mir denken kann, dass sie dich das ein oder andere Mal gefordert hat. So hoffe ich, dass du dich bestärkt und ermutigt fühlst. Mit diesem Kapitel möchte ich den Kreis schließen. Den Kreis für dieses Buch, das ich mir am Anfang meines Weges als Hilfe von außen gewünscht hätte.

Hast du dir ab und an gedacht: das kenne ich von mir auch? Mir lag am Herzen, dass du neben Mut Gestaltungs-Spielraum für dich mitnehmen kannst. (Wie gerne säße ich jetzt neben dir, um zu hören, ob mir das gelungen ist.)

Ich denke jeder Mensch ist – *du bist – richtig und wertvoll, mit allem, was du mitbringst.* Du brauchst nicht nach „Fehlern“ zu suchen. Im Lernspiel Leben probieren wir uns alle aus. Das Schöne ist, wir können uns weiter-ent-wickeln – aus vermeintlichen Fehlern Stärken machen.

Jeder von uns hat dabei sein eigenes Tempo und seine individuellen Themen. So soll dir dieses Buch einfach als Leitfaden dienen – als Möglichkeitenaufzählung, wie du an Dinge herangehen kannst. Und auch Hürden nicht ausklammern, die sich dir in den Weg stellen können. Selbst wenn dir gerade die Kraft fehlen sollte, kannst du Gedanken, die du hier gelesen hast, weitertragen. Der richtige Zeitpunkt wird kommen. Mit jeder gemeisterten Situation wirst du dich ein Stückchen stärker fühlen.

Dieses Buch ist meine **Einladung an dich …**

Dich zu öffnen dafür, dass es immer besser werden darf und kann. Unterschiedlichste Fachrichtungen können dir helfen. Einige davon hast du in diesem Buch kennengelernt. Ich denke es hilft anzuerkennen, dass wir mehr sind als ein Körper, den es zu reparieren gilt, wenn er nicht mehr funktioniert. Und zu sehen, dass großartige Wissenschaftler laufend neue Erkenntnisse gewinnen – selbst Erkenntnisse, die Althergebrachtes auf den Kopf stellen.

Frieden zu schließen mit dem, was war und ist. Ich weiß, wie ungewöhnlich das klingen mag. Doch halt nur einen kurzen Moment inne und überlege, was die Alternativen sind: andauernd dagegen ankämpfen, Resignation, … Und wie viel Kraft dabei auf der Strecke bleibt. Energie, die du anderweitig nutzen kannst.

Dir Teil**ziele abzustecken** und auf große Ziele zuzugehen, Erfolge richtig zu feiern, auch Rückschritte zu integrieren und dich weiter zu motivieren. Mehr von dem sein zu lassen, was dir Energie raubt und Neues zu lernen. Nach allem was du gelesen hast, weißt du, mein Leben begann sich nicht zu verändern, als der Schmerz weg war. Ich war lange im Prinzip „Versuch und Irrtum“ unterwegs, machte Schritte vor und wieder zurück. Doch jede Erkenntnis und jeder kleine Erfolg gab mir Kraft zurück, schenkte mir neue Sicherheit und ein Stück Wohlgefühl mehr, um weiterzugehen.

Ein letztes Quantum bleibt, das dir kein Arzt, Therapeut, Heilpraktiker, … kein Medikament abnehmen kann: **Selbst-Fürsorge**. Deinen Alltag **aktiv zu gestalten** – ob mit Schmerzen oder ohne. Nicht weil du müsstest, sondern als kleine (oder große) Liebeserklärung an dich selbst. Nach und nach dein Leben, deine Lebensqualität und -freude, Leichtigkeit – dein Glück in die eigenen Hände zu nehmen.

In uns steckt so viel, das wir nutzen können …

Was jeder von uns tun kann, ist achtsam zu werden, was im eigenen Kopf los ist, das **Mindset** zu „überdenken". Seine **Stressoren** zu **entlarven** und sich um sie zu kümmern: z. B. Perfektionismus ablegen, die eigenen Bewertungen und Haltungen verändern. Ein ganz neues Lebensgefühl entstehen zu lassen dadurch, aktiv für Veränderung zu sorgen – z. B. für **Entspannung.** Sie von einer Belohnung immer mehr zum „Normal" zu machen. Dadurch maßvoll **Bewegung** in den Alltag zu integrieren und darauf zu achten, was wir selbst und unsere Körper brauchen.

Besonders gut kommen jene Menschen zurecht, die ihr Leben und was sie tun sinnhaft, interessant, schön und sogar lebenswert finden. Das Leben lässt sich nicht kontrollieren, es bedeutet Veränderung. Und doch lässt sich nicht alles im Leben (sofort) verändern. Wir finden neue Lösungen, **weil** wir vor Herausforderungen stehen – **nicht trotzdem**. Vieles um uns herum liegt außerhalb unserer Kontrolle, aber wie wir damit umgehen, was wir darüber denken, das entscheiden wir selbst. Erlerntes können wir wieder verlernen. Was wir einmal verstanden haben, bleibt uns für immer. Für Veränderung oder den Umgang mit Herausforderungen stehen uns jede Menge eigener **Ressourcen** zur Verfügung, die wir stärken können. Resilienz wird gerne als Immunsystem der Seele bezeichnet. Sie meint die Fähigkeit, sich auf „Turbulenzen" immer wieder neu einzustellen – mit Veränderung zu reagieren. Emotionale und mentale Flexibilität im Umgang mit Stressoren lässt sich trainieren – und **Resilienz** somit erlernen.

Wir können die **Kommunikation** mit uns selbst und anderen auf ein neues Level bringen – Konflikte in zwischenmenschlichen Beziehungen lösen und sie aktiv gestalten, uns ein liebevolles Umfeld schaffen und selbst **gut für uns sorgen**. Alte Gewohnheiten lassen sich durch neue ersetzen und das Level an Lebensfreude sich nach und nach anheben. **Das größte Geschenk, das du dir machen kannst, ist selbst zur Ursache für mehr Leichtigkeit, mehr Lebensqualität und -freude zu werden.** Der Weg dahin führt in meiner Welt immer über Bewusstsein, dem was ist, ein „ja" zu geben, Entscheidungen und gelebte Eigenverantwortung – aktives TUN.

Und so will ich schließen, wie ich angefangen habe: *ich glaub an dich. Weil unsere Seelen unendlich kraftvoll sind. Ich wünsche dir von Herzen, dass du in deine volle Kraft und Lebensfreude zurückfindest.* Manchmal braucht es ein paar Impulse von außen, um sie wieder zu spüren. *Ich weiß du kannst das – glaub an dich.*

Nicht zuletzt macht uns Gemeinschaft stark, kann unserer Gesundheit dienen und fördert sogar Resilienz. Mit- und FÜReinander sind wir unschlagbar.

Die Vergangenheit können wir alle nicht ändern, doch im Hier und Jetzt unser Leben und unsere aktuellen Erfahrungen gestalten. Meine Vergangenheit hat mich zu der Aufgabe gebracht, die meine Seele dauerhaft leuchten lässt: andere Menschen als Coach und Speakerin auf ihrem Weg zu begleiten. Heute trage ich in meiner Arbeit ganz viel Liebe und Spaß in die Welt – und möchte zeigen, wie leicht aktives Gestalten sein kann.

Ich weiß, gerade mit Schmerzen ist es eine Herausforderung und ich will dich unterstützen – echtes FÜReinander leben. Deshalb finden regelmäßig via Zoom – kostenlos und unverbindlich – Räume mit wechselnden Themen statt. Alle Infos und den Link zur Anmeldung findest du auf: www.hashtag-schmerzfrei.de/für-dich

Sofern du kaum erwarten kannst selbst loszulegen, gibt es Bonusmaterial zu diesem Buch – dein Special-Workbook zum Download unter: www.hashtag-schmerzfrei.de (Buch – Bonus). Sollte dir die Technik Probleme bereiten, schreib mir gerne eine E-Mail.

Und wenn dir der Mut mal fehlt oder du dir neue Impulse wünschst, besuch mich auf Instagram/Facebook. Ich freue mich auf dich.

In Liebe – keep on growing

Deine Susanne

Danke

Danke für die Zeit, die du mir mit dem Lesen dieses Buches geschenkt hast. Danke, dass du es gekauft und uns damit Wertschätzung entgegengebracht hast, für unsere Mühe, dieses Buch zu machen. Eines, das dir – so mein tiefster Wunsch – mehr gegeben hat als dein Investment dafür. Dieses Buch ist im Self-Publishing erschienen. Nur so konnte ich inhaltlich „frei“ bleiben und es so schnell wie möglich für dich herausbringen. Ohne die Unterstützung eines Verlages ist Support aus der Community umso wichtiger. Du hilfst (und machst mir eine Riesenfreude) damit, auf der Online-Verkaufsplattform deiner Wahl eine Bewertung abzugeben oder ganz vielen Menschen davon zu erzählen. *Von Herzen Danke an Dich.*

In tiefer Dankbarkeit schaue ich zurück auf meinen Weg und seine Begleiter. Ich habe mich mit Seelen gematched, die genau die richtigen waren.

Von Herzen Danke an meine Eltern, dass ihr mir das größte Geschenk gemacht habt – mein Leben. Danke, für all das, was ihr mir mitgegeben habt.

Danke an meine Großmütter und Großväter, es ist und war wundervoll euch als Wegbegleiter zu haben.

Danke an Katja Sundermeier, für mich bist du ein besonderes Seelen-Match. Von ganzem Herzen Danke für deine Unterstützung meinen Weg zu finden, dafür, was ich von dir lernen durfte und für deine grenzenlose Energie, die mich berührt hat als ich kurz davor war auszusteigen.

Ganz herzlichen Dank an meine Interviewpartner: Frau Prof.in Dr. Isabelle M. Mansuy, Frau Univ.-Prof.in Dr.in Barbara Sperner-Unterweger, Schmerzdoc Dr. med. Axel Menzebach, Herrn Dr. med. Heinrich Binsfeld. An so beeindruckende Menschen, die ich für dieses Projekt gewinnen durfte. Sie waren diejenigen, die ich mit Haut und Haar dabeihaben wollte, einfach die allerbeste Wahl.

Eine herzliche Umarmung an Julia (Judith) Powik, die dieses Buch mit mir in die Welt gebracht hat. Für Unterstützung in einem Ausmaß, wie ich sie mir gewünscht und doch nicht darauf zu hoffen gewagt hatte. Julia sieht nicht nur ein Projekt, sondern kann den Menschen dahinter (be-)greifen. Eine phänomenale Adresse für Texte, Visionen & Konzepte:
www.textundvision.de
Ich freue mich auf unsere weiteren Projekte :)

Vielen Dank an Bibo Nikol (www.bibo-nikol.de) für die zauberhafte Webseite und das phänomenale Cover zu diesem Buch, die wichtige Teile davon sind.

Lieben Dank an Frau Dr. med. Eva Bartmann, vom Schmerzzentrum Neu-Ulm und Mitglied des Vorstandes des BVSD, für Ihre Zeit und das freundliche Telefonat.

Von Herzen Danke an Werner Köhler, für deine treffenden Worte, als mir die Worte fehlten. Und deine Expertenmeinung, die du mir zum Geschenk gemacht hast.

Ganz besonderer Dank gilt meinen beiden Korrektur-Leserinnen Petra und Franzi. Ihr habt mir einen Freundschaftsdienst erwiesen, der unbezahlbar ist.

Dieses Buchprojekt hat eine Reihe besonderer Menschen in mein Leben gebracht. Noch eine davon ist Birthe Rahders. Ich weiß nicht, ob du weißt … welchen Auftrieb du mir mit deinen Anmerkungen gegeben hast. Ich möchte dir nochmals von Herzen danke sagen. Und, du bist mir von Anfang an ans Herz gegangen.

Lieben Dank an Anne und Ingrid für Eure geduldigen Ohren, Feedbacks und Hilfestellungen mit vollem Einsatz. Was hätt ich ohne Euch getan.

Danke an all die wundervollen Ärzte, die mir beistanden als ich am Boden war. Die ihren Beruf als Berufung leben, für das Wohl ihrer Patienten. Als Menschen, die voller Empathie Menschen begegnen. Alle Achtung, für das was Sie leisten. Ganz besonderer Dank gilt meinem Hausarzt und meiner Gynäkologin – zwei Menschen, die mir zu jeder Zeit geduldig, einfühlsam und herzlich zur Seite standen.

Danke an Friedrich Ritzer, dass Sie mir gezeigt haben, welche Wirkung die Homöopathie haben kann, und für wunderbare Bilder.

Danke an Christian Eßkuchen, für deine jahre- – oder besser gesagt jahrzehntelange – Arbeit mit mir und den Blockaden in meinem Rücken. Besonders dafür, dass du dir sogar zu den unmöglichsten Zeiten für mich Zeit genommen und mir geholfen hast.

Danke an Werner Schütz für seine wirkungsvollen Handgriffe und bestärkenden Worte.

Danke an Uli Malcher, für deine Ausdauer, mit der du meiner Muskulatur und meinen Faszien geholfen hast, zurück in ihr Gleichgewicht zu finden. Für's zusammen lachen und die Welt verbessern. ;)

Danke an Jule, die mich jedes Mal aufs Neue inspiriert.

Danke an meine Freundin Christina, die mich in den schwersten Stunden zum Lachen gebracht hat. Du hast mir damit so sehr geholfen und warst definitiv „die beste Medizin“.

Danke an Markus, für deine Freundschaft und den phänomenalsten Lottoschein am Krankenhausbett.

Danke an Simone, Tom, Bettina, Lisi, Martina, Petra, Claudia, Conny, Mahesh und Susanne. Ihr Lieben habt mich immer wieder gepusht bei diesem Buchprojekt. Mit Euch konnte mir die Luft nicht ausgehen.

Von Herzen Danke an meine Freundin Martina Käser. Ohne dich hätte es meine lange Reise und vielleicht sogar dieses Buch nicht gegeben. www.aer-mobile.de/martina-kaeser

Danke an meine Freunde auf der ganzen Welt, ihr seid meine zweite Familie geworden.

Danke an die ETH Zürich und die Universität Zürich, für den freundlichen Kontakt und das zur Verfügungstellen der Artikel ihrer Forschungsergebnisse.

Ich kann gar nicht sagen wie vielen Menschen ich dankbar bin. Alle, die ich Euch hier nicht genannt habe, fühlt Euch bitte dennoch von Herzen eingeschlossen.

Schön, dass es Euch gibt!

Von ganzem Herzen Danke!

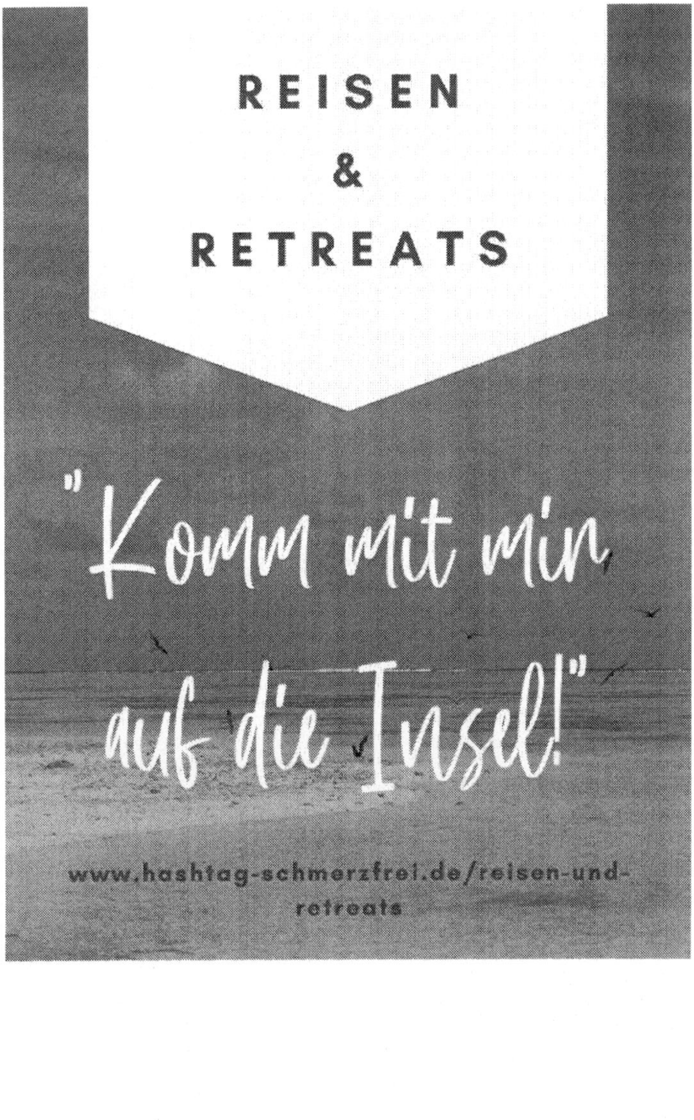
REISEN
&
RETREATS
"Komm mit mir
auf die Insel!"
www.hashtag-schmerzfrei.de/reisen-und-
retreats

WHAT`S NEXT?

"Mutausbrüche"

Manchmal ist das Leben aus Mut gemacht. Wir brauchen Mut ... und können uns gegenseitig unterstützen mit einem Buch voll inspirierender Geschichten über Mutausbrüche.

Wenn auch du deine persönliche Herausforderung gemeistert hast, schick mir gerne 2-3 Seiten darüber (an mut@hashtag-schmerzfrei.de) und werde Teil unseres gemeinsamen Mutmachbuchs.

Literatur-Tipps:

„Die Simply Love® Strategie – Ihr Weg zur großen Liebe“, Katja Sundermeier, Piper Taschenbuch, ISBN-13: 978-3492247108.

„Wir können unsere Gene steuern! Die Chancen der Epigenetik für ein gesundes und glückliches Leben“, Prof. Dr. Isabelle M. Mansuy, Jean-Michel Gurret, Alix Lefief-Delcourt, Piper Taschenbuch, ISBN-13: 978-3492318761.

„Was uns krank macht, was uns heilt. Aufbruch in eine neue Medizin“, Prof. Dr. med Dr. rer. nat. M. Sc. Christian Schubert mit Madeleine Amberger, Korrektur Verlag, ISBN-13: 978-3950447668.

Quellen und Literaturhinweise:

Alle Internetquellen wurden zuletzt am 10.02.2023 abgerufen.

Was mein Denken auf den Kopf stellte

Interviews: Prof. Dr. Isabelle M. Mansuy, Univ.-Prof. Dr. Barbara Sperner-Unterweger und
Dr. med. Axel Menzebach.

[1+2] Nobis, H.-G.: „Schmerz und Psyche",
Online unter: https://www.schmerzgesellschaft.de/patienteninformationen/herausforderung-schmerz/schmerz-und-psyche

[3] Engel, G.L., 1977: „The need for a new model: a challenge for biomedicine." Science 196, pp.129-137.

[4] Schubert, C.: „Was uns krank macht, was uns heilt. Aufbruch in eine neue Medizin", 2. Auflage, Korrektur Verlag, Mattighofen 2020, Seite 41.

[5] Schubert, C.: „Was uns krank macht, was uns heilt. Aufbruch in eine neue Medizin", 2. Auflage, Korrektur Verlag, Mattighofen 2020, Seite 10.

Schmerz und den Schmerzmediziner verstehen

Interview mit Dr. med. Axel Menzebach, am 07.03.2022.

[1] Sobel D. MSJAMA: „mind matters, money matters: the costs-effectiveness of mind/body medicine.", JAMA, 10/2000; 284(13); 1705.

Neue Perspektiven, um besser mit Schmerzen umzugehen

[1] Joachim Faulstich (Regie), 2006, „Rätselhafte Heilung – Wunder an den Grenzen der Medizin", Hessischer Rundfunk sowie Joachim Faulstich (Regie), 2012. „Das Geheimnis der Heilung", Website von Joachim Faulstich: www.das-geheimnis-der-heilung.de

[2] Sundermeier, K. „Die Simply Love® Strategie – Ihr Weg zur großen Liebe", Piper Taschenbuch, München 2006, ISBN-13: 978-3492247108.

Wie Kopf & Seele den Körper beeinflussen – Erkenntnisse der Psychoneuroimmunologie

Interview mit Univ.-Prof. Dr. Barbara Sperner-Unterweger am 23.06.2022.

Wo Schmerzpatienten in unserem Gesundheitssystem aktuell im Stich gelassen sind

Interview mit Dr. med. Heinrich Binsfeld am 11.10.2022.

[1+2] Website BVSD Berufsverband der Ärzte und Psychologischen Psychotherapeuten in der Schmerz- und Palliativmedizin in Deutschland e. V., Artikel: „BVSD-Weißbuch Schmerzmedizin 2019 erschienen – Schmerzmediziner schlagen Alarm: 3,4 Millionen Patienten mit chronischen Schmerzen irren durchschnittlich vier Jahre durchs Gesundheitssystem", Online unter: https://www.bvsd.de/bvsd-weissbuch-schmerzmedizin-2019-erschienen

[3] Alexander CJ. „Utilisation of joint movement range in arboreal primates compared with human subjects: an

evolutionary frame for primary osteoarthritis“, in: Annals of the Rheumatic Diseases (1994 Nov.), 53(11): 720–725.

Wo will mein Körper hin?

[1] Bingel U., V. Wanigasekera, K. Wiechroisin, N. Mhuircheartaigh, M. C. Lee, M. Ploner, I. Tracey: „The Effect of Treatment Expectation on Drug Efficacy: Imaging the Analgesic Benefit of the Opioid Remifentanil.“ Science Translational Medicine 2011; 3 (70): 70ra14.

[2] Eaker E et al. „Myocardial infarction and coronary death among women: psychosocial predictors from a 20-year follow-up of women in the Framingham Study.“ Am J Epidemiol 1992; 135: 854–86.

[3] Rief W. & al.: „Preoperative optimization of patient expectations improves long-term outcome in heart surgery patients: results of the randomized controlled PSY-HEART trial“, BMC Medicine 10. Januar 2017, DOI: https://dx.doi.org/10.1186/s12916-016-0767-3.

Warum unser Gestern bis heute wirkt – Psychologie heute

Interview mit Katja Sundermeier, am 23.06.2022.

Das Geschenk meiner größten Herausforderung

[1] Felitti, VJ, RF Anda, D. Nordenberg, DF. Williamson, AM. Spitz, V. Edwards, MP. Koss, JS. Marks.: „Relationship of childhood abuse and household dysfunction to many of the leading causes of death in adults. The Adverse Childhood Experiences (ACE) Study.“ Am J Prev Med. 1998;14(4):245-58.

Von Menschen und Mäusen – neue Erkenntnisse der Epigenetik

Interview mit Prof. Dr. Isabelle M. Mansuy am 23.11.2022.

[1] Medienmitteilung der ETH Zürich, „Vererbte Traumata", 14.04.2014. Online unter: https://ethz.ch/de/news-und-veranstaltungen/eth-news/news/2014/04/vererbte-traumata.html

[2] News ETH Zürich, „Auch Trauma-Überwindung wird vererbt", 23.06.2016. Online unter: https://ethz.ch/de/news-und-veranstaltungen/eth-news/news/2016/06/traumata-rueckgaengig-gemacht.html

[3] Mansuy, I. M., J.-M. Gurret, A. Lefief-Delcourt „Wir können unsere Gene steuern! Die Chancen der Epigenetik für ein gesundes und glückliches Leben", Piper Taschenbuch, München 2022, ISBN-13: 978-3492318761.

Eine spannende Studie

[1] Eisenberger N. I., M. D. Lieberman und Kipling D. Williams: „Does Rejection Hurt? An fMRI Study of Social Exclusion", erschienen in „Science", Bd. 302, Seiten 290 – 292 (10.10.2003).

Glaub
an
Dich!

Printed in Poland
by Amazon Fulfillment
Poland Sp. z o.o., Wrocław

32256851R00176